编委会

Maternal

孕产妇照护
全书

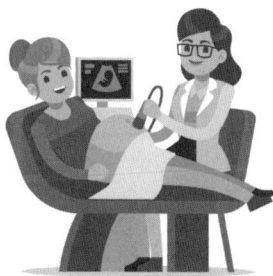

尹月娥　孙妙艳　主编

暨南大学出版社
JINAN UNIVERSITY PRESS

中国·广州

图书在版编目（CIP）数据

孕产妇照护全书/尹月娥，孙妙艳主编．—广州：暨南大学出版社，2022.4
ISBN 978 - 7 - 5668 - 3145 - 3

Ⅰ.①孕⋯ Ⅱ.①尹⋯②孙⋯ Ⅲ.①孕妇—护理—基本知识②产妇—护理—基本知识 Ⅳ.①R473.71

中国版本图书馆 CIP 数据核字（2021）第 081405 号

孕产妇照护全书
YUN-CHANFU ZHAOHU QUANSHU
主　编：尹月娥　孙妙艳

出 版 人：张晋升
责任编辑：杜小陆　梁念慈
责任校对：周海燕　王燕丽
责任印制：周一丹　郑玉婷

出版发行：暨南大学出版社（510630）
电　　话：总编室（8620）85221601
　　　　　营销部（8620）85225284　85228291　85228292　85226712
传　　真：（8620）85221583（办公室）　85223774（营销部）
网　　址：http：//www.jnupress.com
排　　版：广州良弓广告有限公司
印　　刷：佛山市浩文彩色印刷有限公司
开　　本：787mm×960mm　1/16
印　　张：18.75
字　　数：340 千
版　　次：2022 年 4 月第 1 版
印　　次：2022 年 4 月第 1 次
定　　价：69.80 元

前　言

在人类社会的发展过程中，女性担负着孕育生命、繁衍后代的重任。随着社会经济的发展和生活水平的提高，人们对生活质量有了更高的追求。在现代文明社会，女性怀孕不是一个人的事情，而是一整个家庭的事情，更是准妈妈、准爸爸一生中最期待、最渴望的幸福时光。然而，孕产期的女性不论在身体上还是心理上，都会经历前所未有的变化。如何优生优育、科学坐月子成为一家人讨论的核心问题。

《孕产妇照护全书》由东莞市厚街医院、东莞市大朗医院具有丰富临床经验的医务人员所编写。本书围绕现代健康生活新理念，收录了科学孕育的方法及生育照护方法，图文并茂，集科学性、知识性、实用性于一体，为产科医务人员、母婴护理师、孕产妇及其家属提供参考。本书大部分图片都为原创，涉及肖像权的已取得授权同意，不涉及版权问题。

本书内容分为上、下编，包含孕期营养与保健、孕期安全防护、孕产期饮食照护、孕妇起居照护、孕期疾病照护、胎儿教育、待产准备、产后保健、产后营养与饮食照护、母乳喂养及乳房照护、产后常见疾病的照护和防护。

希望读者在阅读和使用本书的过程中多提宝贵意见，以便今后不断完善本书内容，为孕产妇提供更科学全面的健康指导。

目　录

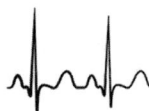

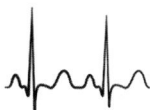

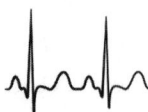

上编　孕妇照护

1 孕期营养与保健

1.1 孕期自我保健

1.1.1 孕早期自我保健

1. 个人卫生

（1）淋浴。常淋浴，保持清洁。水温在38℃～40℃，淋浴时间不超过20分钟；保持浴室透气，选择防滑的拖鞋以及地垫。

（2）注意外阴卫生。保持外阴清洁，用清水每天清洗1～2次。每天更换内裤，选择透气性好、吸水性强的棉质布料。如果出现外阴瘙痒或阴道分泌物颜色、性质、气味等异常，应及时就医。

2. 安全

孕期应避免接触有毒物质，禁止吸烟、喝酒。喝酒可能导致早产或胎儿畸形，甚至流产。避免饲养猫、狗等宠物，防止感染弓形虫或被咬伤、抓伤。出行要小心谨慎，避免因滑倒、撞倒而导致流产、早产。

3. 孕期用药

孕期用药要谨慎。怀孕的前3个月是胎儿器官的形成时期，药物可通过胎盘对胎儿产生影响。因此孕期应当避免不必要的用药，需用药时，应在医生的指导下服用。

4. 工作

可胜任一般工作。应注意工作强度，避免超负荷，避免单独一人工作，不可攀高、提重物，注意勿撞击或重压腹部。若工作岗位会接触有毒气体、化学物质、放射线或处于噪音环境，需调离。

5. 性生活

正常妊娠对性生活虽无禁忌，但孕早期、孕晚期应节制或避免，以防流产的发生。如有流产、早产的征兆，以及发生阴道出血、腹痛等情况，应停止性生活。

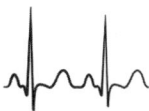

6. 警惕异位妊娠

停经超过 10 天应就医，及早确诊宫内妊娠。如有阴道流血、腹痛等症状，应及早就医，警惕异位妊娠。

7. 孕早期不适的症状及护理

（1）恶心、呕吐。大部分孕早期的孕妇会出现不同程度的恶心、呕吐等症状，建议晨起进食水分较少的食物，如饼干等。日常少量多餐，多吃蔬菜、瓜果，避免空腹以及低血糖发生，不吃或少吃油炸、甜腻食物。家属应给予心理安慰和支持。如果呕吐剧烈、尿少，应及时就医。

（2）尿频、尿急。此症状出现于妊娠早晚两个时期。早期为增大的子宫压迫膀胱所致，晚期为胎头入骨盆压迫膀胱所致。有尿意应排空，不憋尿，可做缩肛运动缓解症状。缩肛运动不受时间、地点、体位的影响，操作方便；孕妇注意力集中于肛门、阴道位置，有意识地收紧肛门和阴道，保持 5～10 秒，然后放松，休息 10 秒，接着再收缩，反复进行，每次 50次左右，持续 5～10 分钟，每天 3 次。

（3）保持心情舒畅，避免精神刺激。

1.1.2　孕中、晚期自我保健

1. 孕期自我监护

（1）胎动计数。孕妇在第 18～20 周开始自觉胎动，数胎动是自我监护胎儿情况的重要手段。孕 28 周以后，每天早中晚各数胎动一次，正常胎动次数不小于 3 次/小时。若胎儿宫内窒息，其在缺氧早期可表现为胎动活跃，胎动次数增加；当缺氧严重时，胎动逐渐减少。若胎动减少，连续 2小时胎动小于 6 次，次数或较平时减少 50％，提示胎儿宫内缺氧。胎动频率增加或减少均应及时就诊。

（2）孕中、晚期出现下列情况应及时就医：

①头晕、目眩。孕中、晚期可发生妊娠高血压疾病。如出现头晕、目眩等症状，应马上就诊。

②阴道出血。孕中、晚期所发生的前置胎盘、胎盘早剥，以阴道出血为主要症状，一旦发生，应及时就诊。

③胎膜自然破裂。孕妇一旦感觉羊水自阴道流出，应马上平卧，抬高臀部，立即就诊。

④寒战、发热。可能与感染有关，如有寒战、发热等不适应及时就诊。

⑤腹痛。孕中、晚期的腹痛常见于胎盘早剥、先兆早产、先兆临产，

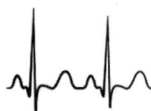

应及时就诊。

2. 维持正确体位

站立时，重心在脚跟，两脚分开30厘米，保持平衡，避免长时间站立。坐下时，椅子应稍矮，双脚能着地，最好膝关节高于髋关节。拾取近地面物品时，弯曲膝部代替弯腰取物。

3. 休息与睡眠

孕妇要重视自我感受，保证休息时间。每晚应有8～9小时的睡眠时间，中午有1～2小时的午休时间。卧床休息宜采取左侧卧位，下肢放松，自然屈曲，腿间可垫软枕。保持室内环境安静，空气流通。

4. 活动

孕妇应适当活动，如做操、户外散步、骑自行车、游泳等，避免身体过度屈曲和伸张，不进行任何跳跃、旋转和迅速改变方向的活动。活动强度以不感疲倦为宜，若活动过程中出现头晕、麻木、疼痛、阴道出血等，应立即停止，静躺下来，立刻就医。孕期还应尽量避免长途飞行，旅行尽可能安排在孕中期。

5. 衣着

选择宽大舒适的孕妇服，腰部不束紧。天气暖和时可穿短衣裙，多晒太阳，促进钙的吸收。孕期选2厘米左右的低跟、宽头、软底鞋为宜，大小合适，鞋底有防滑纹。选用孕妇专用内裤，可调节松紧，遮住腹部。

6. 乳房护理

选用合适的胸罩支托乳房，防止下垂，可采用前开式胸罩。孕25周起，每天用温水清洗乳房，再用软毛巾擦干。不宜用肥皂，可用沐浴液。孕37周后每天按摩乳房3次，每次10分钟。先牵拉乳头，用食指和拇指捏住乳头往前提捏、复位，循环2分钟，再用指腹环状按摩乳房，从四周向乳头方向按摩3分钟。孕晚期按摩乳房可促进宫颈成熟，为自然分娩和母乳喂养做准备。乳房按摩可诱发宫缩，孕37周前不宜做乳房按摩。

7. 胎教

胎儿对外界触、声、光等刺激都会发生反应。孕16周起可通过音乐、语言、抚摸等行为主动给胎儿传递信息。

1.1.3 孕期不适症状的护理

1. 失眠

孕妇睡前应减少摄入液体，穿宽松吸汗的棉质衣裤。避免看具刺激性、兴奋性的影片或书刊，睡前可通过听轻音乐或自我暗示解除精神压

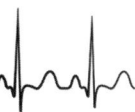

力。保持侧卧姿势入睡，尽量为左侧卧位。不可自服安眠药。

2. 胃部烧灼感

胃部有烧灼感是因为子宫底位置升高，压迫胃部，贲门括约肌松弛导致胃内容物反流。孕妇应避免过饱，避免摄入过多油炸、辛辣及易产气的食物。少量多餐。若胃酸反流到口腔，可用温水漱口。

3. 疼痛

肋缘疼痛是因宫底位置上升压迫了肋缘，孕晚期多见，可局部按摩缓解。腹股沟处疼痛是由于子宫增大，圆韧带受牵拉，可用腹带托腹缓解疼痛。腰背痛是子宫增大前凸，孕妇为保持平衡重心后移，脊柱前屈、肩后倾所致。孕期应保持正确姿势，不穿高跟鞋，睡较硬的床，适当补钙，弯腰、提重物时避免过度伸展脊背，定期做骨盆倾斜运动。骨盆倾斜运动可加强腹部肌肉，减轻背部疼痛，帮助顺产。

4. 便秘及痔疮

便秘是孕期肠蠕动减少所致，而痔疮是增大的子宫阻碍静脉回流所致。孕期应增加膳食纤维素的摄入，养成每天排便的习惯。孕中、晚期应多休息，取左侧卧位。若已形成痔疮，可在医生的指导下使用痔疮膏。

5. 下肢及外阴静脉曲张

下肢及外阴静脉曲张是因为增大的子宫压迫了下腔静脉，静脉回流不畅。孕期应避免长时间站立，或久坐不动，应至少每小时活动一次。可选择合适的弹力袜，晨起下床前先将腿抬高，穿上弹力袜后再下床。

穿弹力袜的方法（见图1-1）：

①在脚上套好专用袜套。

②将袜子外翻至脚后跟部。

③两手拇指撑开袜子，拉至脚背并调节好脚后跟部位。

④把袜筒往上翻，拇指在内，四指在外，以"z"字形向上提。

⑤从袜子开口处轻轻拉出专用袜套，穿着完毕。

穿弹力袜应注意：患有下肢静脉曲张的孕妇应选择适当型号的弹力袜。弹力袜有不同级度的压力可选，应在医生的指导下选择适合的级度。在站立活动时穿上弹力袜，每天穿8~10小时。

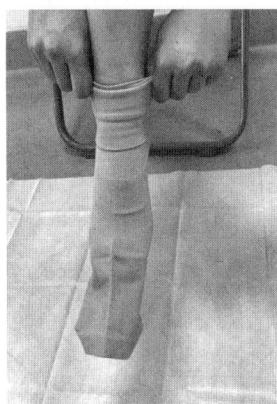

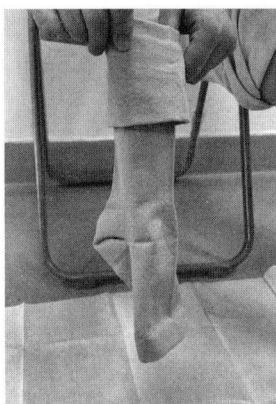

（a）在脚上套好袜套　　（b）将袜子外翻至脚后跟部　　（c）调节脚后跟

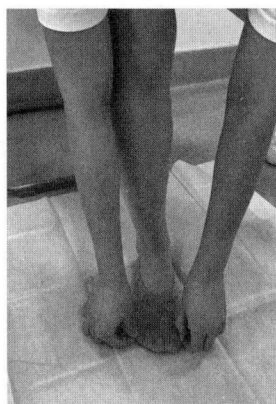

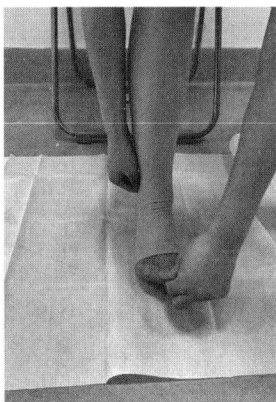

（d）以"z"字形向上提　　（e）拉出袜套

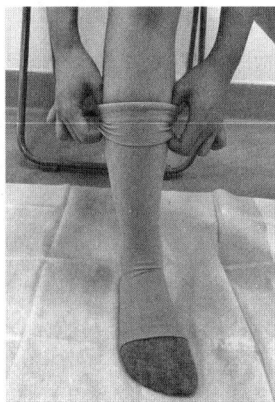

图 1 - 1　穿弹力袜的方法

6. 足部水肿

足部水肿是下肢静脉回流不畅所致。孕妇可做足背屈曲运动，休息卧床时注意抬高下肢。避免摄取含盐分较高的食物。

7. 腿部肌肉痉挛

腿部肌肉痉挛是缺钙的表现，常发生于妊娠后期，以腓肠肌最常见。当孕妇发生痉挛时，可做腓肠肌按摩或热敷理疗，或让孕妇仰卧、屈膝，家属一手自足底握足，一手扶住膝部，突然使其伸膝，同时足背屈曲，可缓解。饮食中注意增加钙和维生素 D 的摄入，注意局部保暖。

8. 贫血

贫血可能是缺铁、营养不良等因素造成，应查明原因后进行针对性

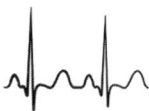

治疗。

9. 仰卧位低血压综合征

仰卧位低血压综合征是因为仰卧位时子宫压迫了下腔静脉，回心血量减少，心搏出量减少，导致血压下降、心率增加、面色苍白、出冷汗等症状。孕妇如出现上述症状应立即选择左侧卧位。

（孙妙艳　刘连友）

1.2　孕妇健康饮食习惯的建立

1.2.1　孕前、孕早期健康的饮食习惯

1. 多吃富含叶酸的食物或补充叶酸

怀孕前 4 周是胎儿神经管分化和形成的重要时期，这个时期若叶酸缺乏可导致胎儿神经管畸形。叶酸片比食物中的叶酸能更好地被机体吸收利用，女性至少在怀孕前 3 个月开始每日服用 400 微克的叶酸补充剂，并服用至孕 12 周。叶酸还有助于降低妊娠高脂血症的发生率。叶酸的良好来源为动物、鸡蛋、豆类、绿叶蔬菜、水果及坚果等。

2. 多吃含铁质丰富的食物

孕早期良好的铁营养是成功妊娠的必要条件。孕早期缺铁易导致早产、母体增重不足及新生儿低体重出生，故孕前或孕早期要储备足够的含铁元素的食物以备孕期食用。含铁丰富的食物，有如动物血、肝脏、瘦肉等动物性来源，及黑木耳、黄花菜等植物性来源。缺铁或贫血的育龄女性在医生的指导下摄入补铁剂，同时多摄入富含维生素 C 的蔬菜、水果，以促进铁的吸收和利用。

3. 适当增加海产品（碘）的摄入

孕早期碘缺乏会导致流产、死胎、胎儿先天性畸形以及新生儿患克汀病的危险。孕前或孕早期女性应保持对碘的摄入量，除食用加碘盐外，建议每周摄入 2~3 次富含碘的海产品，如海带、紫菜、鱼、虾、贝类等。

4. 戒烟禁酒，少吃刺激性食物

烟草、酒精对胚胎发育的各个阶段都有明显的毒性作用，夫妻一方或双方经常吸烟或饮酒，不仅影响精子或卵子的发育，造成精子或卵子的畸形，而且影响受精卵在子宫的顺利着床和胚胎发育，导致流产。酒精可以

通过胎盘进入胎儿血液，导致胎儿宫内发育不良、中枢神经系统发育异常、智力低下等。因此夫妻双方在计划怀孕的前 3 ~ 6 个月都要停止吸烟饮酒，有吸烟、饮酒习惯的女性，孕期必须戒烟禁酒，远离吸烟环境，减少被动吸烟的伤害。浓茶、咖啡应尽量避免，刺激性食物亦应尽量少吃。

1.2.2 孕中、晚期健康的饮食习惯

从孕中期开始，胎儿进入快速生长发育期，直至分娩，而且母体还需要为产后泌乳开始储备能量以及营养素。因此，孕中、晚期均需要相应增加食物量，以满足孕妇显著增加的营养素的需要。

1. 增加优质蛋白的摄入

鱼、禽、蛋、瘦肉是优质蛋白质的良好来源，其中鱼类除了提供优质蛋白质外，还可提供 n-3 多不饱和脂肪酸（如二十二碳六烯酸），这对孕 20 周后胎儿的大脑和视网膜功能的发育极为重要。蛋类尤其是蛋黄，是卵磷脂、维生素 A 和维生素 B_2 的良好来源。建议孕中、晚期的女性每日增加 50 ~ 100 克的鱼、禽、蛋、瘦肉的摄入，每天应摄入 1 个鸡蛋，鱼类作为动物性食物的首选，每周最好能摄入 2 ~ 3 次。

2. 增加奶类的摄入

奶或奶制品富含蛋白质，对孕期女性蛋白质的补充具有重要意义，同时是钙的良好来源。由于中国传统膳食不含或少有奶制品，每日膳食钙的摄入量仅 400 毫克左右，远低于建议的钙的适宜摄入量。从孕中期开始，应每日至少摄入 250 毫升的纯牛奶或相当量的奶制品，或补充 300 毫克的钙，或喝 400 ~ 500 毫升的低脂牛奶，以满足钙的需要。

3. 多吃含铁丰富的食物

从孕中期开始，孕妇血容量和血红蛋白增加，孕妇成为缺铁性贫血的高危人群。此外，基于胎儿铁储备的需要，宜从孕中期开始增加铁的摄入量。

4. 适当活动，维持体重适宜增长

由于孕妇孕期对多种微量营养素需求的增加大于能量需求的增加，通过增加食物摄入量以满足微量营养素的需求极有可能引起体重过多增长，并因此增加患妊娠糖尿病和产出巨大儿的风险。因此，孕妇应适时监测体重，适当调节食物摄入量；并根据自身的体能每天进行不少于 30 分钟的低强度身体活动，最好是有 1 ~ 2 小时的户外活动，如散步、做操等。适当进行身体活动有利于维持体重适宜增长和自然分娩，户外活动还有助于促进维生素 D 的吸收，利于胎儿骨骼的发育和母体自身的骨骼健康。

（孙妙艳　刘连友）

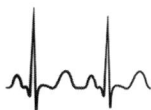

1.3 孕期常见问题及合理用药

1.3.1 孕期常见问题

1. 阴道出血

孕期阴道出血是产科的常见症状，多见于自然流产、早产、前置胎盘及胎盘早剥等。阴道出血以孕早期和晚期多见，伴有或不伴有腹痛。

2. 便秘

孕期便秘患者较为多见，轻者腹胀、腹痛，重者肠梗阻，危及生命。

3. 阴道炎

孕期雌激素水平高，阴道黏膜上皮细胞糖原增加，阴道 pH 值降低，酸性环境适合霉菌的繁殖，故孕期容易患霉菌性阴道炎。主要表现为外阴瘙痒、灼痛，阴道凝乳状分泌物增多。

1.3.2 孕期常用药相关知识及使用方法

1. 口服药

（1）口服给药法。药物经口服后被胃肠道吸收入血，通过血液循环到达局部或全身组织，达到治疗疾病的目的。口服是孕妇最常用的用药方法。怀孕时，消化液分泌量减少和胃肠蠕动功能减退，胃排空和通过小肠的时间延长，导致药物的血浓度高峰值时间推迟，而小肠吸收药物的量增加。孕妇用药，不仅本人会受到药品不良反应的危害，药物还可通过胎盘进入胎儿体内，影响胎儿的生长发育。

（2）孕期口服用药的注意事项：

①禁止随意用药。孕妇不可随便使用非处方药，一切用药都应在医生的指导下进行。当药物有相同或类似的效果时，应选择对胚胎、胎儿危害小的药物。

②孕早期避免用药。能不用的药或暂时可停用的药物，尽量避免在孕早期使用。

③尽量减少剂量和使用时间。应遵照最小有效剂量、最短有效疗程原则，避免盲目大剂量、长时间使用，避免联合用药。

④用药前注意阅读说明书。用药前应详细阅读说明书，尽量不用"孕产妇慎用"和"孕产妇禁忌"的药。

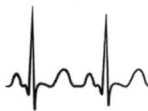

⑤注意选择药物。如可以局部用药有效的，应避免全身用药；如母体的疾病使胎儿染病时，应选用胎儿、羊水的药物浓度与母体的药物浓度相接近的安全的药物，母胎同治。

⑥避免使用不确定的药物。避免使用广告药品或不了解的新药，或者听信"偏方、秘方"等随意用药。应使用多年广泛应用于孕妇的药物，尽量避免使用尚难确定对胚胎、胎儿、新生儿无不良影响的药物，仅有理论上评价的药物应慎用。

⑦结合孕周用药。用药必须注意孕周，严格掌握剂量、持续时间。坚持合理用药，病情控制后及时停药。在近临产期或分娩期用药时，要考虑药物通过胎盘对胎儿及新生儿的影响。

⑧药物检测。可以通过 DNA 检测技术来区别，使用安全的药物。

2. 开塞露

（1）常见的开塞露有两种制剂，一种是甘油制剂，另一种是甘露醇、硫酸镁制剂。两种制剂成分不同，但原理基本一样，都是利用甘油或山梨醇的高浓度，即高渗作用，软化大便，刺激肠壁，反射性地引起排便反应，再加上其具有润滑作用，能使大便容易排出。

（2）使用方法。将开塞露顶端刺破或剪开，导管前端涂少许油脂，缓慢插入肛门约 3 厘米，再将药液挤入直肠内，等待 5～10 分钟后排便，成人每次 1 支。

（3）使用开塞露的注意事项：

①刺破或剪开后的注药导管的开口应光滑，以免擦伤肛门或直肠。

②对开塞露过敏者禁用，过敏体质者慎用。

③开塞露性状发生改变时禁止使用。

④请将开塞露放在儿童不能接触的地方。

⑤如正在使用其他药品，使用开塞露前应咨询医师或药师。

3. 阴道炎及阴道塞药

（1）每日按时上药，放置药物前应洗手，戴指套后将药物放置于阴道后穹窿。

（2）晚上临睡前放置药物为佳，以免活动时药物脱落，影响治疗效果。

（3）用药期间禁止性生活。

（刘连友　朱春霞）

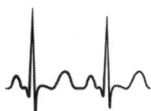

1.4　孕期的运动锻炼

1.4.1　孕期运动锻炼的好处

（1）适当的、合理的运动能增强孕妇消化、吸收的功能，给胎儿提供营养，加强胎儿的免疫力；促进孕妇的新陈代谢，增强体质，有利于顺利分娩，也有助于分娩后恢复身材。

（2）可以促进血液循环，提高血液中的含氧量，消除身体的疲劳和不适感，保持精神振奋和心情舒畅。

（3）能刺激胎儿的大脑、感觉器官、平衡器官以及胎儿呼吸系统的发育。

1.4.2　孕期运动的方式及注意事项

1. 散步

散步是一种很好且安全的运动方式，能够加强孕妇的耐力，对分娩很有好处，孕妇在散步时也刺激着胎儿的运动。散步时要注意速度，且选择空气流通、人少、环境好的地方。在柔和的阳光下散步最好，能促进肠道对钙、磷的吸收，有利于胎儿的骨骼发育。

2. 瑜伽

（1）孕妇练习瑜伽可以加强体力和肌肉张力，提高身体的平衡感以及机体肌肉组织的柔韧度和灵活度，有助于孕妇在产前保持良好的心态。孕妇可以练习不同的瑜伽姿势，但必须根据个人的需要和舒适度量力而行。此外，针对产后腹部练习的瑜伽可以帮助重塑身材。

（2）孕妇瑜伽的五大招式有山式、肩倒立式、束角式、树枝式、蝶式（见图1-2）：

①山式。

动作描述：双脚并拢站立，伸展脚趾，膝盖绷直，向后用力，脊柱向上伸展，放松肩膀，颈部挺直，目视前方。双臂、双手尽量向上互扣，拉伸身体。保持1~2分钟。

益处：找到脚趾、脚跟和身体中心线的平衡点，使身体受力均匀，可改善姿态，增强活力，更可调整脊柱的不适，使臀部上提，胸部开阔，双肩放松，有利于消除疲劳。孕期保持练习，产后腰部、脚跟的不适会大大缓解。

②肩倒立式。

动作描述：仰卧，弯曲双腿，提起臀部，向上伸展双腿，双手支撑躯干推动向上，下巴收向锁骨，后脑勺、双肩和上臂着地，尽可能向上伸展双腿，保持2分钟，如果自己不能完成，可把脚搭在墙上。此招式适合孕前有瑜伽基础的孕妇。

益处：此姿势作用于脖子附近的甲状腺和副甲状腺，重力的变化使内脏活动自如，可改善失眠、便秘、神经衰弱、情绪不稳定等情况，缓解下肢的疲劳感，放松腰部，更可改善子宫异位的情况，使身体恢复活力。

③束角式。

动作描述：坐姿，双腿弯曲，双脚脚心相对，靠近大腿根，膝盖下沉，挺直脊柱，双眼注视前方或内视鼻尖，保持稳定呼吸。呼气时身体向前弯曲，尽量放低身体靠近地面，保持30~60秒吸气，还原身体，放松双腿。重复2~3遍。

益处：供给骨盆、腹部、背部足够的新鲜血液，使肾脏、膀胱保持健康，促进卵巢血液循环。怀孕时每天做几次，可以减少分娩时的痛苦，还能避免静脉曲张。

④树枝式。

动作描述：站立，双腿伸直，双手放于身体两侧。吸气3秒钟，双臂举过头顶，贴地面水平伸直，尽量远伸，同时腿完全伸展、绷脚。屏住呼吸6秒钟，脚趾和手指尽量伸展。慢慢呼气还原。重复2~3遍。

益处：手臂和双腿得到完全伸展，脊椎得到完全放松。

⑤蝶式。

动作描述：上身直立坐，两脚脚心相对靠拢，脚跟尽量靠近会阴部位，抬升胸骨并放松肩部，两膝如蝴蝶拍动翅膀一样上下运动，向下运动时使两膝尽量靠近地面，如要加强髋部肌肉的拉伸，上身向前舒展，头朝前方，但不要弯曲脊椎，这是练习骨盆抬升的一个很好的姿势。

益处：使血液流到骨盆，增加骨盆的张力，有助于顺产。

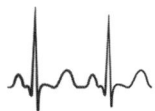

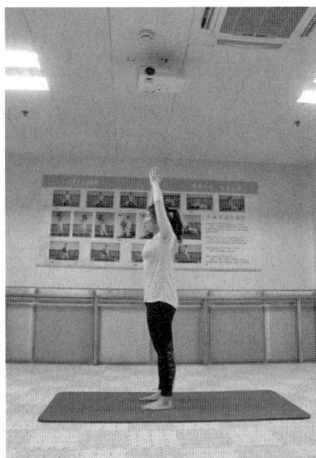

（a）山式

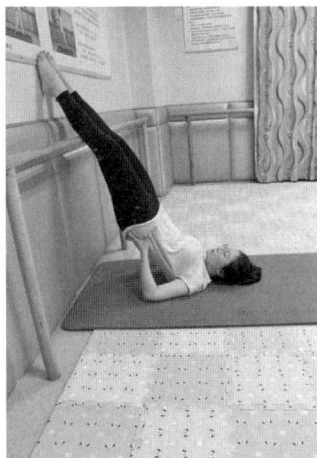

（b）肩倒立式

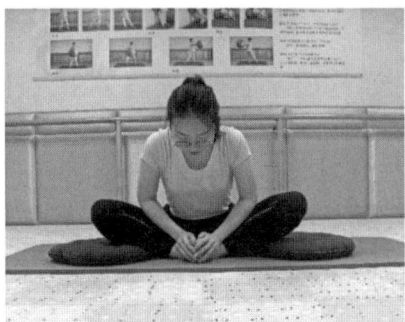

（c）束角式

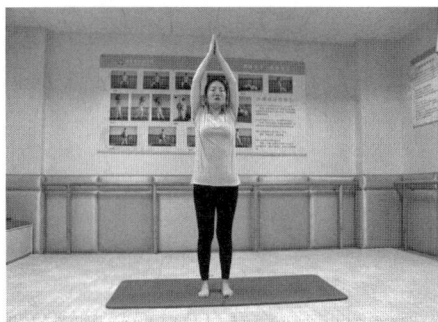

（d）树枝式

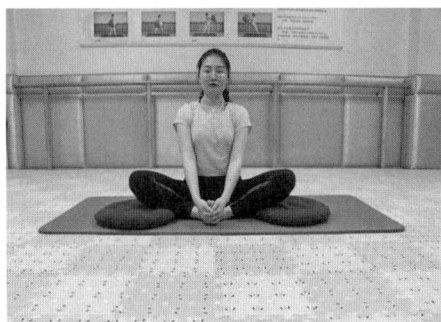

（e）蝶式

图 1-2　孕妇瑜伽的五大招式

3. 保健操

保健操是比较适宜孕妇的锻炼方法。但弯腰和跳跃动作要少，甚至不做。到了孕晚期，不仅要避免弯腰和跳跃动作，其他节拍也需适当控制。可以自己增加一些动作，如活动脚腕、手腕、脖子等。每次应避免过度劳累，微微出汗时就可以停止了。

（1）脚部运动（见图 1 - 3）。

①孕妇取仰卧位，把一条腿搭在另一条腿上，然后放下来，重复 10次，每抬 1 次高度增加一些，然后换另一条腿，再重复 10 次。

②两腿交叉向内侧夹紧、紧闭肛门，抬高阴道，然后放松。重复 10 次后，把下面的腿搭到上面的腿上，再重复 10 次。

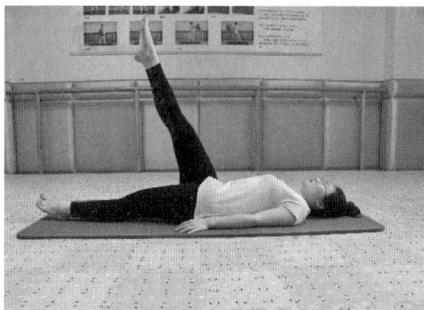

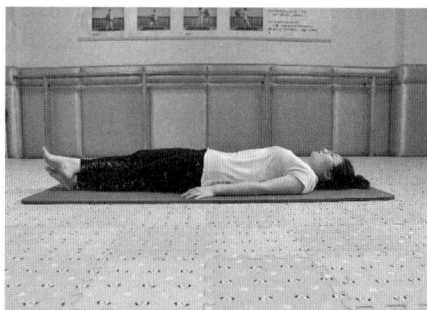

（a）把一条腿抬高   （b）搭在另一条腿上

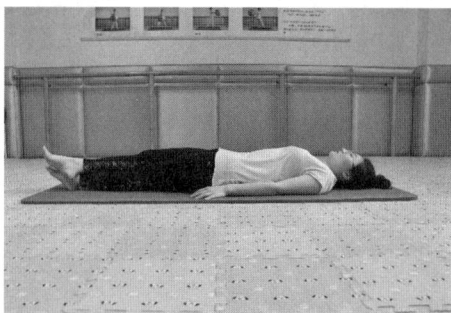

（c）两腿交叉

图 1 - 3　脚部运动

（2）腹肌运动。主要锻炼子宫的腹部肌肉（见图 1 - 4）。

①单腿曲起—伸展—曲起—伸展，左右各 10 次。

②双膝曲起，单腿上抬—放下—上抬—放下，左右各 10 次。

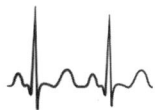

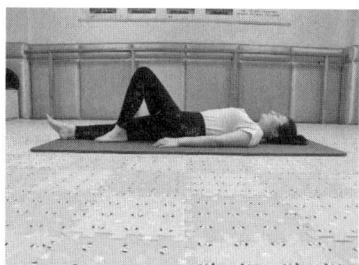

（a）单腿曲起

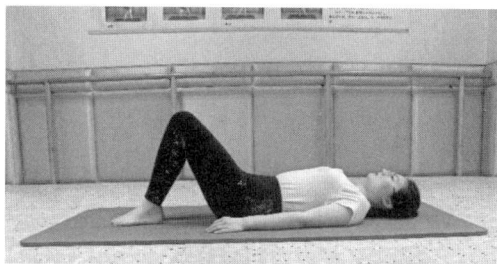

（b）双膝曲起

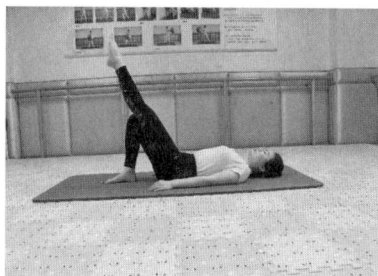

（c）单腿上抬

图 1 - 4　腹肌运动

（3）骨盆运动。放松骨盆的关节与肌肉，使其柔韧，利于顺产（见图
1 - 5）。

①单膝曲起，膝盖慢慢向外侧放下，左右各 10 次。

②双膝曲起，左右摇摆至地面，慢慢放松，左右各 10 次。

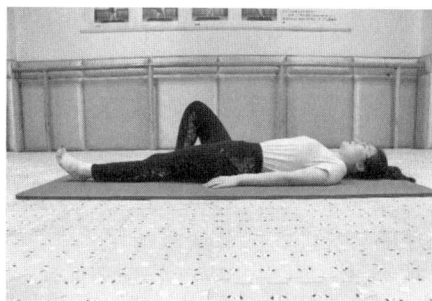

（a）单膝曲起后膝盖向外侧放下

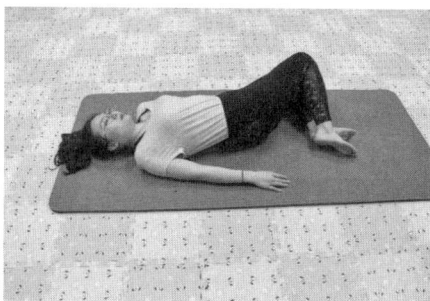

（b）双膝曲起后左右摇摆

图 1 - 5　骨盆运动

（4）盘腿运动。放松耻骨联合与股关节，伸展骨盆底肌肉群。可使胎儿顺利通过产道（见图1-6）。

①笔直坐好，双脚合十，用手拉向身体，双膝上下活动，宛如蝴蝶振翅。重复10次。

②同一姿势，吸气伸直脊背，呼气时身体稍向前倾。重复10次。

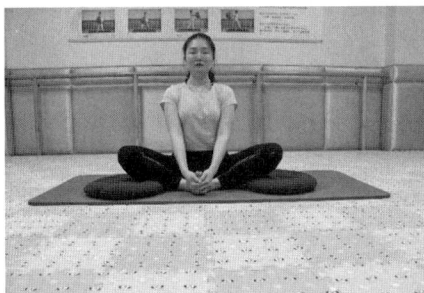

（a）双脚合十，双膝上下活动　　　　（b）吸气伸直脊背

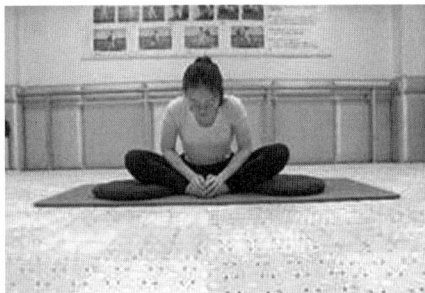

图1-6　盘腿运动

（5）猫姿。这是振动骨盆的运动，可以缓腰痛，还可以锻炼腹部肌肉，以更好地支持子宫（见图1-7）。

①趴下，手与双膝分开。

②边吸气边拱起背部，头部弯向两臂中间，直至看到肚脐。

③边呼气边恢复到第一个姿势，边吸气边前抬上身。

④边呼气边后撤身体，直至趴下。重复10次。

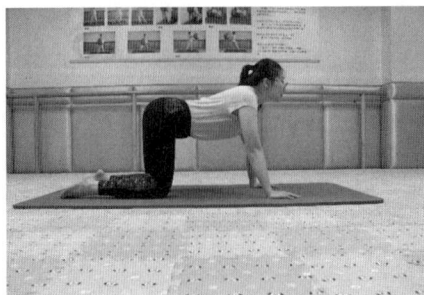

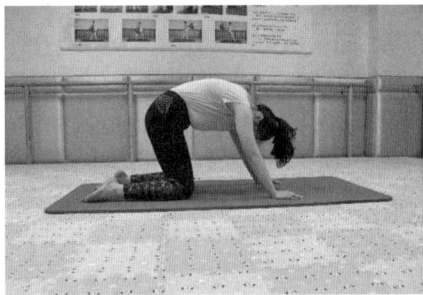

（a）双膝分开趴下　　　　（b）吸气拱背，眼看肚脐

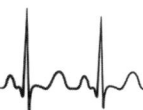

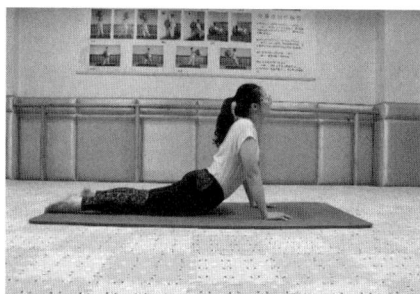

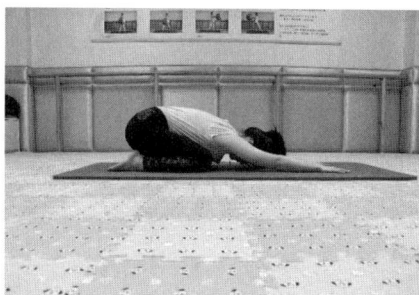

（c）吸气同时前抬上身　　　　（d）呼气同时后撤身体至趴下

图1-7　猫姿

（6）吹蜡式运动。主要锻炼腹肌，恢复产后松弛的腹肌（见图1-8）。

仰卧，曲起双膝，将手指立于离嘴30厘米处。把手指视为蜡烛，为吹烛火而用力呼气。

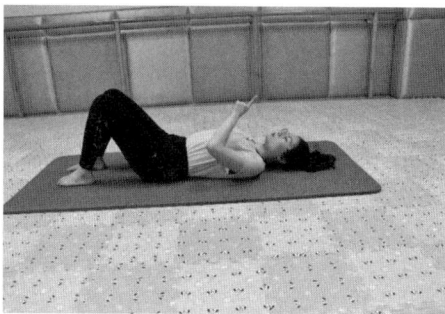

图1-8　吹蜡式运动

（7）电梯式运动。主要练习收缩阴道肌肉（见图1-9）。

要领同活动骨盆底肌肉群，收缩臀部、阴道肌肉，如电梯般上抬腰部。从"1层"到"5层"，分层上抬，在"5层"处保持2～3秒后，边呼气边慢慢放下腰部。

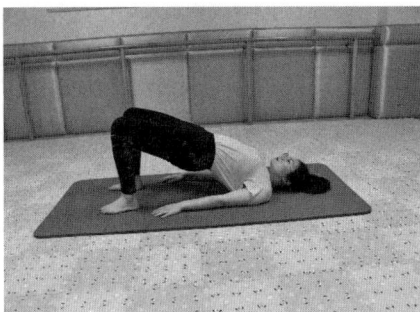

图1-9　电梯式运动

4. 跳舞

（1）孕妇的舞蹈种类。孕妇的舞蹈种类丰富，有舒缓的民族舞、激情的伦巴舞及恰恰舞，还有孕妇跳的肚皮舞和蛇形舞蹈等。每个人的身体状况和爱好各不相同，孕妇可以根据自己的具体情况去发现和探索适合自己的舞蹈。

（2）孕期舞蹈的注意事项。和其他运动一样，专门的孕妇舞蹈能缓解孕期的不适症状，增强孕妇的体力和各部位肌肉的韧性，帮助孕妇顺利分娩。同时也有助于孕妇的情绪调节和产后恢复。但是要注意的是，孕妇要咨询医生的意见后再进行锻炼。孕妇在锻炼时要根据自身的情况进行，不要勉强，如有任何不适应该立即停止。孕妇在舞蹈的过程中要记住以下几点：

①听从身体指挥。专家建议孕妇应该根据自己的感觉来调整运动强度。腹中的胎儿已经给孕妇带来了足够的重量，所以孕妇在开始运动的时候都会觉得疲劳。因此，应该根据自己的情况来调节活动，如果感觉到头晕、呼吸急促、疼痛或者阴道出血的话，就应该立刻停止活动并及时就医。

②找有经验的、经过专业训练的舞蹈老师。寻找一个专业的舞蹈老师十分重要，因为老师了解怀孕的生理变化，能根据孕妇自身状况进行评估，选择合适的动作进行训练。

③跳舞前的营养补充。在跳舞前，孕妇应该在运动前、中、后注意热量的摄入和水分的及时补充，最好在锻炼前30分钟喝水，锻炼开始后30分钟再喝水，及时补充水分，每次喝水不少于200毫升。避免在炎热潮湿的地方跳舞。除此之外，还要保证摄取足量的卡路里来补充跳舞消耗的热量。

④选择合适的体位和动作。孕妇应该避免在怀孕的前3个月进行背部

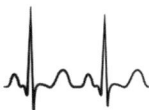

的运动以及长时间站立和使伸展身体保持同一个动作，否则会减少流经子宫的血流量。应选择适合自己的舞蹈体位和动作。

⑤注意舞蹈的强度。如果孕妇在怀孕前有舞蹈功底，可以在怀孕的前3个月继续进行强度较低的运动，这样在怀孕4～6个月时，可能会感觉良好并且觉得需要继续运动。但是在孕20周左右就会开始感觉到力不从心，要适度减慢动作和降低强度。

（孙妙艳　刘连友）

2 孕期安全防护

2.1 孕妇出行的陪同

2.1.1 孕早期出行安全及注意事项

孕早期的胎儿着床不稳定，如果在颠簸不平的路上骑车、乘坐公交车或从事乘务员工作等，容易因剧烈震动或过于劳累引发自然流产或先兆流产等不良结果。因此，孕早期骑车或乘车时应尽量避开颠簸不平的道路，以免发生意外。为了出行安全、舒适，孕妇孕期最好不要穿高跟鞋，行走时双脚落地要稳，身体不要前倾后仰，避免摔跤。

挑选鞋子可以参考以下几点：

①脚背部分能与鞋紧密贴合。

②具有牢固、可支撑身体的宽大后跟。

③鞋底带有防滑纹。

④鞋后跟高度在2~3厘米。挑选孕妇鞋，是要平跟不要平底。因为人在走路时一般是脚跟先着地，怀孕时穿平底鞋并不能维持足弓吸收震荡，反而很容易引起肌肉和韧带的疲劳及损伤。现在人们普遍认为怀孕要穿平底鞋主要是相对于高跟鞋而言的，加上人们觉得平底鞋不容易摔倒。但从穿着的舒适性来说，后跟高2厘米左右的鞋子更加适合孕妇穿。

2.1.2 孕中期出行安全及注意事项

孕妇外出旅游最好选择在怀孕第4~6个月时进行。这是因为此时剧烈的妊娠反应已经过去，腹部的沉重感与腿脚肿胀的现象尚未出现，孕妇能够承受旅途中的辛劳，有一个愉悦的心境。

孕期各方面都要十分注意，尽量不远行。要出行则尽量安排在孕中期，而且要注意以下几个方面：

①在出行前一定要先做好出行计划。不要让自己和胎儿太劳累，要避

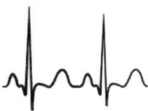

免去人多杂乱、道路不平的地方。

②交通工具一定要选择安全舒适的。孕妇不宜乘坐颠簸较大、时间较长的长途公共汽车，尽量坐火车或飞机。如果乘坐私家车长途旅行，最好一两个小时停车一次，下车散散步，活动四肢，这样有助于血液循环。

③出行前要做好检查。如果出行时正赶上做孕期检查，孕妇应及时在当地医院检查，而不应等回来以后再补，以便掌握健康情况。回到住地以后，也要到医院复查，并把在外地检查的结果告诉产科医生。

④不要单独出行，要有人陪伴。怀孕时最好不要独自出行，要有丈夫或朋友陪同，以防不测，身边有人陪同，孕妇会有安全感，若发生意外也可以提供帮助。

⑤安排好自己的时间。出门在外，人们都希望尽快办完事。但孕妇安排时间应宽松一些，保证充分的休息和睡眠。如果是旅行，要避免长距离的旅行，因为长时间坐车对孕妇影响极大。最好是自驾游，以更好地控制行程，尽量避免跟随团队观光旅行。

⑥注意尽量少带行李，不要穿高跟鞋，衣服宽松，吃饭时要考虑到自己的营养需求。出现异常时一定要请人帮助。

2.1.3　孕晚期出行安全及注意事项

孕晚期由于腹部越来越大，孕妇会感觉行动不灵活。因此，走路、下楼、坐下、起立时都要小心，动作幅度不要过大，在雨雪天气更要格外小心。预产期不一定精确，这是孕晚期孕妇不宜出门的原因之一。另外，孕晚期的孕妇活动不便，长途旅行可能会出现缺水、水肿等突发状况，也可能导致早产。因此不建议孕晚期的孕妇进行长途旅行。

应注意以下几个方面：

①出行必须要有人陪同。在孕晚期，孕妇出行必须要有亲人或朋友陪同，哪怕只是出门散步，也不要一个人，以防万一，即使一切很正常，也不能排除发生意外的可能。孕妇身边有人陪同，心里就会有安全感，万一出现状况，身边也有陪伴者照应，这是对孕妇和胎儿的安全负责。

②选择安全的交通工具。在孕晚期，孕妇不再适宜长途跋涉，更不能坐颠簸较大的交通工具，如自行车、摩托车、走崎岖山路的汽车等。这些都可能对孕妇和胎儿造成伤害，严重时会引发早产。孕妇要出行，尽量坐高铁或者飞机。如果是坐汽车，尽量不要时间太久，坐上1~2小时就让孕妇下来活动几分钟，而且汽车速度不能太快，要照顾孕妇的身体情况。

③做好出行的计划。孕妇出行前应该做好相关的计划，时间尽可能安

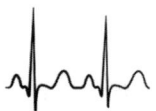

排充裕一些，要让孕妇在出行的过程中得到充分的休息，不能让其太过劳累。而且出行时，要时刻注意环境和气候的变化，尽量避开有污染的环境，也要避开过热或过冷的区域。

（叶雪雯　刘婉娟）

2.2　孕妇出行物品的准备

孕妇出行前要做好例行检查，以便掌握胎儿和自身的健康状况，为安全出行提供科学保证。孕妇出游必备的物品较多，既要快乐出游，还要防止各种意外的发生，应尽可能准备好以下物品。

（1）孕妇奶粉。像奶粉这类平常吃的孕妇营养品，在出行时也不能忘记。同时，叶酸片（孕早期）、钙片等也要准备。

（2）健康小零食。由于孕妇经常会感到饿，可根据喜好准备一些坚果、干果、小点心等在路上吃，如核桃仁、开心果既能充饥，又能补充孕妇所需的营养。酸枣糕和海苔也是众多孕妇的选择。

（3）水。孕妇需要随时补充水分。

（4）塑料袋。备几个塑料袋以防呕吐。

（5）宽大的衣服和裤。根据天气预报带好合适的衣物。

（6）防滑平底鞋。出行一定要穿上舒适的鞋子。

（7）护肤用品。准备纯天然或孕妇专用的护肤品。

（8）药品。备一些产检医生建议的安全药物，如抗腹泻药、肠胃药和止吐药等。

（9）卫生用品。除了一些日常用品如毛巾、牙膏和牙刷之外，还要带上孕妇需要用到的卫生用品，如护垫、纸巾、湿纸巾等。

（10）产前检查手册。带好产前检查手册，以防出行需要就诊时有孕妇的详细资料。如果为孕36周后乘坐飞机，还需要携带医生提供的可以乘坐飞机的证明。

（11）其他。手机、钱包、银行卡、身份证、机票或火车票等。

（王秀华　吴仕平）

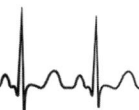

2.3　孕妇工作安全防护

（1）避免处于有毒有害的作业环境。某些工作在作业过程中会产生有害因素（如苯、汞、铅、氯、二硫化碳等），会影响受精卵的发育，尤其孕3~8周是胎儿主要器官的形成期，易使胎儿致畸。此间孕妇应尽可能避免处于有害环境中。

（2）避免长时间保持一种姿势。如果从事办公室工作，切忌整天让身体保持一个姿势，这对胎儿及孕妇健康不利，若不注意劳逸结合，就会使精神过度紧张，身体过于疲劳，导致胎儿生长发育异常或流产。孕晚期坐的时间久了还容易引起下身水肿和静脉曲张，因此，最好工作1小时左右就站起来活动，做孕妇保健操，有利于身心健康。

（3）避免加班加点，保证充足的休息时间。随着妊娠月份的增加，母体的负担日益加大，为保护自身及胎儿健康，不宜在正常工作日外延长工作时间，而且在工作期间也应当安排一定的休息时间。

（4）避开交通高峰期。下班应避开高峰期，下班后，如果不方便提前离开单位，最好在办公室等一会儿再走。如果开车上班，时间不要超过1小时，因为体内荷尔蒙的变化已经使孕妇的注意力及反应力都下降了，最理想的解决方案是有人接送上下班。

（5）避开吸烟人群。吸烟及被动吸烟都对胎儿不好，建议平时使用空气净化器，同时每天开窗换气。

（王秀华　刘婉娟）

3 孕产期饮食照护

3.1 孕产期营养需求

下面主要介绍人体所需营养素、孕期营养需求、产后营养需求。

3.1.1 人体所需营养素

营养能够人类修复旧组织、增生新组织，产生能量和维持生理活动。食物中可以被人体吸收利用的物质叫营养素。糖类（碳水化合物）、脂肪、蛋白质、维生素、水和无机盐是人体所需的六大营养素（膳食纤维被称为"第七大营养素"）。营养素又分为人体需求量较大的宏量营养素和需求量较小的微量营养素。其中宏量营养素包括糖类、脂肪、纤维素、蛋白质以及水；微量营养素包括矿物质和维生素。而维生素又可分为脂溶性维生素和水溶性维生素两大类。

1. 热量

食物中可以提供热量的营养素是糖类、脂肪、蛋白质、酒精、有机酸等。它们所含的热量，分别是糖类 4 大卡、脂肪 9 大卡、蛋白质 4 大卡、酒精 7 大卡、有机酸 2.4 大卡。

2. 碳水化合物

碳水化合物指糖类和含糖的食物，是人体最主要的热量来源。糖类的最佳来源还是从食物中获取的。我们每天食用的精制白米、精制白面，由于过分加工，热量会在体内迅速释放。孕妇要多吃粗粮，多吃谷类、蔬菜、豆类、薯类及新鲜水果，身体才会按部就班地消化这些食物，逐步释放储藏在其中的能量。

孕妇每天应摄入一定的碳水化合物。应保证由糖类提供总热能的 51%～61%，无论粗粮还是细粮，每天应保证摄入碳水化合物总量达到 300～400 克。此外，应进食完整的食物，如小扁豆、坚果、红薯、山药以及新鲜水果和蔬菜，多吃粗粮，少吃精制白米白面及各种过度加工的食物。

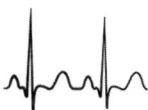

3. 脂类

油脂是油和脂肪的统称。脂肪是构成人体组织细胞的一个重要成分，也是人体内能量供应的重要的贮备形式，能维持人体正常的生理功能。缺少脂肪会给机体造成不可想象的后果，如引起生长迟缓、生殖障碍、皮肤损伤、伤口难愈合以及肾脏、肝脏、神经和视觉方面的多种疾病。

孕妇膳食中应含有足够的脂肪，提供饱和脂肪酸和不饱和脂肪酸。一般认为孕妇膳食中脂肪供给量占总热能的 20% ~ 25% 为宜。

脂肪的主要来源有食用油脂、动物性食品和坚果类食品。在各种油脂类植物种子及坚果类食品中，亚油酸类必需脂肪酸含量较高，如花生仁、胡桃、核桃及芝麻等是孕妇首选的油脂类食物。一般鱼类及贝类食品中含有较丰富的二十二碳六烯酸，麻油、玉米、汕油、松子以及动物脑、肺和瘦肉中含有较丰富的其他不饱和脂肪酸。

4. 蛋白质类

人体的重要组成成分如血液、肌肉、神经、皮肤、毛发等都是由蛋白质构成的；蛋白质还参与组织的更新和修复，调节人体的生理活动，增强抵抗力；蛋白质还产能，为胎儿生长发育提供能源，所以又是产能营养素。

蛋白质来源于鸡蛋、鱼虾类、肉类、豆制品等食物。而蛋白质需求量是根据人的年龄、性别、体重、劳动强度、健康情况来决定的。

5. 矿物质

矿物质又称无机盐，即无机化合物中的盐类，在生物细胞内一般只占 1% ~ 1.5%，在人体中已经发现有 20 余种，其中常量元素有钙、磷、钾、硫、钠、氯、镁，微量元素有铁、锌、硒、钼、氟、铬、钴、碘等。

孕妇每天应摄入的主要矿物质如下：

（1）钙。孕早期 800 毫克/天，中期 1 000 毫克/天，晚期 1 200 毫克/天。

①钙的作用：构成骨骼牙齿，并参与凝血过程，避免分娩时失血过多。

②缺钙的症状：腰腿痛及小腿抽筋。

③钙的来源：玉米、大麦、荞麦；豆类及其制品，仍以大豆为主；薯类如淀粉、藕粉；蔬菜类如菜心、油菜、芥菜、金针菜、萝卜、苋菜、荠菜、木耳、海带、发菜；干果类如酸枣、核桃、松子、杏仁、芝麻。

（2）铁。孕早期 15 毫克/天，中期 25 毫克/天，晚期 35 毫克/天。

①铁的作用：防止缺铁性贫血，同时为婴儿储备 4 ~ 5 个月的用量。

②缺铁的症状：发生缺铁性贫血。

③铁的来源：小米、小麦、荞麦、香米、藕粉、豆类及其制品，其他如苋菜、莴笋、紫菜、云耳和青稞中的铁含量也很高。

（3）锌。孕早期11.5毫克/天，中、晚期16.5毫克/天。

①锌的作用：有利于胎儿发育和预防先天性缺陷。

②缺锌的症状：胎儿发育不良。

③锌的来源：大麦、黑豆、饭豆、核桃、木耳、松子、杏仁、腰果、花生、芝麻。

（4）碘。200微克/天。

①碘的作用：增强甲状腺功能。

②缺碘的症状：发生克汀病。

③碘的来源：海带、碘盐。

6. 维生素

维生素是维持人体正常生理功能必需的一类化合物。其虽然不提供能量，也不是机体的构造成分，但不可或缺，如某种维生素长期缺乏或不足，可引起代谢紊乱，出现病理状态而形成维生素缺乏症。

（1）脂溶性维生素主要包括维生素 A 和维生素 D。

①维生素 A。富含维生素 A 的食物主要有胡萝卜、红薯、菠菜及哈密瓜。另外，奶、奶酪、黄油和鸡蛋中也含有一定的维生素 A。

②维生素 D。富含维生素 D 的食物主要有鸡蛋、肝和鱼。此外，多晒太阳能增加维生素 D 的合成，有利于胎儿牙齿和骨骼的发育。

（2）水溶性维生素主要包括 B 族维生素和维生素 C。

①维生素 B_1。主要食物来源为猪肉、酵母片、肝、全营养谷物、豆类、燕麦片和小麦胚种，能增进孕妇的食欲，保持良好的消化功能。缺乏维生素 B_1 可能引起便秘、呕吐和倦怠等。

②维生素 B_2。主要食物来源为奶、奶酪、椰菜、菠菜、干果、蛋黄和谷物等，在协助能量营养代谢时起着重要作用。缺乏维生素 B_2 可能引起口腔溃疡、舌炎和外阴炎等。

③叶酸。主要食物来源为肝、肾、蛋、菠菜、芹菜等，是新细胞合成所必需的两种辅酶的组成部分。缺乏可引起孕妇巨幼红细胞性贫血而导致流产和胎儿神经管畸形，甚至新生儿死亡。

④维生素 B_{12}。主要食物来源为动物肉、动物肉制品和发酵食品，对维持和刺激神经末梢的生长起一定作用。缺乏维生素 B_{12} 可能引起孕妇或新生儿贫血。

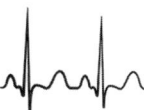

⑤维生素 C。主要食物来源为各种新鲜水果和蔬菜，如绿叶菜、西红柿、山楂、草莓等，能促进蛋白质合成及伤口愈合，促进铁的吸收，防止贫血。缺乏维生素 C 易导致孕妇或胎儿贫血，得坏血病，甚至流产、早产、胎膜早破等。

7. 水和膳食纤维

水可以转运生命必需的各种物质及排除体内不需要的代谢产物，具有促进体内的一切化学反应、调节体温等功能。

孕妇每天喝水量如孕早期为 1 000～1 500 毫升为宜，孕晚期则最好控制在 1 000 毫升以内，最好选择白开水。每隔 2 小时喝 1 次水，每天保证喝 8 次，尽量喝温水。

大多数孕妇怀孕后会出现体重暴增的情况，为了避免这样的情况出现，就要多吃一些含膳食纤维的食物，既能保证营养又能控制体重。膳食纤维有助于肠内大肠杆菌合成多种维生素；纤维素体积大，进食后可刺激胃肠道，使消化液分泌增多和增强胃肠道蠕动，可防治便秘；糖尿病患者进食高纤维素食物，不仅可改善高血糖，减少胰岛素和口服降糖药物的应用剂量，并且有利于减肥，以及防治便秘、痔疮等疾病。孕妇补充膳食纤维最简便的方法就是在日常饮食中食用富含纤维的食品。目前大部分国家推荐的膳食纤维每天摄入量为 20～30 克。

3.1.2 孕期营养需求

1. 一般人群的膳食需求

（1）食物多样，谷类为主，粗细搭配。推荐谷物类食物以每天摄入 250～400 克为宜，粗粮、杂粮和全谷类食物以每天摄入 50～100 克为宜。

（2）多吃蔬菜、水果和薯类。推荐每天吃蔬菜 300～500 克为宜，深色蔬菜以绿、橙黄、紫色为首选；吃水果 200～400 克为宜。

（3）每天吃乳类、大豆或其制品。建议每人每天饮乳 300 克或吃相当量的乳制品，每天摄入 30～50 克大豆或相当量的大豆制品。

（4）常吃适量的鱼、禽、蛋和瘦肉。推荐每日摄入鱼虾类 50～100 克，畜禽肉类 50～56 克，蛋类 25～50 克。

（5）减少烹调油用量，清淡少盐。建议每人每天烹调油摄入量不超过 30 克，食盐摄入量不超过 6 克，包括酱油、酱菜中的食盐量。

（6）食不过量，天天运动，保持健康体重。建议成年人每天进行累计相当于步行 6 000 步以上的身体活动，如果身体条件允许，最好进行 30 分钟中等强度的运动。

（7）三餐分配要合理，零食要适量。每周摄入食物不少于25种，全天品种至少12种，早、晚餐摄入4~5种食物，午餐摄入5~6种食物。

（8）每天足量饮水，合理选择饮料。

2. 孕前期的营养需求

在一般人群的膳食需求8条原则的基础上，增加以下4条：

①多摄入富含叶酸的食物或补充叶酸。

②常吃含铁丰富的食物。

③保证摄入加碘食盐，适当增加海产品的摄入。

④戒烟、戒酒。

3. 孕早期的营养需求

富营养，少油腻、易消化及适口。在一般人群的膳食需求8条原则的基础上，增加以下5条：

①膳食清淡适口。

②少食多餐。

③保证摄入足量富含碳水化合物的食物。

④多摄入含叶酸的食物并补充叶酸。

⑤戒烟、戒酒。

4. 孕中、晚期的营养需求

适量增加主食和优质蛋白，保证乳类摄入，多吃新鲜水果蔬菜、豆制品，多饮水，少油腻。在一般人群的膳食需求8条原则的基础上，增加以下5条：

①适量增加鱼、禽、蛋、瘦肉、海产品的摄入量。

②适当增加奶类的摄入量。

③常吃含铁丰富的食物。

④适量增加身体活动，维持体重的适宜增长。

⑤戒烟戒酒，少吃刺激性食物。

5. 怀孕期间各个月具体的营养需求

（1）怀孕第1个月。

主打营养素：叶酸；作用：防止胎儿神经器官缺陷。

补充叶酸可以防止贫血、早产，防止胎儿畸形，这对妊娠早期尤为重要，因为早期正是胎儿神经器官发育的关键期。孕妇要常吃富含叶酸的食物，如面包、面条、白米和面粉等，以及猪肝、菠菜、龙须菜、芦笋、豆类及苹果、柑橘、橙子等。除了食补以外，还可以口服叶酸片来保证每日所需的叶酸。

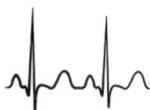

（2）怀孕第 2 个月。

主打营养素：维生素 C、维生素 B_6；作用：缓解牙龈出血、抑制妊娠呕吐。

怀孕的第 2 个月，有些孕妇刷牙时牙龈会出血，可适量补充维生素 C 以缓解牙龈出血的现象。同时可以提高机体抵抗力，预防牙齿疾病。维生素 C 多来源于新鲜的水果蔬菜，如柠檬、草莓、苹果、青椒、菜花、白菜、番茄、黄瓜、菠菜等。应注意烹煮蔬菜的时间不宜过长，以免维生素 C 大量流失。

对于那些受孕吐困扰的孕妇来说，维生素 B_6 可以说是妊娠呕吐的克星。维生素 B_6 在麦芽糖中含量最高，每天吃 1～2 勺麦芽糖不仅可以抑制妊娠呕吐，而且能使孕妇精力充沛。富含维生素 B_6 的食品还有香蕉、马铃薯、黄豆、胡萝卜、核桃、花生等。动物性食品中如瘦肉、鸡肉、鸡蛋、鱼等含维生素 B_6 较多。

（3）怀孕第 3 个月。

主打营养素：镁、维生素 A；作用：促进胎儿生长发育。

镁不仅对胎儿肌肉的健康至关重要，而且也有助于胎儿骨骼的正常发育。研究表明，孕妇在怀孕前 3 个月对镁的摄取量会影响胎儿的身高、体重和头围大小。色拉油、绿叶蔬菜、坚果、大豆、南瓜、甜瓜、葵花籽和全麦食品中都富含镁。另外，镁对孕妇的子宫肌肉恢复也很有好处。

胎儿发育的整个过程都需要维生素 A，它能促进胎儿皮肤、胃肠道和肺部的健康。怀孕的前 3 个月，胎儿还不能储存维生素 A，因此孕妇一定要供应充足的维生素 A。比如甘薯、南瓜、菠菜、芒果中都含有大量的维生素 A。

（4）怀孕第 4 个月。

主打营养素：锌；作用：防止胎儿发育不良。

孕妇需要加大锌的摄入量。孕妇如果缺锌，会影响胎儿在宫内的生长，会使胎儿的脑、心脏等重要器官发育不良。缺锌会造成孕妇味觉、嗅觉异常，食欲减退，消化和吸收功能不良，免疫力降低，这样势必造成胎儿宫内发育迟缓。富含锌的食物有生蚝、牡蛎、肝脏、口蘑、芝麻、赤贝等，在生蚝中含量尤其丰富。应注意补锌也要适量，每天膳食中锌的补充量不宜超过 45 毫克。

（5）怀孕第 5 个月。

主打营养素：钙、维生素 D；作用：促进胎儿骨骼和牙齿的发育。

怀孕第 5 个月，胎儿的骨骼和牙齿生长得特别快，是迅速钙化时期，

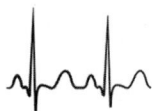

对钙质的需求剧增。因此从第 5 个月起，牛奶、孕妇奶粉或酸奶是孕妇每天必不可少的补钙饮品。此外，还应该多吃以下这些容易从中摄取到钙的食物，如干乳酪、豆腐、鸡蛋或鸭蛋、虾、鱼类、海带等。另外，孕妇应每天服用钙剂。需要注意的是，钙的补充要贯穿于孕期始终。

单纯补钙是不够的，维生素 D 可以促进钙的有效吸收，孕妇要多吃鱼、鸡蛋。另外，可以适当晒晒太阳，同时做好防晒工作。

（6）怀孕第 6 个月。

主打营养素：铁；作用：防止缺铁性贫血。

此时的孕妇和胎儿的营养需要量都在猛增。许多孕妇开始出现贫血症状。铁是组成红细胞的重要元素之一，所以，第 6 个月时尤其要注意铁元素的摄入。

为避免发生缺铁性贫血，孕妇应该注意进行膳食的调配，有意识地吃一些富含铁质的食物，如蔬菜、动物肝脏、瘦肉、鸡蛋等。

（7）怀孕第 7 个月。

主打营养素：脑黄金；作用：保证婴幼儿大脑和视网膜的正常发育。

DHA、EPA 和脑磷脂、卵磷脂等物质结合在一起，被称为脑黄金。脑黄金对于怀孕 7 个月的孕妇来说，具有重要意义。首先，脑黄金能预防早产，防止胎儿发育迟缓，增加其出生时的体重。其次，此时的胎儿，神经系统逐渐完善，全身组织尤其是大脑细胞发育速度比孕早期明显加快。而足够的脑黄金的摄入，能保证胎儿大脑和视网膜的正常发育。

为补充足量的脑黄金，孕妇可以交替吃一些富含 DHA 的食物，如有丰富天然亚油酸、亚麻酸的核桃、松子、葵花子、杏仁、榛子、花生等坚果类食品，以及海鱼、鱼油等。这些食物富含胎儿大脑细胞发育所需要的脂肪酸，有健脑益智的作用。

（8）怀孕第 8 个月。

主打营养素：碳水化合物；作用：维持身体热量需求。

怀孕第 8 个月，胎儿开始在肝脏和皮下储存糖原及脂肪。此时如碳水化合物摄入不足，将造成蛋白质缺乏或酮症酸中毒，所以孕妇在怀孕第 8 个月应保证热量的供给，增加主粮的摄入，如大米、面粉等。一般来说，孕妇每天平均需要进食 400 克左右的谷类食品，这对保证热量供给、节约蛋白质有着重要意义。另外，除主食之外，要吃一些粗粮，如小米、玉米、燕麦片等。

（9）怀孕第 9 个月。

主打营养素：膳食纤维；作用：防止便秘，促进肠道蠕动。

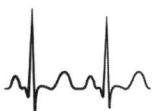

孕晚期，逐渐长大的胎儿给孕妇带来了不便，使孕妇很容易发生便秘。由于便秘，又可能会发生内外痔。为了缓解便秘带来的痛苦，孕妇应该注意摄取足量的膳食纤维，以促进肠道蠕动。比如全麦面包、芹菜、胡萝卜、白薯、土豆、豆芽、菜花等，都含有丰富的膳食纤维。孕妇还应该适当进行户外运动，并养成每日定时排便的习惯。

（10）怀孕第 10 个月。

主打营养素：维生素 B_1；作用：避免产程延长，分娩困难。

怀孕第 10 个月，必须补充各类维生素和足够的铁、钙，尤其是维生素 B_1。如果维生素 B_1 不足，易引起孕妇呕吐、倦怠、体乏，还会影响分娩时子宫收缩，使产程延长，分娩困难。海鱼中维生素 B_1 的含量比较高。

3.1.3 产后营养需求

产后的前几天，由于产妇的胃肠功能尚未恢复正常，因此不要吃油腻、粗硬、不易消化的食物，特别是冰冷、寒凉的食物，应多吃清淡、易消化、营养丰富的食物。

由于产后元气大损、气血空虚，应补气血，一方面满足自身的复原、维持精力的需要，另一方面满足给新生儿哺乳的需要。产妇的饮食营养要求较高，同时要具有温通血脉、祛风除寒的功能。产后最初 2 日可酌情少量进食，切忌多食，以免引起消化不良。

产后第 1 个月，产妇进食应以含铁和蛋白质丰富的食物为主，以弥补分娩过程中的失血，并有利于产后恶露排出和哺乳。产妇可从红糖、瘦肉、猪肝、鸡蛋、绿色蔬菜、水果等食物中摄取铁。

此外，哺乳期间还必须增加水溶性及脂溶性维生素的含量，以调节体内各项功能。产后 15 天以后，产妇（特殊分娩例外）身体已逐渐复原，并能在室内走动。由于新生儿吃奶量逐天增加，产妇的热能供给量也应相应增加，但要注意饮食不可过量。再过 2 周后，产妇除仍需高蛋白、高铁质的营养素外，其他都可有选择地食用。家人可根据产妇的口味与身体状况安排饮食，而产妇自身也应注意不要偏食。

（孙妙艳　王秀华）

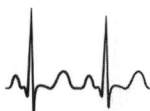

3.2 孕期常见主食制作方法与一日三餐搭配技巧

3.2.1 主食的制作

1. 米饭的制作

米饭是中国人日常饮食中的主角之一，是中国南方的主食。米饭可与五味调配，几乎可以供给全身所需营养。大米性平、味甘，有补中益气、健脾养胃、益精强志，以及和五脏、通血脉和止烦、止渴、止泻的功效。留有胚层的大米饭含有人体90%的必需营养元素，且各种营养元素十分均衡，所以是最佳主食。米饭也是中国、日本和韩国等国家最主要的粮食。

（1）米饭常规做法。

①洗米。洗米最好不超过3次，如果超过3次，米里的营养就会大量流失，这样煮出来的米饭香味也会减少。

②米和水的比例。煮米饭时，米和水的比例应该是1:1.2。现在市场上售卖的智能电饭锅有水位的刻度，可参照说明书使用。如果是蒸米饭，先把大米放冷水里浸泡1小时，再加热水蒸，这样蒸出来的米饭香软，且粒粒饱满。

（2）南瓜饭。

南瓜营养价值很高，其胡萝卜素含量为瓜中之冠，其中的果胶可以增加米饭的黏度，使糖类吸收缓慢，因此，南瓜饭适合糖尿病患者食用。另外，南瓜中的甘露醇有通便作用，可以减少粪便中毒素对人体的危害，防止结肠癌发生。

材料：大米2杯、南瓜300克（连皮）、猪肉150克、干香菇2朵、虾米1小匙、高汤或清水2杯、葱花适量。

调料：酱油、食盐适量。

做法：

①用刷子把南瓜表皮刷洗干净，再切成1.5厘米的小方块；干香菇泡发切小丁，猪肉切丝。

②猪肉丝、香菇丁加少许盐调好味备用。

③倒入洗净沥干水分的大米。

④将大米倒入电饭锅中，加入2杯高汤或清水，加盐调味，放上南瓜块，盖上锅盖煮约10分钟。10分钟后把调好的料均匀地倒进去，煮到

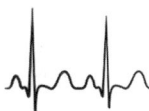

饭熟。

⑤打开锅盖加入葱花，用饭勺由下往上轻轻翻匀即完成（见图3-1）。

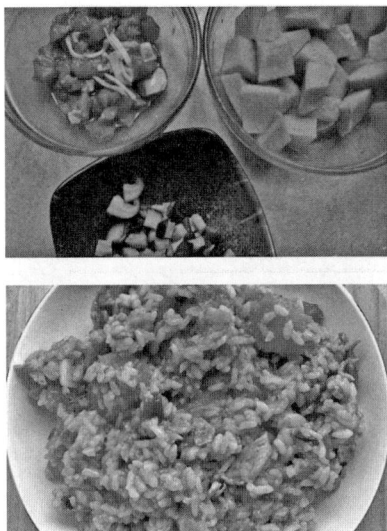

图3-1 南瓜饭

（3）黑木耳饭。

黑木耳是一种营养价值很高的胶质食用菌和药用菌，含铁丰富，赖氨酸和亮氨酸含量尤其高，能降低血液黏稠度，对心脑血管疾病有明显的预防作用。

材料：大米2杯、地瓜2条、黑木耳50克，猪肉、枸杞、红枣适量，高汤或清水2杯，葱、芹菜适量。

调料：酱油、食盐适量。

做法：

①用刷子去掉地瓜表皮，再切成5厘米左右的方块；黑木耳泡发切碎；猪肉切丝；葱、芹菜洗干净切段。

②猪肉丝调好味备用。

③将大米用清水洗干净后，倒入2杯高汤或清水，直接放入电饭锅中备用。

④把已去皮洗净并切好的地瓜及碎木耳、枸杞、红枣放在最上面，按下"煮饭"键。

⑤煮约10分钟，把调好味的猪肉均匀地倒进去，煮到饭熟，打开锅盖

加入芹菜段及葱段，用饭勺由下往上轻轻翻匀即完成（见图 3 - 2）。

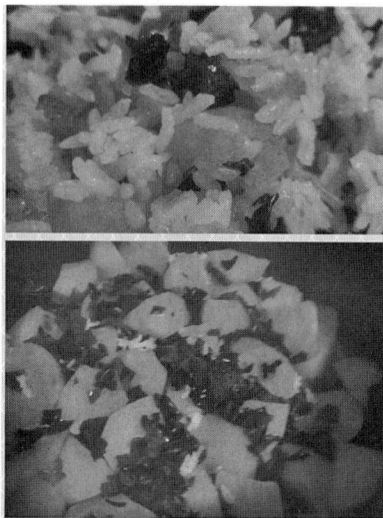

图 3 - 2　黑木耳饭

（4）排骨糯米饭。

排骨味美肉嫩，不柴不腻，汤汁咸淡适中，与糯米搭配很可口，与面搭配更美味。排骨能够彻底地吸收配料的精华，烂而不酥，香而不腻，味道十足。

材料：排骨 500 克、糯米 500 克、姜片适量。

调料：老抽 1 勺、生抽 1 勺、蚝油 2 勺、盐 4 克。

做法：

①排骨洗净沥干水分，将沥干水的排骨和姜片一同放入大碗中。

②加入其他调料调味，然后盖上保鲜膜放冰箱冷藏 4 ~ 5 小时。

③糯米放入大碗中用冷水浸泡，同样泡 4 ~ 5 小时，夏天温度较高，最好泡的时候放冰箱冷藏。

④取出泡好的糯米，洗净沥水，沥至不滴水即可。

⑤取出腌制好的排骨，排骨如果肥肉太少则加 1 勺油，然后再拌。

⑥糯米和排骨都准备好后开始蒸，蒸笼上放块蒸笼布，上面均匀地铺上糯米，以看不到底下的蒸笼布为度，操作时直接用手即可，没有蒸笼则可用蒸锅。

⑦把排骨整齐地摆在糯米上面，筷子夹排骨时稍稍抖去滴下的调味料，摆的时候四周留出 1 厘米的空位。全部摆好后再把剩下的糯米盖在排

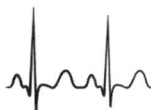

骨上面，腌排骨剩下的调味料不要倒。

⑧上锅大火蒸至排骨熟透，水开后最少要蒸 40 分钟，时间允许的话，最好蒸 1 小时。如果用蒸锅，水开后可转中火，不然蒸气太大排气孔可能排不过来，导致盖子被顶开。

⑨蒸好后把盖子打开，把排骨碗里剩下的调味料再均匀地撒在上面，撒的时候可在颜色白的地方撒，撒完后再盖上盖子蒸几分钟即可享用（见图 3 - 3）。

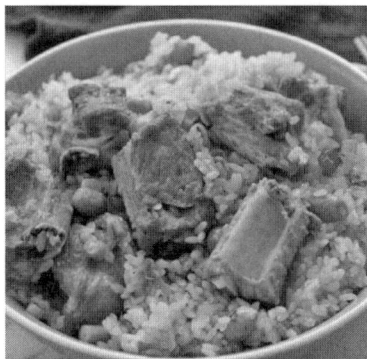

图 3 - 3　排骨糯米饭

（5）家常蛋炒饭。

蛋炒饭的精髓在于把饭炒散、炒热，米饭粒粒分开，不是靠油汆出来的，而是将米粒里的水分适度炒干以降低黏度；米饭软硬适中的口感取决于饭粒所含水分，恰到好处，才是真正好吃的炒饭。

材料：米饭（冷饭）1 大碗、鸡蛋 1 ~ 2 个、午餐肉 51 克、青豆仁 1 勺、胡萝卜粒 1 勺、玉米粒 1 勺、葱花适量。

调料：盐 2 ~ 3 克、酱油适量。

做法：

①将青豆仁、胡萝卜粒和玉米粒分别焯水备用；如果用刚煮好的米饭，先盛出来放凉；鸡蛋打散，加入少许盐，入油锅炒到凝结盛出。

②炒锅不用再加油，将米饭倒入炒散，调入适量盐，倒入所有配菜翻炒均匀（葱花除外），再加适量酱油及葱花即可。这样炒出来的蛋炒饭不会吸收很多油分，口感柔软，十分入味，且更容易消化（见图 3 - 4）。

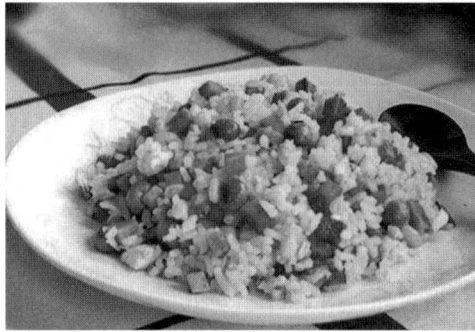

图3-4　家常蛋炒饭

2. 面食的制作

面条是一种制作简单、食用方便、营养丰富，既可当主食又可当快餐的食品，深受大家的喜爱。

（1）韭菜鸡蛋捞面条。

材料：生面条100克、韭菜1小把、鸡蛋2个、葱适量。

调料：香油10克、盐2克、鸡精1克、醋适量。

做法：

①将韭菜、葱洗干净切小段，放进大碗里，加入盐、鸡精备用。

②鸡蛋打入碗内搅散，锅内烧开水，倒入鸡蛋液；蛋液会立刻浮起来，全部凝固后用笊篱捞出来放到放有韭菜的碗里。

③面条下入开水煮熟，捞出过2～3遍冷水（也可以不过）。

④韭菜鸡蛋汤里放入适量香油、醋，搅拌均匀，吃的时候把汤浇在面条上即可（见图3-5）。

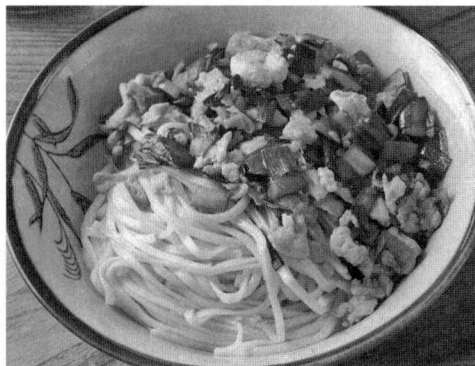

图3-5　韭菜鸡蛋捞面条

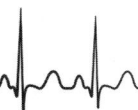

（2）西红柿鸡蛋面。

材料：面条 100 克、西红柿 2 个、鸡蛋 2 个，姜片、葱花适量。

调料：盐、白砂糖适量。

做法：

①将西红柿洗净切片，鸡蛋打入碗内搅散，蛋液里加盐，再把姜片切粒。

②锅内放油，油热将蛋液倒入炒成蛋花盛出。

③另放油，爆香姜粒，将西红柿倒入翻炒，待西红柿炒出水，将蛋花倒入同炒一会（如果怕西红柿味太酸可以加一点白砂糖）。

④加水煮入味（水可以稍多一些），5 分钟后盛出倒在面碗里，加适量盐。

⑤另起锅放水煮面，面好即盛入装有西红柿汤的碗中，撒上葱花即可（见图 3 -6）。

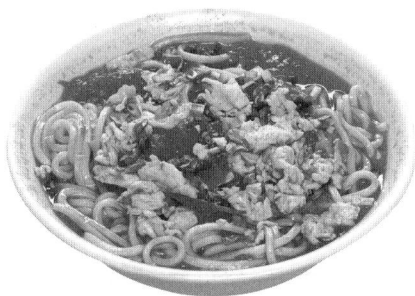

图 3 -6　西红柿鸡蛋面

（3）葱油拌面。

材料：面条 100 克、小葱 6 根。

调料：生抽 3 勺、老抽 1 勺，白糖、盐、食用油适量。

做法：

①备好面条，将小葱洗净切段备用，并准备好料汁，即由生抽、老抽、白糖、盐搅拌而成。

②锅中多放一些油，烧热后，放入葱段炸香，让它的香味充分释放出来，与油完美结合。

③待葱香四溢时，把提前调好的料汁倒入锅中，与油汁和葱炒匀盛出。把面煮熟捞出，根据喜好选择是否过水，浇上葱油拌匀即可享用（见图 3 -7）。

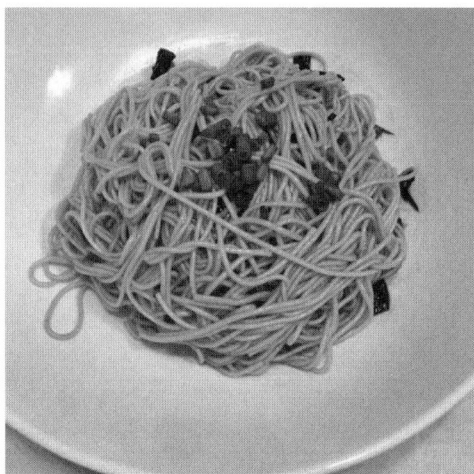

图 3 - 7　葱油拌面

（4）炸酱面。

材料：面条 100 克、五花肉 50 克，姜片、葱适量。

调料：酱油 20 克、盐、大豆酱适量。

做法：

①将五花肉切成丁或肉馅，姜片和葱切成末。

②锅中多放些油，入葱姜小火炸黄出香味。

③先倒入肉丁，煸炒出油，肉变色后倒入少量酱油调色，盛出备用。

④将大豆酱倒入锅中，加些清水，小火慢慢熬，熬到浓稠时，倒入煸炒好的肉丁，根据口味决定是否加盐，搅拌均匀即可出锅（见图 3 - 8）。

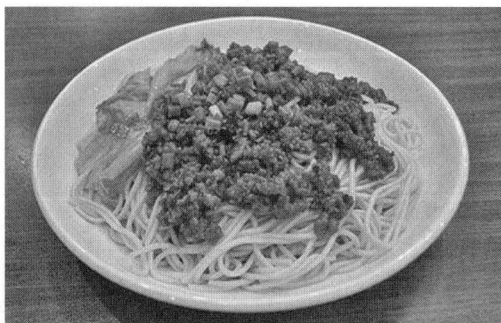

图 3 - 8　炸酱面

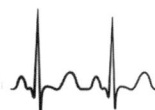

（5）炒面。

材料：方便面、鸡蛋、豆芽或青菜、胡萝卜以及葱花、蒜末适量。

调料：酱油、蚝油、盐适量。

做法：

①方便面用热水泡约3分钟后过冷水；胡萝卜切丝、豆芽或青菜清洗好备用。

②锅里热少许油，打入1个鸡蛋，翻炒至稍凝固，盛出，不要炒过。

③再放少许油，放蒜末炝锅，放入豆芽或青菜和胡萝卜丝翻炒均匀至8成熟。

④放入已沥水的面条和调料拌匀，大火翻炒。倒入炒好的鸡蛋，拌匀，加葱花关火拌匀即可（见图3-9）。

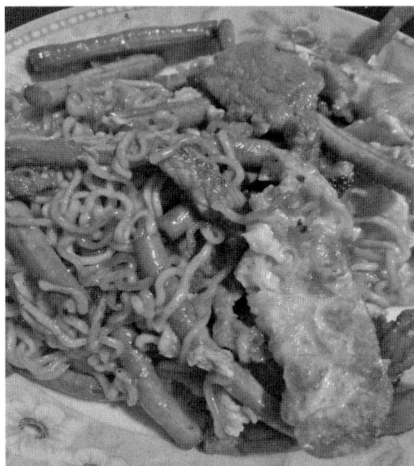

图3-9　炒面

3. 米粥的制作

（1）红豆黑米粥。

材料：红豆50克、黑米50克、花生20克、红枣10粒。

调料：红糖适量。

做法：

①将红豆、黑米、花生提前浸泡一晚（或者3小时以上）。

②除了红糖以外，将材料放入砂锅加水熬煮1小时。

③1小时后调入红糖即可（见图3-10）。

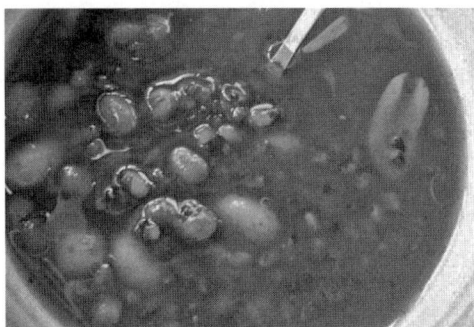

图 3 - 10　红豆黑米粥

（2）绿豆二米粥。

材料：绿豆 50 克、糙米 50 克、小米 50 克。

调料：冰糖适量。

做法：

①绿豆和糙米用清水浸泡半天。

②锅内先加入绿豆、糙米和适量清水。

③大火烧开转中火煮约 30 分钟。

④煮到豆子稍"开花"，再放入小米一同续煮。

⑤火开后撇去浮沫煮 20～30 分钟即可（见图 3 - 11）。

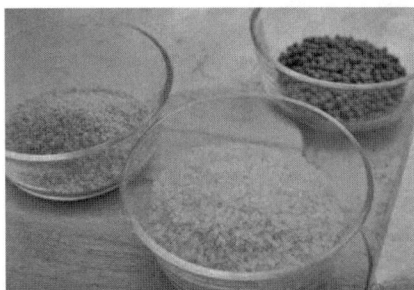

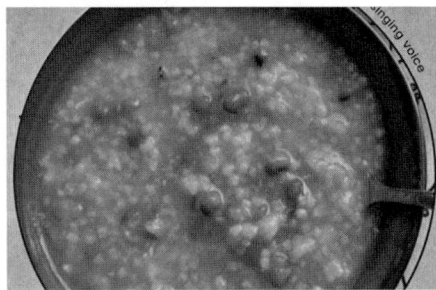

图 3 - 11　绿豆二米粥

（3）山药红枣粥。

材料：山药、大米、红枣、桂圆、枸杞适量。

调料：黄冰糖适量。

做法：

①将大米洗净，用水提前泡好。

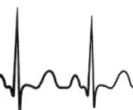

②将红枣、桂圆及枸杞洗净，山药去皮切成菱形块。

③水开后倒入大米，开锅后改小火熬25分钟。

④放入山药块开大火，开锅后改小火煮10分钟。

⑤放入红枣、桂圆，开锅后放入泡好的枸杞，最后放入黄冰糖。

⑥关小火熬3~5分钟即可（见图3-12）。

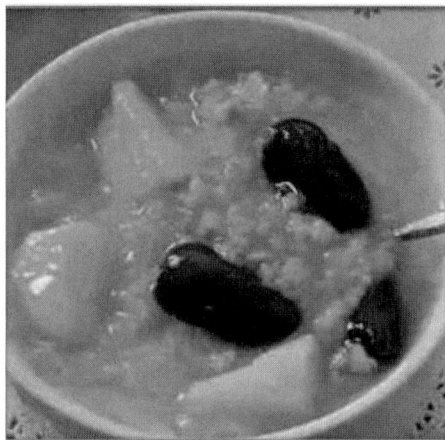

图3-12　山药红枣粥

（4）香菇青菜肉末粥。

材料：大米50克、青菜1小棵、瘦肉50克、新鲜香菇1朵。

调料：盐适量。

做法：

①将香菇、青菜、瘦肉分别切成末备用。

②将大米洗干净倒入普通锅中，加入清水，大火烧开改小火煮约30分钟，其间用铲子搅拌1~2次，防止粘底。

③加入肉末搅拌均匀，再次烧开后加入香菇末搅拌均匀，改小火煮10~15分钟，加入青菜末搅拌均匀，撒入盐调味，出锅即可（见图3-13）。

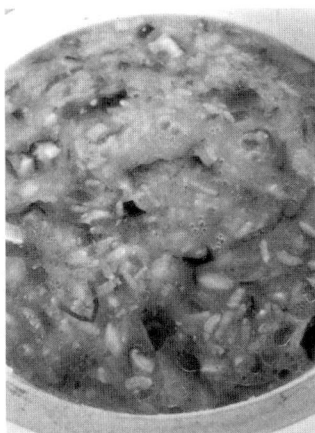

图 3 - 13　香菇青菜肉末粥

（5）皮蛋牛肉粥。

材料：大米、皮蛋、牛肉、葱适量。

调料：生抽、香油适量。

做法：

①大米加入足量的清水，可以事先浸泡以缩短熬煮时间或者直接熬煮。

②牛肉切小丁，加入生抽、香油腌制，皮蛋及葱切小丁。

③米粥熬制黏稠，米粒无整粒状态，放入皮蛋丁，熬15分钟左右。

④放入腌制好的牛肉丁，搅拌均匀，烧开关火，撒上葱花，搅拌均匀即可（见图3 - 14）。

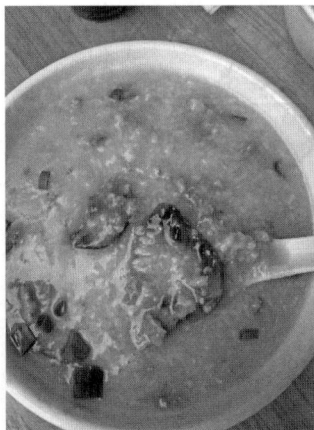

图 3 - 14　皮蛋牛肉粥

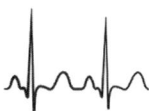

3.2.2　孕妇一日三餐搭配技巧

孕妇在怀孕期间，一日三餐要有一定的规划。规划好孕妇的一日三餐，有助于孕妇的饮食均衡。

1. 孕期一日三餐的原则

（1）早餐：远离"高糖"、碳水化合物。

想要一整天都保持在最佳状态，早餐最为重要。充满活力的早餐，应是富含纤维的全麦类食物，并搭配质量好的蛋白质类食物，如牛奶、蛋类，以及几片黄瓜或西红柿，再配上适量的牛奶或果汁。淀粉和蛋白质的摄取比例最好是 1：1。这些食物含有丰富的维生素 B，能为孕妇持续提供充沛的活力。

（2）午餐：营养元气饮食。

午餐控制淀粉类食物的摄入量。午饭过后，人们常常觉得昏昏欲睡。其实，这可能是食物惹的祸。如果午餐中吃了大量米饭或马铃薯等淀粉食物，还会使血糖迅速上升，从而产生困倦感。午餐不宜吃太多淀粉类食物，多吃些蔬菜水果补充维生素，有助于分解早餐所剩余的糖类及氨基酸，从而提供能量。

（3）晚餐：越简单越好。

晚餐千万不要吃太多，因为一顿丰盛、油腻的晚餐会延长消化时间，导致夜里依然兴奋，从而影响睡眠质量。例如，含咖啡因的饮料或食物会刺激神经系统，酒精会让孕妇很难进入深度睡眠，还有辛辣的食物会造成胃灼热及消化不良等，干扰睡眠。

2. 孕期一日三餐的注意事项

（1）禁止饮酒吸烟。

（2）尽量少食刺激性食物，如辣椒、浓茶、咖啡等。

（3）少食多餐，以避免胃太空或太饱。孕妇不必拘泥于一日三餐的固定模式，有胃口时就吃。

（4）增加含钙乳制品或食品的摄入量，并多晒太阳，还可服用钙片。

（5）控制食盐摄入量。不宜多吃过咸、过甜及过于油腻的食物，尤其对于下肢浮肿的孕妇，更要注意菜不要太咸，多吃一些利水的食物。

（6）孕期血容量猛增30%，需要510毫克的铁来制造红细胞，是平时的 3～4 倍，宜多吃瘦肉、禽、鱼等动物性食物，每周吃 2～3 次猪肝，必要时可服用铁剂，避免贫血，但不宜饮茶。

（7）注意合理的营养搭配，平衡膳食。孕妇的饮食需富含各种营养

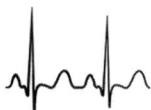

素，营养合理搭配，既无不足，也不会过剩。营养不良会导致胎儿发育迟缓或流产，营养过剩也可能导致胎儿巨大及各种并发症，造成难产。合理的营养应当使饮食在质和量上都能满足孕妇的需要。同时注意饮食的多样化，做到粗细搭配，荤素搭配，既不偏食，也不挑食。

（孙妙艳　王秀华）

3.3　孕期其他主食的介绍及制作方法

3.3.1　牛奶馒头

（1）牛奶馒头的营养价值。

①富含维生素 A，可以防止皮肤干燥及暗沉，使皮肤白皙、有光泽。

②含有大量的维生素 B_2，可以促进皮肤的新陈代谢。

③牛奶馒头含碳水化合物，能迅速为身体提供能量。

（2）牛奶馒头的功效。具有养心益肾、健脾厚肠、除热止渴的功效。

（3）牛奶馒头的适宜人群。一般人群均可食用。适宜孕妇、婴幼儿、老年人食用；尤其适宜身体虚弱、气血不足、营养不良、肠燥便秘之人。

（4）牛奶馒头的禁忌人群。

①乳糖不耐受者。乳糖不耐受者饮用牛奶易导致胃胀或腹泻。

②牛奶过敏者。过敏者食用，轻者会腹泻、腹痛，重者会出现鼻炎、哮喘或荨麻疹。

③缺铁性贫血患者。牛奶影响铁的吸收利用，不利于缺铁性贫血患者恢复健康。

（5）制作牛奶馒头。

材料：中筋面粉 300 克、牛奶 200 毫升、温水 15 毫升。

调料：酵母 3.5 克、白糖 40 克、盐 1 克。

做法：

①先将牛奶加热至 40℃ 左右，然后倒入酵母搅拌，静置待用。把牛奶倒入中筋面粉，一边倒一边用筷子搅拌，搅拌成絮状再揉成面团。

②盖上保鲜膜，放到温暖处发酵 40 分钟以上，直到面团大一圈，切成若干等分。

③放进蒸锅中，盖上盖子，开大火蒸 20 分钟后再转中火蒸 20 分钟，

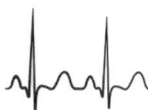

关火后不要立马开盖，继续焖5分钟即可装碟（见图3-15）。

（6）制作牛奶馒头的注意事项。

①揉面要揉到位，面团不能太湿，可以干一点，太湿的面团蒸出来外观不好看。

②面粉最好用中筋面粉或低筋面粉，做出的成品口感会柔一些，高筋面粉做出的馒头很韧。

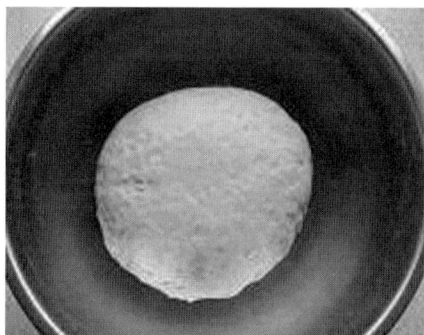
（a）揉团

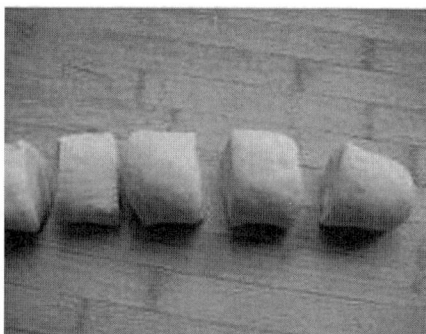
（b）切若干等分

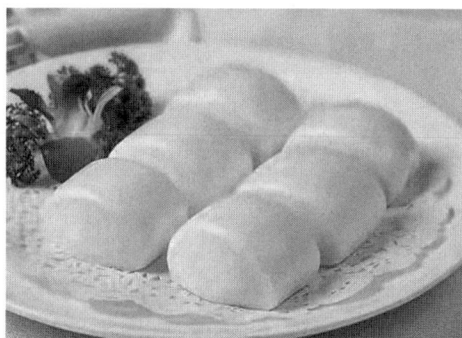
（c）装碟

图3-15 制作牛奶馒头

3.3.2 韭菜饺子

（1）韭菜饺子的营养价值。

①韭菜的主要营养成分有维生素C、维生素B_1、维生素B_2、烟酸、胡萝卜素、碳水化合物及矿物质。

②韭菜还含有丰富的纤维素，可以促进肠道蠕动，预防大肠癌的发

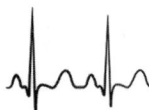

生，同时能减少对胆固醇的吸收，起到预防和治疗动脉硬化、冠心病等疾病的作用。

③猪肉的蛋白质属优质蛋白质，含有人体全部必需的氨基酸。

（2）韭菜饺子的功效。

①温阳补肾。韭菜性温，味辛，具有温阳补肾的作用，故可用于治疗阳痿、遗精、早泄等病症。

②益肝健胃。韭菜含有挥发性精油及硫化物等特殊成分，散发出一种独特的辛香气味，有助于疏调肝气，增进食欲，增强消化功能。

③行气理血。韭菜的辛香气味有散瘀活血、行气导滞的作用，可减缓跌打损伤、反胃、肠炎、吐血、胸痛等病症。

④润肠通便。韭菜含有大量维生素和粗纤维，能增进胃肠蠕动，治疗便秘，预防肠癌。

⑤猪肉性平味甘，有润肠胃、生津液、补肾气、解热毒的功效。

（3）韭菜饺子的适宜人群。体质虚寒、皮肤粗糙，有便秘、痔疮者以及肠道癌症患者。

（4）韭菜饺子的禁忌人群。阴虚但内火旺盛、胃肠虚弱但体内有热以及患溃疡病和眼疾者。

（5）制作韭菜鸡蛋饺子。

材料：韭菜500克、鸡蛋3个、饺子皮1斤，葱、姜少许。

调料：香油、生抽各2大勺，鸡精、盐适量。

做法：

①将韭菜和葱、姜洗干净切成细末放入搅拌盆里，鸡蛋打入碗中搅拌均匀。

②油锅烧热，倒入搅拌好的鸡蛋，用筷子不停地搅拌，直到鸡蛋凝固后倒入韭菜盆里。

③韭菜盆里加入香油、盐、鸡精、生抽。

④饺子皮中间放上适量的馅，注意馅的分量，馅太多饺子皮容易破裂，馅太少则不美观。

⑤饺子皮中间部分对捏。

⑥再将左边捏起两道褶（饺子皮大的可捏3道褶），右边捏起两道褶，然后将边上捏平。

⑦把饺子皮对半折起并掐紧，捏成月牙形的饺子。

⑧饺子包好后可蒸可煮。若煮，在锅里加水，烧得大开时下入饺子，用勺轻推使之不粘锅底，再加适量凉水，用勺轻推饺子，使之受热均匀，

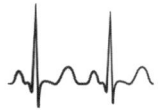

关火捞出饺子即可（见图 3 - 16）。

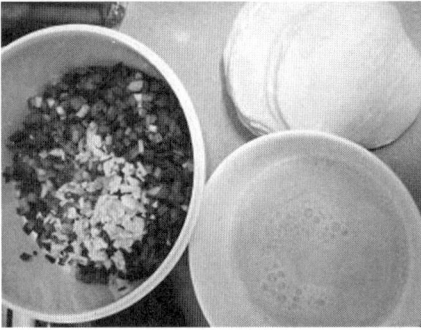

（a）备材料

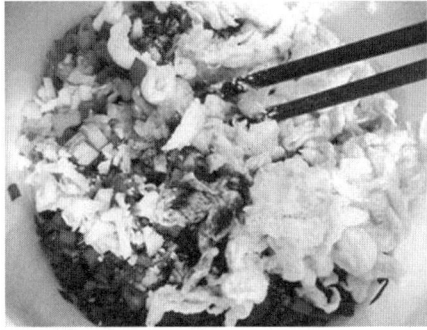

（b）将鸡蛋倒入韭菜盆

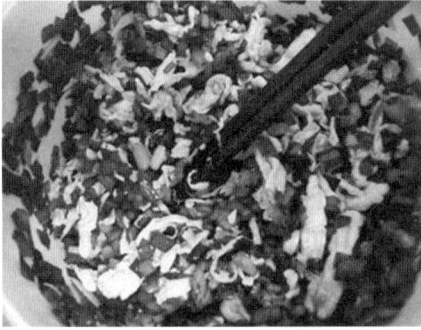

（c）加调味料

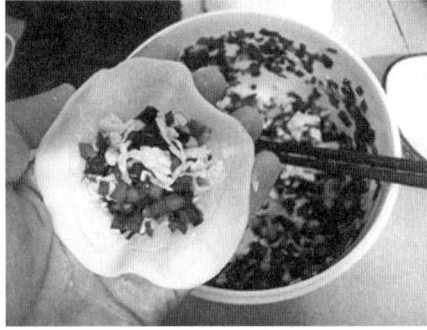

（d）饺子皮中间放馅

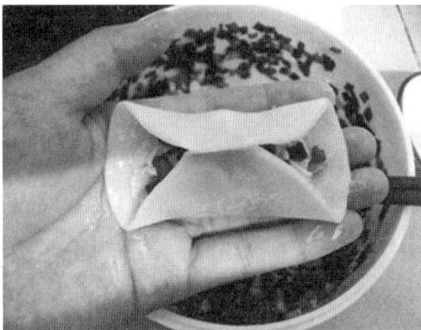

（e）饺子皮中间对捏

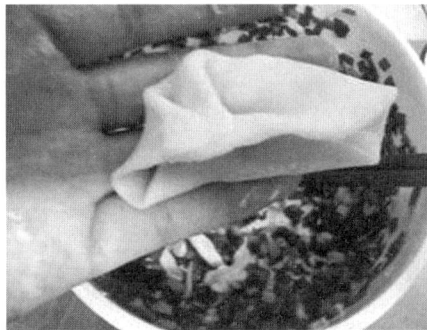

（f）左右两边捏起两道褶

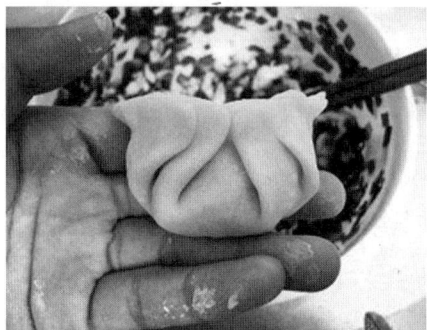

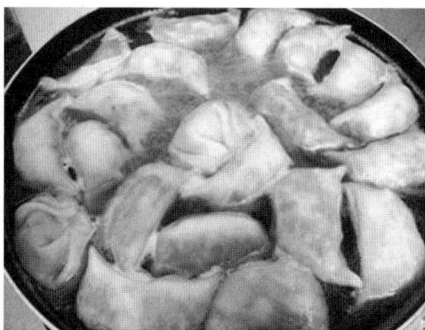

（g）捏成月牙形　　　　　　（h）放进开水大火煮

图 3 - 16　制作韭菜鸡蛋饺子

（6）制作韭菜饺子的注意事项。

①饺子皮不要擀得过厚，否则不好吃，也不要擀得太薄，容易掉馅。

②入馅的菜水分不能太多。

3.3.3　擀面条

（1）擀面条的营养价值。

①擀面条中含有维生素 B_1、B_2 等多种 B 族维生素，与皮肤健康密切相关。

②擀面条含碳水化合物，能迅速为身体提供能量。

③擀面条富含铜，铜是人体健康不可缺少的微量元素，对于血液、中枢神经和免疫系统，头发、皮肤和骨骼组织以及脑、肝和心的发育和功能有重要影响。

④擀面条富含蛋白质，能维持钠钾平衡，消除水肿，提高免疫力。

（2）擀面条的功效。易于消化吸收、改善贫血、增强免疫力、平衡营养。

（3）擀面条的适宜人群。消化能力差、贫血、营养不良者。

（4）擀面条的禁忌人群。糖尿病者、湿热病者。

（5）制作擀面条。

材料：面粉 250 克、鸡蛋 2 个。

调料：盐少许、清水适量。

做法：

①鸡蛋加盐打散。

②将打散的鸡蛋倒入面粉中，边倒边搅。

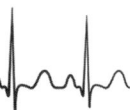

③加入适量清水，拌成雪花片状。

④将面粉揉成面团，盖上保鲜膜"醒"20分钟，再揉至均匀，盖上保鲜膜静置30分钟。

⑤把面团压扁。

⑥擀成面片。

⑦在面片上撒上面粉，两边对折，再对折。

⑧切面，根据自己的喜好决定宽窄。

⑨切好后，撒点面粉，提起面条的中间部分，轻轻抖开。

⑩水烧开，放入面条煮1~2分钟即可（见图3-17）。

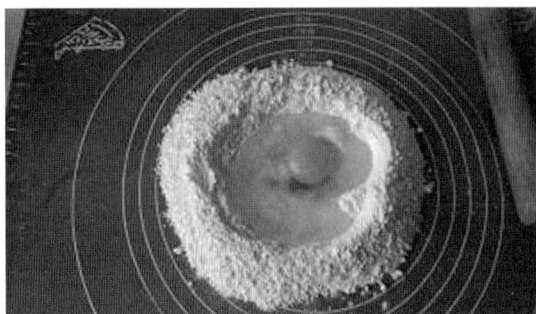

（a）鸡蛋倒入面粉

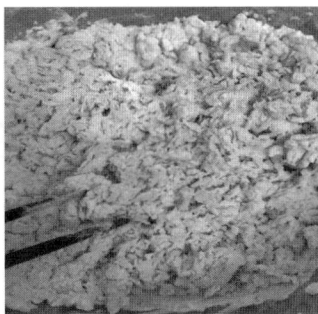

（b）加清水拌

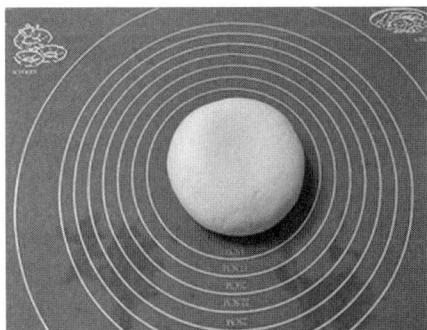

（c）揉团

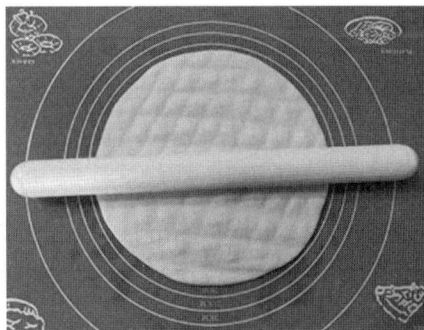

（d）压扁面团

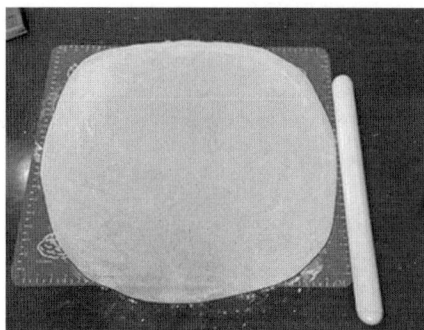

（e）擀成面片

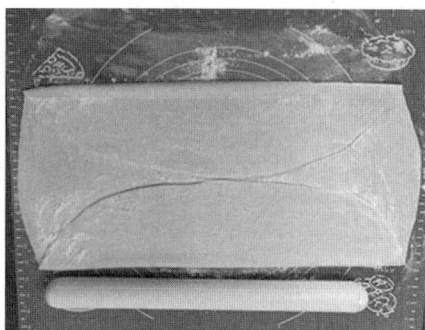

（f）两边对折

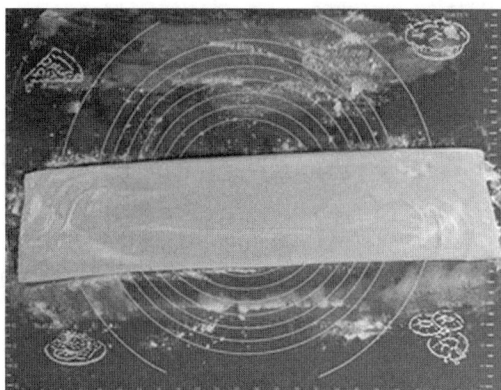

（g）再对折

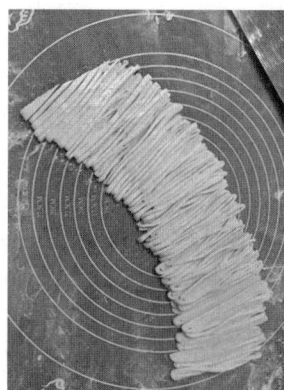

（h）切面条

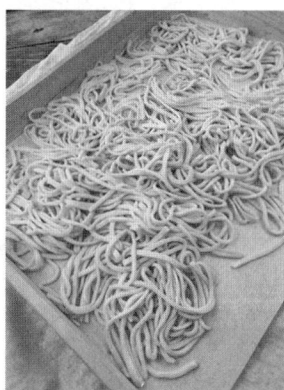

（i）撒面粉，抖开

图 3-17　制作擀面条

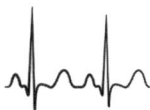

（6）制作擀面条的注意事项。

①水不要一次性全加，要慢慢加，否则面团会软得不成形。

②揉的时候如果面团比较硬，可用保鲜膜包起来，过 10 分钟再揉。

③"醒"面的时间可长些，最好放冰箱冷藏半天，这样的面光滑且不易断。

④配菜可根据个人口味来调。

3.3.4　南瓜饼

（1）南瓜饼的营养价值。

①南瓜饼的营养价值很高，含有丰富的钴、锌、维生素、甘露醇和果胶等营养元素。

②南瓜饼中的钴能活跃人体的新陈代谢，加强造血功能并参与人体内维生素 B_{12} 的合成，是人体胰岛细胞所必需的微量元素。

③南瓜饼内含维生素和果胶，果胶的吸附性能黏结和消除体内的细菌毒素和其他有害物质，如重金属中的铅、汞和放射性元素。

④南瓜饼中所含的甘露醇有润滑肠道、导泄的作用。

（2）南瓜饼的功效。具有抗癌、补中益气、健脾养胃的功效。对防治糖尿病、降低血糖有特殊的疗效。还有很好的解毒作用。能预防便秘，防止结肠癌的发生。

（3）南瓜饼的适宜人群。一般人群均可食用，尤适合脾胃虚寒、食欲不佳、腹胀腹泻者，以及体虚自汗、多汗、易汗、盗汗者，妊娠水肿、高血压等孕期并发症者食用。

（4）南瓜饼的禁忌人群。南瓜过敏者，有脚气、黄疸者，患感染性疾病和有发热症状者忌食。胃热炽盛者、气滞中满者、湿热气滞者应少吃。

（5）制作南瓜饼。

材料：南瓜 500 克、糯米粉 500 克、白芝麻适量。

调料：食用油少许。

做法：

①南瓜洗净，去皮去瓤，切薄片，用微波炉高火加热 10 分钟左右（可用筷子戳一下来判断南瓜是否熟透）。如果没有微波炉，可用蒸锅来蒸。将南瓜切小块，放入蒸锅蒸屉上隔水蒸熟后取出。

②趁热用勺子将南瓜碾成南瓜泥，加入糯米粉揉搓成团（加入的糯米粉的量以面团不粘手为宜，不必另外加水），然后加入 1 小勺食用油，揉均匀后盖上保鲜膜静置 15 分钟。

③取鸡蛋大小的面团，搓圆后按扁，做成小圆饼。

④将揉好的南瓜饼两面裹上白芝麻。

⑤平底锅中倒少许油，烧热后将南瓜饼放入，中小火煎至两面金黄即可（见图 3-18）。

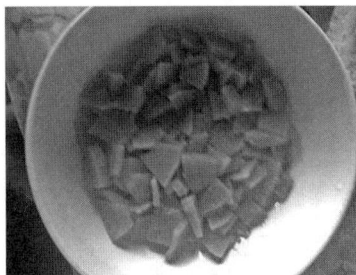

（a）南瓜洗净、切片、蒸熟

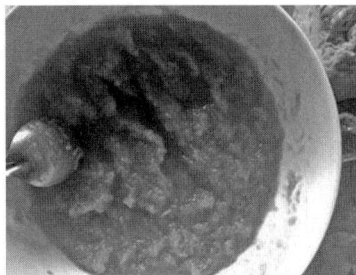

（b）碾成南瓜泥

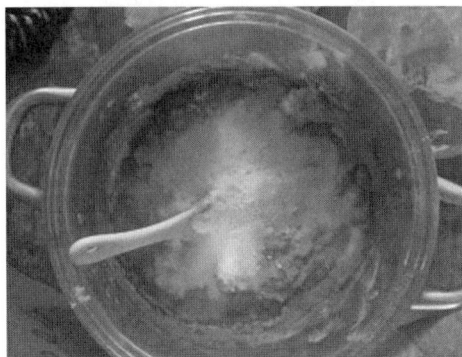

（c）加糯米粉揉成团

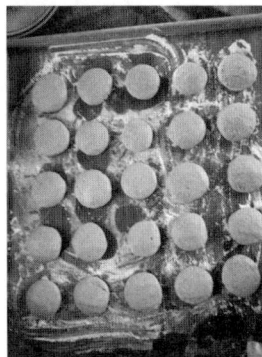

（d）取鸡蛋大小面团，搓圆按扁

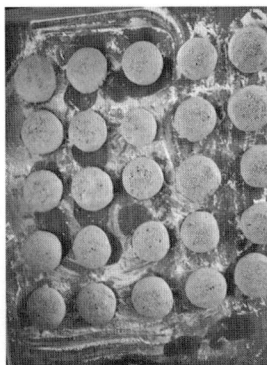

（e）裹白芝麻

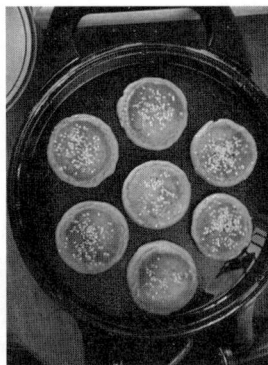

（f）平底锅倒油煎

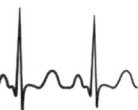

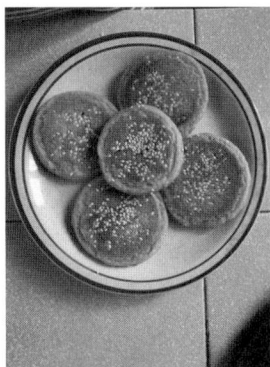

（g）煎至两面金黄

图 3 - 18　制作南瓜饼

（6）制作南瓜饼的注意事项。

①用锅煮南瓜时不要加太多水，最好是用微波炉加热或者蒸锅蒸熟，否则南瓜泥里水太多，无法成面团，导致失败。

②南瓜泥放糯米粉（不要加水）后要加糖，否则没有甜味，导致口感欠佳。

3.3.5　杂粮饭

（1）杂粮饭的营养价值。

①大米性平、味甘，具有补中益气、健脾养胃之功效。

②燕麦性平、味甘，具有补益脾胃、润肠止汗、止血之功效。

③黑米性平、味甘，具有开胃益中、健脾活血、明目的功效。可抗衰老；补充人体需要的蛋白质以及锰、锌等多种矿物质。

④枸杞性平、味甘，具有滋补肝肾、益精明目之功效。

⑤小米性凉、味甘，具有补益脾胃、润肠止汗、止血之功效。

⑥荞麦味甘、微酸、性寒，具有健脾消积、降气宽肠、解毒敛疮之功效。

⑦高粱性温，味甘、涩，具有和胃健脾、消积、温中固肠、涩肠胃、止霍乱、凉血解毒、散寒、收敛止泻等功效。

⑧大麦性凉，味甘、咸，具有益气宽中、消渴解热、平胃止渴之功效。适宜滋补虚劳、强脉益肤、充实五脏、消化谷食，可缓解腹泻、小便淋痛、消化不良、饱闷腹胀等症状。一般人群均可食用。

（2）杂粮饭的功效。具有补中益气、补益脾胃，润肠止汗、止血、止渴、活血、明目、消积，降气宽肠、解毒敛疮、温中固肠、涩肠胃、凉血解毒、散寒、收敛止泻等功效。

（3）杂粮饭的适宜人群。适宜患高血压、高血脂、动脉硬化、脂肪肝、糖尿病、习惯性便秘的人，以及自汗、多汗、盗汗者。

（4）杂粮饭的禁忌人群。消化能力差、肾病患者。

（5）制作杂粮饭。

材料：大米100克、燕麦30克、黑米30克、枸杞10克、小米30克、高粱30克、荞麦30克、大麦30克。

做法：

①将杂粮（除大米、枸杞外）放入干净的盆里淘洗干净，用清水浸泡4小时左右。

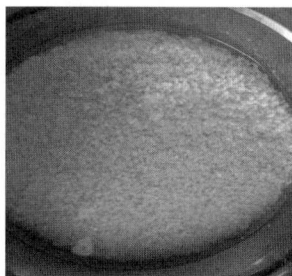

②将大米淘洗干净浸泡10分钟。

③将大米和杂粮混合均匀，放入电饭煲里蒸熟。

④将浸泡好的枸杞放入电饭煲焖2分钟即可食用（见图3-19）。

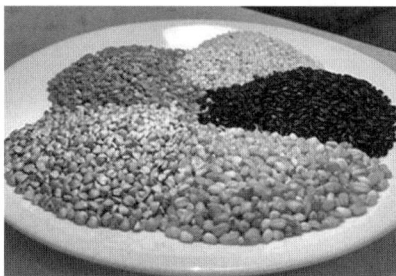

（a）杂粮洗净，清水浸泡　　　（b）大米洗净后泡10分钟

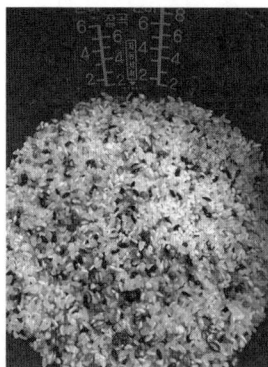

（c）大米与杂粮混合，放电饭煲蒸熟　　（d）加枸杞后装碗

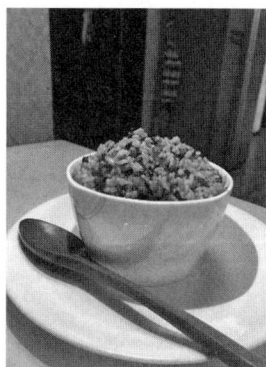

图3-19　制作杂粮饭

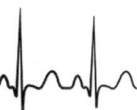

（6）制作杂粮饭的注意事项。

①杂粮中含有较多的纤维，应泡软后再煮，使人体更易吸收和消化。

②全谷杂粮不能替代鱼、肉、蛋、奶、豆类中的优质蛋白。

3.3.6 香菇肉粥

（1）香菇肉粥的营养价值。

①香菇和瘦肉中都含有大量氨基酸、蛋白质、钙、磷、铁、锌等对人体有益的营养物质，容易被人体吸收。

②富含碳水化合物，能迅速为身体提供能量。

③瘦肉含有丰富的蛋白质和磷脂类，具有低脂低热的特点。香菇和瘦肉都属于高蛋白低脂肪的食物。

（2）香菇肉粥的功效。

①增强抵抗力。可以增强身体抵抗力，预防感冒。

②延缓衰老。香菇的水提取物对过氧化氢有清除作用，对体内的过氧化氢有一定的消除作用。

③防治贫血。香菇中含有丰富的 B 族维生素，对防治贫血有帮助；瘦肉中同样含有 B 族维生素，并且还有矿物质钙、磷、铁、镁等成分，也是改善贫血症状常用的食材。

④控制血糖。香菇中含有丰富的硒元素，硒具有与胰岛素类似的功效，可以调节糖代谢的生理活性，降低血糖，改善糖尿病症状。

⑤促进生长发育。香菇中含有大量氨基酸和维生素，对于促进婴幼儿生长发育有帮助。

⑥香菇和瘦肉用于熬粥食用，其中的营养元素易被人体吸收，可以起到益气补血、健脾胃、补肝肾的良好功效。

（3）香菇肉粥的适宜人群。一般人群均可食用，尤适合产妇、婴幼儿、老年人食用，以及高血脂、高血压、动脉硬化、糖尿病、癌症、肾炎等患者食用。

（4）香菇肉粥的禁忌人群。脾胃寒湿气滞或皮肤瘙痒患者忌食。

（5）制作香菇肉粥。

材料：大米 100 克、瘦肉 50 克、鸡蛋 1 个、鲜香菇 2 朵、生菜叶 3片、姜 1 小块。

调料：植物油、盐、淀粉适量。

做法：

①大米淘洗干净后用清水浸泡 30 分钟，鲜香菇洗净切薄片，生菜洗净后用手撕成小片，姜切片。

②瘦肉洗净，剁成碎末，用少许盐、淀粉和油拌匀后腌制，鸡蛋搅拌备用。

③锅中放入足量清水烧开，放入浸泡后的大米，再加入 1 小勺油，大火煮开后转小火继续煮 30 分钟，至米粥软烂。

④加入蛋液迅速搅散，再加入肉末、香菇片煮 2 分钟后关火。

⑤放入生菜，加盐调味即可（见图 3 - 20）。

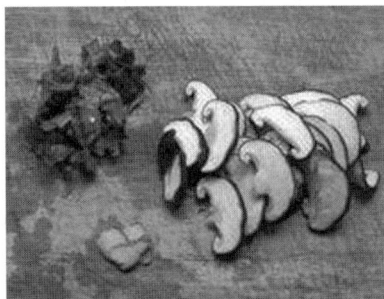

（a）香菇切片，生菜撕片，姜切片　　（b）瘦肉剁碎，调味

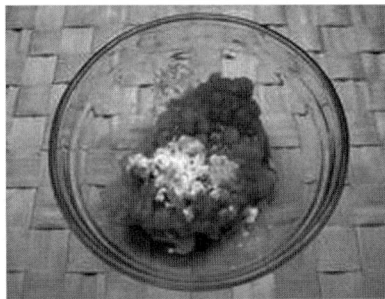

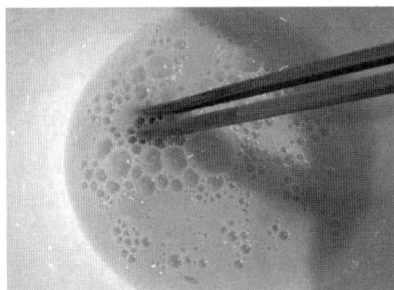

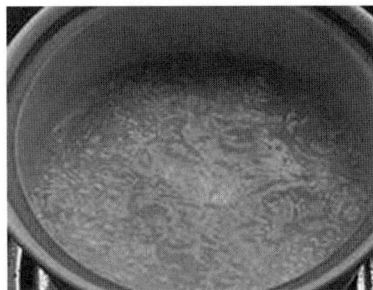

（c）鸡蛋搅拌备用　　（d）米粥煮至软烂

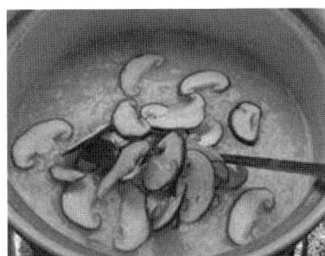

（e）加蛋液、肉末、香菇片　　（f）放生菜，加盐调味

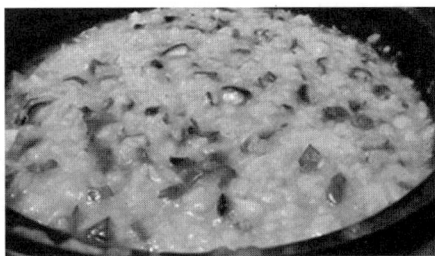

图 3 - 20　制作香菇肉粥

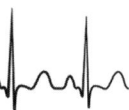

（6）制作香菇肉粥的注意事项。

①煮粥时加入少许油，能使煮成的粥米粒饱满，色泽鲜亮。

②用鸡汤、骨头汤代替清水煮粥，粥会更香滑、醇厚。

（孙妙艳　刘连友）

3.4　孕期常见菜肴的介绍及制作方法

3.4.1　蒸水蛋

（1）蒸水蛋的营养价值。

①蛋白质。鸡蛋含丰富的优质蛋白，每100克鸡蛋含12.7克蛋白质。人体对鸡蛋蛋白质的消化率在牛奶、猪肉、牛肉和大米中也最高。鸡蛋中蛋氨酸含量特别丰富，而谷类和豆类都缺乏这种人体必需的氨基酸，所以，将鸡蛋与谷类或豆类食品混合食用，能提高后两者的生物利用率。

②脂肪。鸡蛋每100克含脂肪11.6克，大多集中在蛋黄中，以不饱和脂肪酸为多，脂肪呈乳融状，易被人体吸收。

③其他营养素。鸡蛋中还有其他重要的微营养素，如钾、钠、镁、磷，特别是蛋黄中的铁质达7毫克/100克。婴幼儿食用蛋类，可以补充奶类中铁元素的匮乏。蛋中的磷很丰富，但钙相对不足，所以，将奶类与鸡蛋共同喂养婴幼儿就可营养互补。鸡蛋中维生素 A、B_2、B_6、D、E 及生物素的含量也很丰富，特别是蛋黄中维生素 A、D、E 与脂肪溶解容易被机体吸收利用。不过，鸡蛋中维生素 C 的含量比较少，应注意与富含维生素 C 的食品配合食用。

（2）蒸水蛋的功效。

①鸡蛋中含有丰富的蛋白质、脂肪、维生素和铁、钙、钾等人体所需要的矿物质，蛋白质为优质蛋白，对肝脏组织损伤有修复作用。

②富含 DHA 和卵磷脂、卵黄素，对神经系统和身体发育有利，能健脑益智，改善记忆力，并促进肝细胞再生。

③鸡蛋中含有较多的维生素 B 和其他微量元素，可以分解和氧化人体内的致癌物质，具有防癌作用。

（3）蒸水蛋的适宜人群。适合孕产妇、婴幼儿食用。

（4）蒸水蛋的禁忌人群。肾病患者、胆固醇过高者忌食。

（5）制作蒸水蛋。

材料：鸡蛋 1 个、葱花适量。

调料：生抽、盐、芝麻油、温开水适量。

做法：

①将鸡蛋打入碗中，加入少许盐，充分地搅拌成蛋液。

②加温开水，温开水的用量和蛋液的比例是 1:1。

③再次充分搅拌。

④将蛋液用一个网格很密的漏勺过滤，滤出泡沫。倒蛋液的时候，动作要轻，不要高高地将蛋液倒下，这样容易再次起泡沫。

⑤用小勺子去掉过滤蛋液表面的小泡沫，盖上保鲜膜。

⑥用牙签在保鲜膜上戳几个小孔，防止蒸的时候保鲜膜爆裂。

⑦将蒸锅内的水烧开，放入蛋液，用中小火蒸约 10 分钟，关火后不开盖再焖几分钟。

⑧将生抽与芝麻油混合，倒在蒸好的水蛋上，最后放入葱花即可（见图 3-21）。

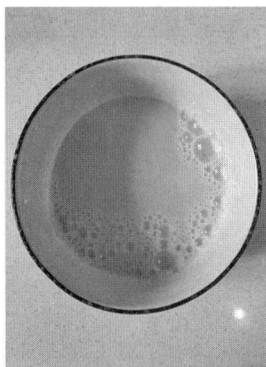
（a）鸡蛋加盐搅拌

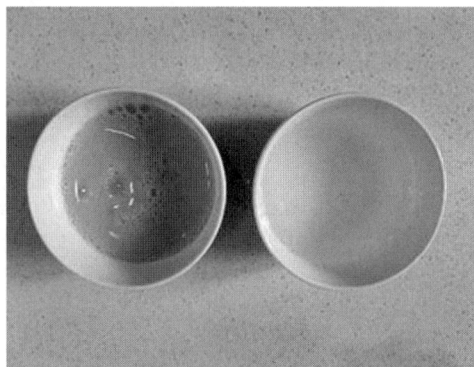
（b）加温开水

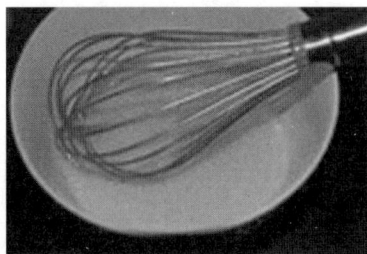
（c）搅拌

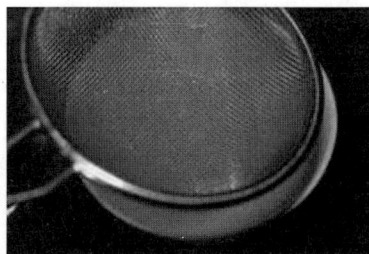
（d）过滤蛋液

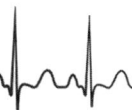

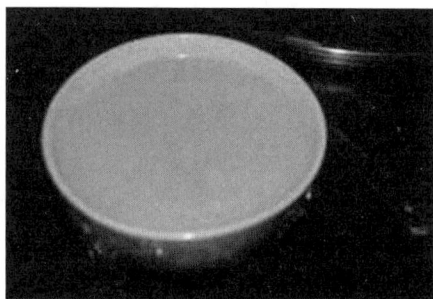

（e）去掉小泡沫，盖上保鲜膜 　　　　（f）保鲜膜戳小孔

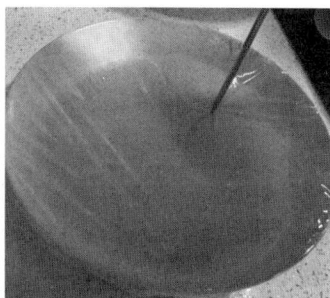

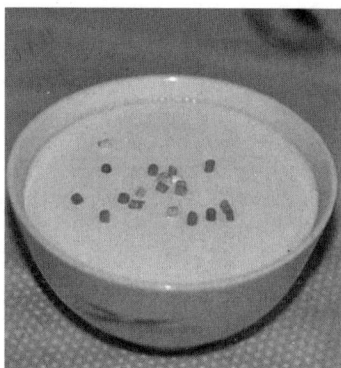

（g）加调料，放葱花

图 3-21　制作蒸水蛋

（6）制作蒸水蛋的注意事项。

①水量和水温。兑蛋液的水要用冷水，热水容易把蛋液冲成蛋花。蛋液和水的比例是 1:1，可直接用蛋壳来兑。

②打蛋技巧。蒸的水蛋内有蜂窝孔是由于打蛋技巧欠佳导致蛋液内产生气泡，因此打蛋时应顺着一个方向不停地搅打，直至蛋液变得细滑才能下锅清蒸。

③火候。蒸水蛋一定要用小火，火过大容易导致水蛋变老。

④蛋液里加水淀粉，会使蒸出的水蛋更加鲜嫩；也可用温牛奶代替温水，让水蛋更加鲜美。在里面加少量醋，则蒸出来不会有气泡。

3.4.2 酸菜鱼

（1）酸菜鱼的营养价值。

①含有丰富的蛋白质，蛋白质达 19.5 克。

②含钙量高，还含有多种维生素和无机盐。另外，还含有瓜氨酸、丝氨酸、蛋氨酸等 10 多种游离氨基酸。

③蛋白质组织结构松软，易被人体消化吸收。

④鱼肉中的维生素 D 以及钙、磷等能有效地预防骨质疏松症。

⑤鱼是进补的良好水产食品，不仅味道鲜美，而且还有保健功效，不同的鱼功效和作用各有不同。

（2）酸菜鱼的功效。有滋肝肾、补血气、清胃解热、祛风治疳、补脾益气、利水消肿之功效。

（3）酸菜鱼的适宜人群。适合身体虚弱、脾胃气虚、营养不良、贫血之人。

（4）酸菜鱼的禁忌人群。患心脑血管疾病的中老年人以及痛风、出血性疾病者。

（5）制作酸菜鱼。

材料：酸菜 2 颗、生鱼 1 条、姜片 3 片、蒜头 6 瓣，花椒、泡椒、香菜适量。

调料：料酒、鸡精、油、盐适量。

做法：

①锅中放油烧六成热，放花椒、姜片、蒜头炒出香味，再倒入切好的酸菜炒约半分钟。

②加汤或水，烧沸后下鱼头、鱼骨、料酒熬煮约 10 分钟。

③倒入汤锅中烧沸，将鱼片抖散逐一放入锅中。

④同时将炒锅洗净置火上，放油烧至 6 成热，放入泡椒，小火炒出香味。

⑤把炒锅中的泡椒泼入煮酸菜鱼的锅中。

⑥继续煮约 1 分钟，放鸡精搅匀后起锅。

⑦起锅后撒上香菜即可（见图 3 - 22）。

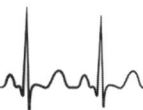

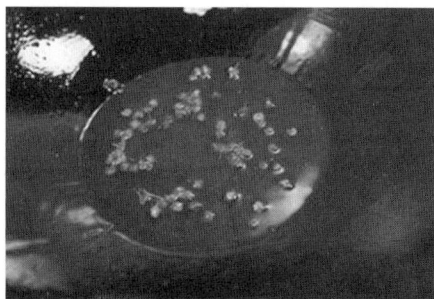

（a）锅中放花椒

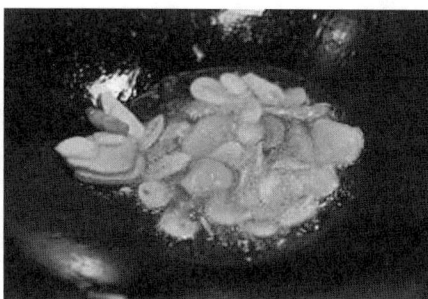

（b）放姜片、蒜头

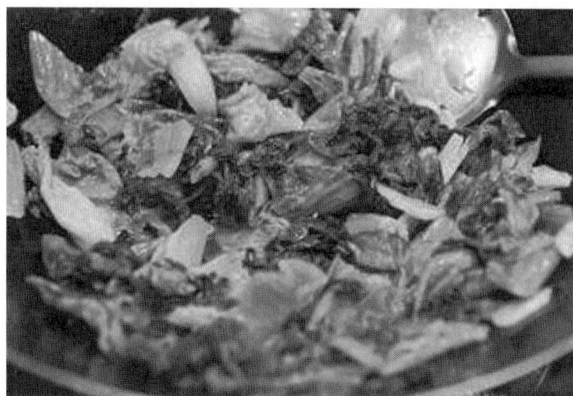

（c）倒入酸菜

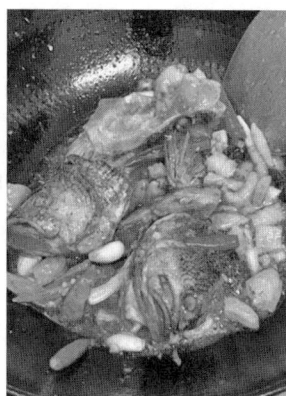

（d）下鱼头、鱼骨

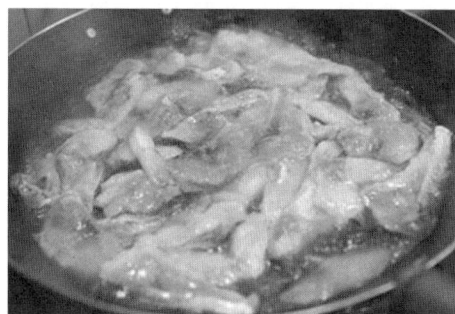

（e）鱼片放入锅中

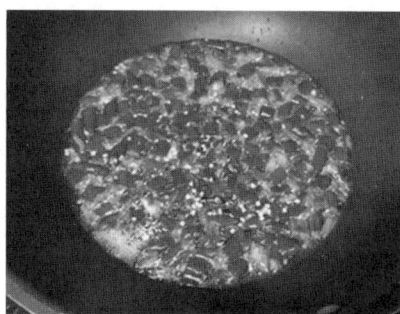

（f）炒泡椒

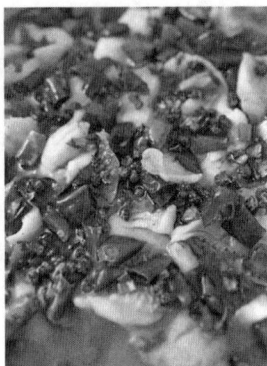

（g）炒好的泡椒放入酸菜鱼锅中　　　　　　（h）起锅

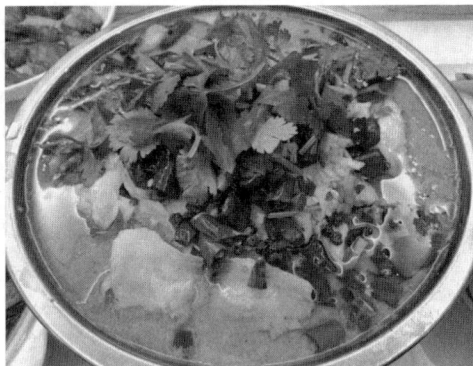

图 3 - 22　制作酸菜鱼

（6）制作酸菜鱼的注意事项。

①鱼片不能太厚，可先用蛋清腌过，鱼肉会更滑嫩。

②煮鱼一定要用冷汤、冷水，这样煮出来的鱼才没有腥味，汤色才会鲜白。

3.4.3　姜汁炒芥蓝

（1）姜汁炒芥蓝的营养价值。

①含有葡萄糖异硫氰酸盐、维生素 C、维生素 E，对预防营养代谢性疾病有帮助。

②芥蓝有丰富的叶绿素和胡萝卜素。

③芥蓝富含丰富的脂溶性维生素 E、维生素 K 和水溶性维生素 C 等。

④芥蓝含有丰富的钙、钾等矿物质以及黄酮类物质。

（2）姜汁炒芥蓝的功效。

①具有一定的抗氧化和防癌作用。

②可以帮助肝脏清除毒素，有一定的抗辐射和抗氧化作用，而且每个叶绿素分子中都含有镁，镁可以促进肌肉活性，还同钙、磷一样都是骨骼生长和修复过程中必需的矿物质。

③芥蓝的脂溶性维生素可以帮助我们保护上皮细胞和肝脏，甚至对预防、缓解白内障和黄斑病变也有很好的帮助。

④可预防和缓解高血脂、高血压和糖尿病，以及预防肠道癌和控制餐后升糖指数的膳食纤维等。

（3）姜汁炒芥蓝的忌宜人群。一般人群均可食用。

（4）制作姜汁炒芥蓝。

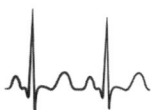

材料：芥蓝1把、姜2~3块、蒜头10颗。

调料：料酒2勺、生抽1勺、盐和糖各半勺。

做法：

①先把姜洗净去皮磨成姜蓉，留姜汁1~2勺，蒜头切成蒜蓉。以上备用。

②将芥蓝菜叶与菜茎分开，洗净，沥干水。将菜茎斜切成5厘米长的段。

③锅热下油，六七成热时放蒜蓉爆香，倒入芥蓝的茎段翻炒至变色，再放菜叶炒，最后放姜蓉、糖、盐翻炒几下，淋入姜汁，迅速沿锅边倒少许料酒，盖上锅盖关火焖1分钟。

④掀开锅盖翻炒均匀，让调味汁与芥蓝充分均匀即可装盘（见图3-23）。

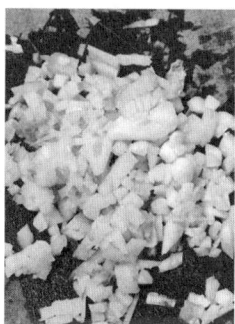
（a）蒜切碎

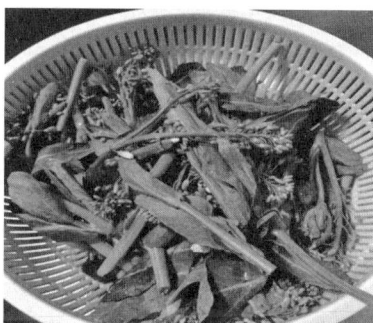
（b）摘洗芥蓝

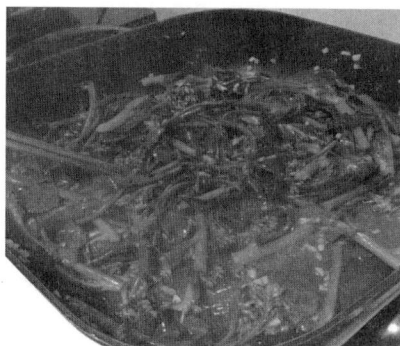
（c）放蒜蓉炒芥蓝茎段及菜叶

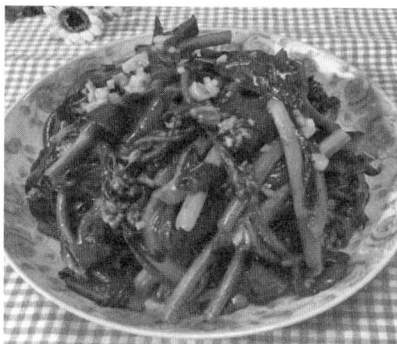
（d）调味，装盘

图3-23　制作姜汁炒芥蓝

（5）制作姜汁炒芥蓝的注意事项。

①放油入锅，油冒烟时，加入蒜蓉，再放少许糖，即可把芥蓝放入锅里，翻炒一会。

②炒到快熟的时候，淋入姜汁与料酒，立即盖上锅盖，焖1分钟，这样炒出的芥蓝青翠碧绿。

③芥蓝不能飞水后再炒，否则味道尽失。

3.4.4　香煎三文鱼骨

（1）香煎三文鱼骨的营养价值。

①三文鱼富含蛋白质和维生素 A、B、E。三文鱼中的锌、硒、铜、锰等矿物质形式与免疫机能有关的酶素营养价值非常高。

②三文鱼中含有丰富的不饱和脂肪酸。

③三文鱼的营养价值占据了饮食理想值的"黄金比例"。

④三文鱼能有效降低血脂、血胆固醇，防治心血管疾病，更是脑部、视网膜及神经系统必不可少的营养物质，有增强脑功能以及防治老年痴呆和预防视力减退的功能。

⑤三文鱼能有效地预防糖尿病等慢性疾病的发生、发展，具有很高的营养价值，享有"水中珍品"的美誉。

（2）香煎三文鱼骨的功效。有补虚劳、健脾胃、暖胃和中的功能。可缓解消瘦、水肿、消化不良等症状。

（3）香煎三文鱼骨的忌宜人群。一般人群均可食用，老少皆宜。尤其适合心血管疾病患者和脑力劳动者。

（4）制作香煎三文鱼骨。

材料：切段的三文鱼骨、姜3块。

调料：橄榄油、盐、料酒、胡椒粉、椒盐适量。

做法：

①将三文鱼骨洗净后用厨房用纸吸干水。

②将三文鱼骨切段。

③切段的三文鱼骨用盐、姜片、料酒、胡椒粉腌制15分钟左右。

④热锅后倒入少许橄榄油。

⑤把腌制好的鱼骨放入锅中煎，中小火煎至鱼肉微焦，再翻面煎。

⑥两面都煎好后，倒出多余的油，撒上椒盐，颠一下锅，使椒盐包裹住每一块三文鱼骨（见图3-24）。

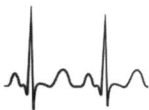

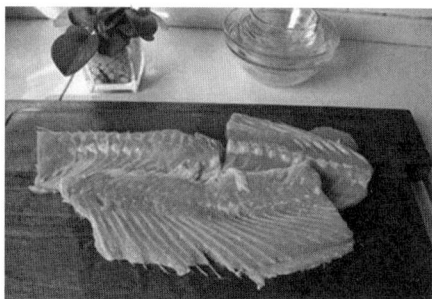

（a）三文鱼骨洗净，吸干水

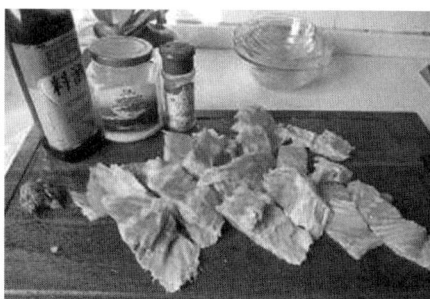

（b）三文鱼骨切段

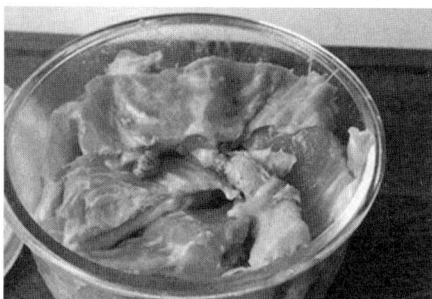

（c）调味腌制

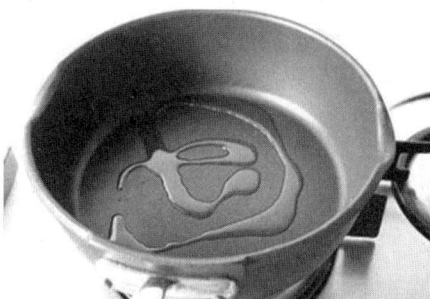

（d）热锅倒入橄榄油

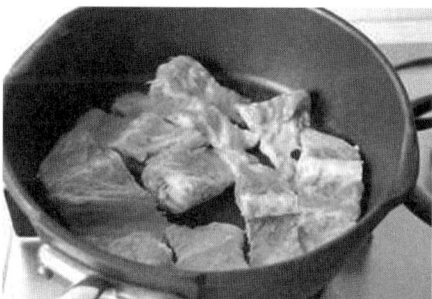

（e）中小火煎至微焦翻面

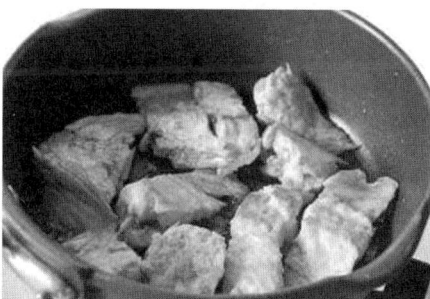

（f）撒椒盐

图3-24　制作香煎三文鱼骨

（5）制作香煎三文鱼骨的注意事项。

①因三文鱼自身油脂较丰富，所以煎时可以少放些油。

②煎鱼时不要来回翻面，一面煎透再换另一面煎。

③喜欢黑胡椒的可以用黑胡椒碎，最后再挤些柠檬汁，味道也会非常好。

3.4.5 酱油鸡

（1）酱油鸡的营养价值。

①鸡肉中蛋白质的含量比较丰富，而且消化率高，容易被人体吸收、利用。

②有增强体力、强壮身体的作用。

③鸡肉含有对人体的生长发育有重要作用的磷脂类，是中国人膳食结构中脂肪和磷脂的重要来源之一。

④鸡肉性平，营养价值很高，它是蛋白质含量最多的动物食品。

⑤鸡肉也是磷、铁、铜与锌的良好来源，并且富含维生素 B_{12}、维生素 B_6、维生素 A、维生素 D、维生素 K 等。

（2）酱油鸡的功效。

①鸡肉性平味甘，入脾、胃经，可补中益气，填精补髓。用于治疗虚劳瘦弱、中虚食少、泄泻头晕、心悸、月经不调、产后乳少、消渴、水肿、小便数频、耳聋耳鸣等症状。

②鸡肉对营养不良、畏寒怕冷、乏力疲劳、月经不调、贫血、虚弱等症状有很好的食疗作用。

（3）酱油鸡的忌宜人群。一般人群均可食用。

（4）制作酱油鸡。

材料：鸡 1 只、姜 3 片、蒜头 3 个。

调料：酱油、油、盐、香油适量。

做法：

①将鸡洗干净，沥干备用。

②姜片切丝、蒜头切末备用。

③锅中倒入适量油，再倒入同等量的酱油，加入少量香油和盐拌均匀。

④把鸡肉放入锅内，蘸上酱汁。

⑤翻另一面蘸上酱汁。

⑥盖上锅盖，中火煮，等锅冒烟再改小火。

⑦中途打开锅盖翻动一下鸡肉，再盖上锅盖煮一会，如此反复，直到鸡肉煮熟。

⑧最后加入切好的蒜末和姜丝，焖煮 2 分钟。

⑨出锅，摆盘（见图 3－25）。

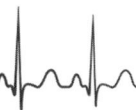

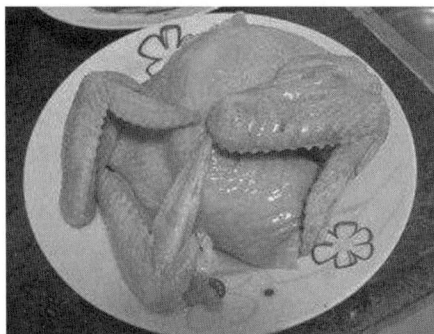

（a）鸡洗净

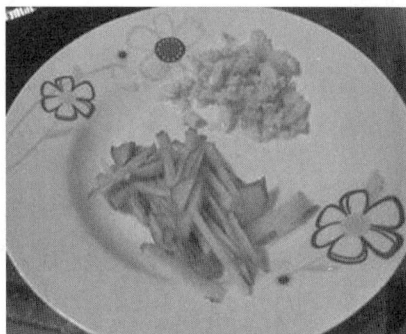

（b）姜切丝，蒜切碎

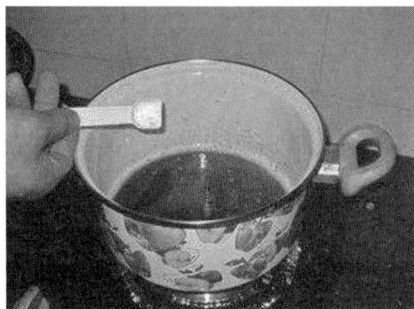

（c）锅中倒油、酱油、香油、盐拌匀

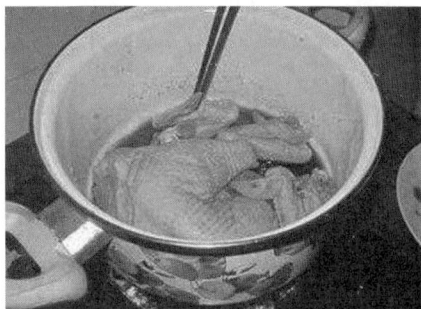

（d）鸡放入锅，蘸汁

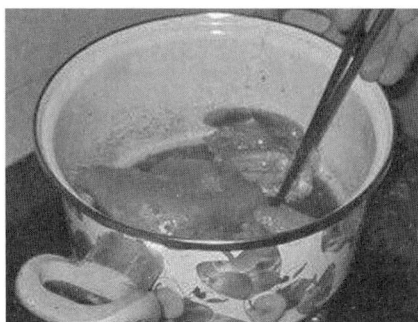

（e）翻面蘸酱汁

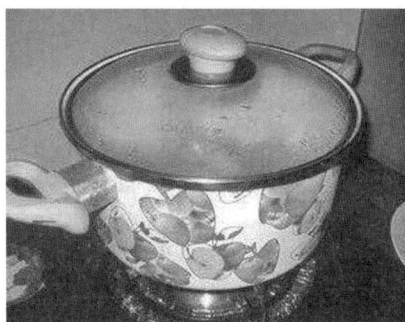

（f）中火煮，锅冒烟改小火

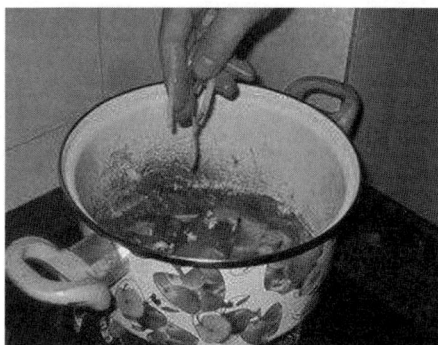

（g）翻动鸡肉，加蒜末、姜丝焖煮　　　　　（h）出锅，装盘

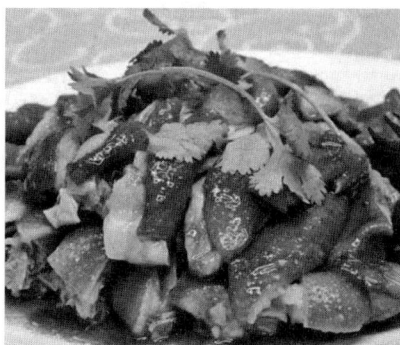

图 3 – 25　制作酱油鸡

（5）制作酱油鸡的注意事项。

①鸡不要切块来煮，要整只鸡放进去煮，煮好再切块。

②煮鸡的时间不用太长，一般中火煮 15 分钟左右就足够了。

③酱油的用量不宜太多。

3.4.6　红烧肉

（1）红烧肉的营养价值。

①红烧肉富含维生素，如维生素 B_6、维生素 B_1、维生素 A、胡萝卜素、核黄素、烟酸、维生素 C、维生素 E。

②红烧肉富含丰富的优质蛋白和人体必需的脂肪酸，并提供血红素（有机铁）和促进铁吸收的半胱氨酸。

（2）红烧肉的功效。能改善缺铁性贫血，有补肾养血、滋阴润燥的功效。

（3）红烧肉的适宜人群。适宜一般健康人群，尤适合阴虚不足、头晕、贫血、燥咳无痰、大便干结，以及营养不良者食用。

（4）红烧肉的禁忌人群。湿热偏重、痰湿偏盛、舌苔厚腻之人，忌食红烧肉。高血压患者或偏瘫（中风）病者及肠胃虚寒、宿食不化者应慎食或少食。

（5）制作红烧肉。

材料：五花肉 500 克、八角 1 颗、红辣椒 2 颗、姜 1 块、蒜 2 颗。

调料：冰糖 5 ~ 10 颗，食用油、酱油、料酒适量。

做法：

①五花肉洗净切成 2 厘米左右的方块，姜切片。

②焯肉。锅中加入适量的清水，冷水下锅，倒入五花肉、适量的料

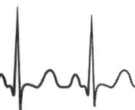

酒。大火煮开后，撇去浮沫，捞出备用。

③炒糖色。将炒锅微微烧热，倒入适量的食用油，加入冰糖，小火煸炒。

④煸炒至冰糖全部融化，从锅底部开始往上冒黄色的小泡即可。

⑤将五花肉倒入锅内，转中火快速翻炒。让每块五花肉都裹上糖色。

⑥放入姜片继续翻炒。

⑦加入适量的酱油，翻炒均匀后，倒入热水。接下来开始调味，放入适量的盐、八角。大火烧开后转温火炖制40分钟左右。

⑧大火收汁。

⑨装盘（见图3-26）。

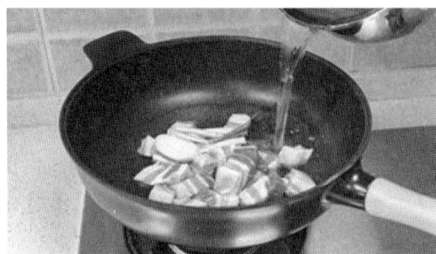

（a）洗净，焯肉

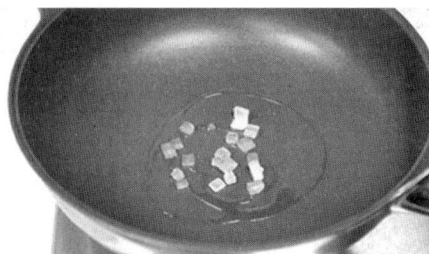

（b）炒糖色

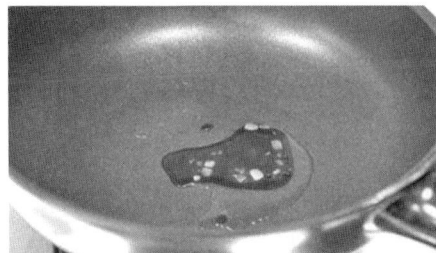

（c）融糖

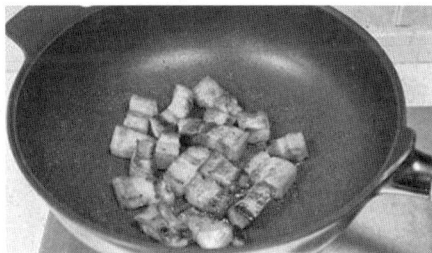

（d）中火炒肉

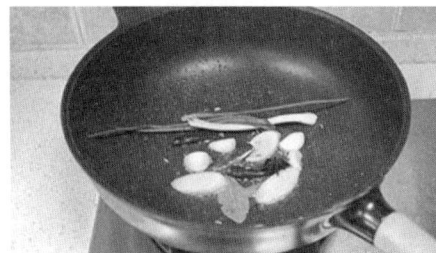

（e）加姜片炒

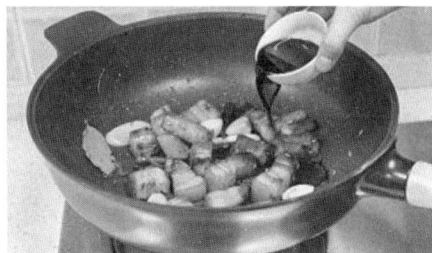

（f）加调料炖制

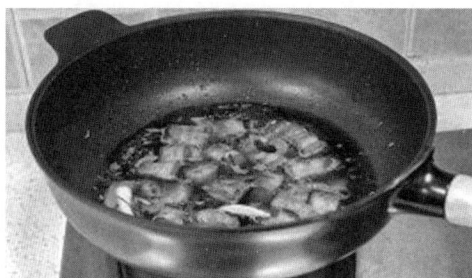

（g）大火收汁

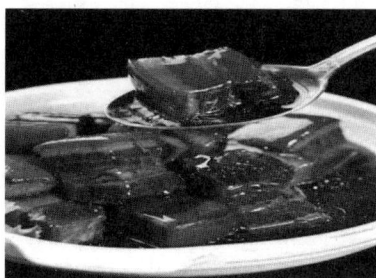

（h）装盘

图 3 - 26 制作红烧肉

（6）制作红烧肉的注意事项。

①焯肉时一定要用冷水下锅，这样肉质不会因为突然遇热而变紧。

②炒糖色时一定要用小火。大火容易将糖色炒煳，这样做出来的肉会有苦味。

③炒糖色时可以用冰糖也可以用白糖，用冰糖炖出来的肉颜色则更加漂亮。

④因为容易粘锅，收汁时一定要不停地翻炒，炒至有亮油出来。

3.4.7 蜜汁叉烧

（1）蜜汁叉烧的营养价值。叉烧富含优质蛋白和人体必需的脂肪酸，并提供血红素（有机铁）和促进铁吸收的半胱氨酸。

（2）蜜汁叉烧的功效。叉烧能改善缺铁性贫血，补肾养血、滋阴润燥。

（3）蜜汁叉烧的适宜人群。适宜一般健康人群。尤适合阴虚不足、头晕、贫血、燥咳无痰、大便干结，以及营养不良者食用。

（4）蜜汁叉烧的禁忌人群。湿热偏重、痰湿偏盛、舌苔厚腻之人忌食。高血压患者或偏瘫（中风）病者及肠胃虚寒、宿食不化者应慎食或少食。

（5）制作蜜汁叉烧。

材料：猪肉 500 克、姜 1 块。

调料：料酒、白糖、生抽、老抽、叉烧酱、叉烧调味酱、蜂蜜适量。

做法：

①猪肉洗干净后顺直纹切厚片，姜块切成姜末。加入料酒、白糖、生抽、老抽、姜末、叉烧酱，腌两个小时，腌制过程中取出翻动几次。

②腌好后取出猪肉，预热烤箱200℃，两边再次涂上叉烧酱。

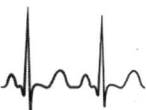

③在烤箱底层放置烤盘，用于盛接烤时滴落的肉汁，并在烤盘上先放锡纸，再放油纸。烤箱最上层放烤架，把猪肉用挂钩钩起挂在烤架上。

④200℃烤 35 分钟左右即可。每隔 10 ~ 15 分钟取出来，稍凉后刷上叉烧调味酱，最后 5 分钟取出来稍凉后再刷上蜂蜜。

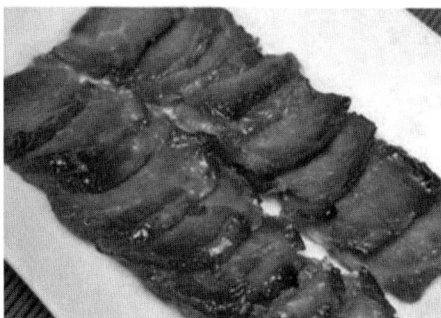

图 3 - 27　蜜汁叉烧

⑤切件上碟（见图 3 - 27）。

（6）制作蜜汁叉烧的注意事项。

①猪肉最好选梅头肉（即猪后肩至腰部的肉）或猪颈肉（即猪前腿至猪下巴的肉）。梅头肉很嫩，猪颈肉瘦中夹肥。

②若只放锡纸，肉汁滴落在锡纸上很容易焦，焦后就会冒烟。如果只放油纸的话，肉汁滴落后，烤干后容易粘在烤盘上，难以清洗。

③肉也可以直接放在烤架上，但烤出来外观像猪扒。最好不要放在烤盘里，这样烤时肉容易泡在肉汁里。

3.4.8　盐焗鸡

（1）盐焗鸡的营养价值。鸡肉中蛋白质含量高，极易被人体吸收，还含有丰富的磷脂类，是中国人膳食结构中脂肪和磷脂的重要来源之一。

（2）盐焗鸡的功效。鸡肉有补中益气、补虚健胃的作用。

（3）盐焗鸡的忌宜人群。一般人群均可食用。

（4）制作盐焗鸡。

材料：鸡半只。

调料：粗盐 1 000 克，姜粉、细盐适量。

做法：

①鲜鸡半只，洗净后挂起沥干水。

②用适量细盐和姜粉混合以涂抹鸡，里里外外都要涂抹到，腌制 30 分钟左右。

③用两张吸油纸将鸡包裹起来。

④再用锡纸包裹好，放上烤盘。

⑤烤箱上下火 200℃预热 15 分钟，然后将鸡放入中层，烤 30 分钟。

⑥出炉后，打开锡纸，切件食用（见图 3 - 28）。

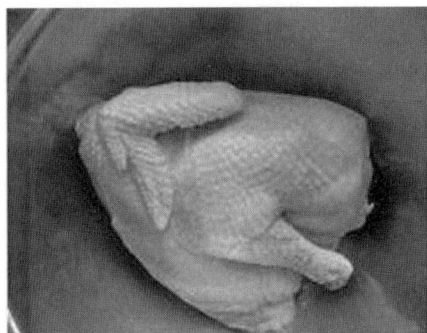

（a）鲜鸡洗净、沥干

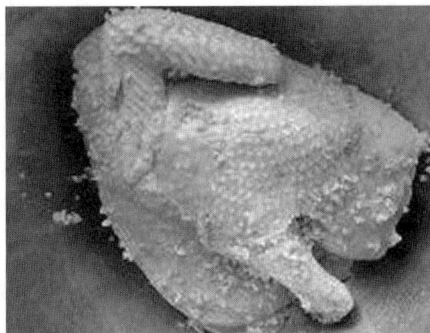

（b）抹细盐和姜粉，腌 30 分钟

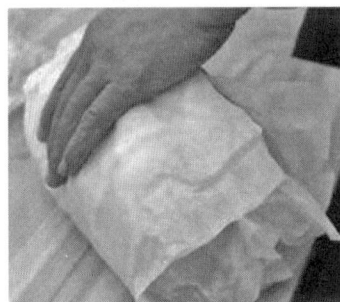

（c）吸油纸包裹鸡

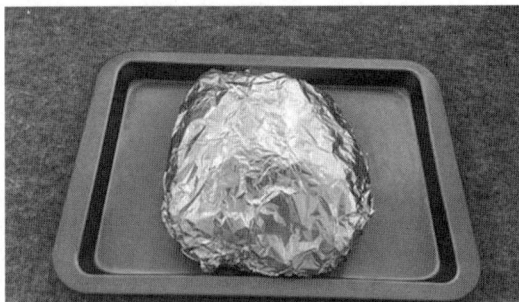

（d）用锡纸包好，放上烤盘

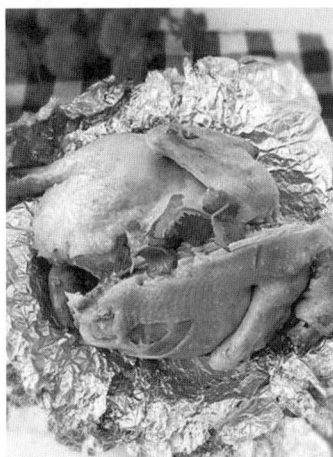

（e）打开锡纸，切件食用

图 3 - 28　制作盐焗鸡

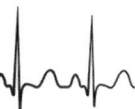

（5）制作盐焗鸡的注意事项。

①如果想吃咸味重的盐焗鸡，建议腌制时间延长 2 ~ 3 小时。

②锡纸不够大的时候，建议用两张，一底一面双重包裹。

③烤好鸡后，打开锡纸时小心不要刺破吸油纸，避免鸡汁漏出。

3.4.9　炸鸡翅

（1）炸鸡翅的营养价值。鸡翅中除含鸡本身的营养价值外，还有丰富的胶原蛋白、弹性蛋白和维生素 A。

（2）炸鸡翅的功效。

①保持皮肤光泽、增强皮肤弹性。

②保护心血管功能。

（3）炸鸡翅的忌宜人群。一般人群均可食用。

（4）制作炸鸡翅。

材料：鸡翅 500 克、鸡蛋 2 ~ 3 个、面粉适量。

调料：料酒、酱油、鸡粉、砂糖、生粉、胡椒粉、盐适量。

做法：

①鸡翅解冻后洗干净。

②用刀分别在鸡翅两面划出几道痕。

③待鸡翅凉透后，用厨房纸吸干水分。

④加入所有调料拌匀，腌制 30 分钟。

⑤均匀地蘸上鸡蛋液，再蘸上面粉。

⑥热锅下油，并把油烧到八成热，放入鸡翅，中小火炸至两面金黄。

⑦取出装盘（见图 3 - 29）。

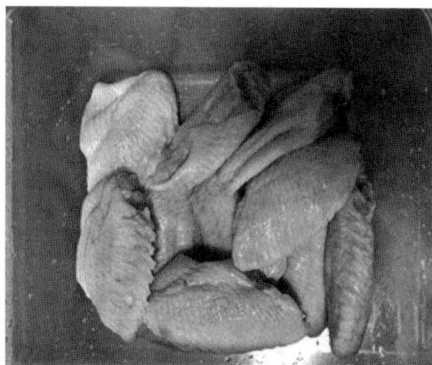

（a）鸡中翅解冻洗净　　　　　　　（b）鸡翅划痕

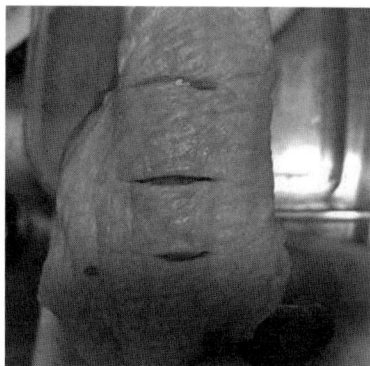

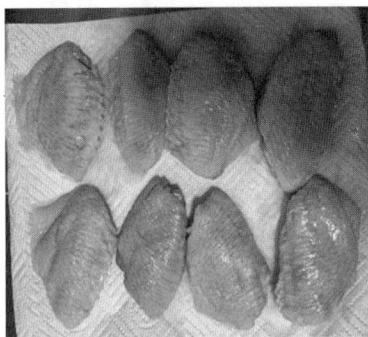

（c）用厨房纸吸干水分　　　　　（d）蘸鸡蛋液和面粉

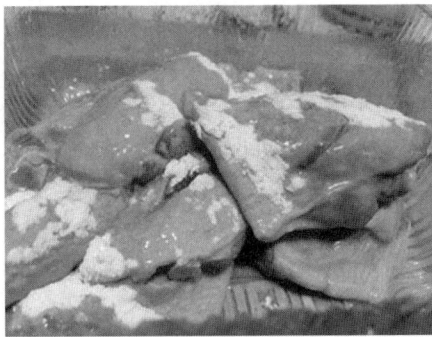

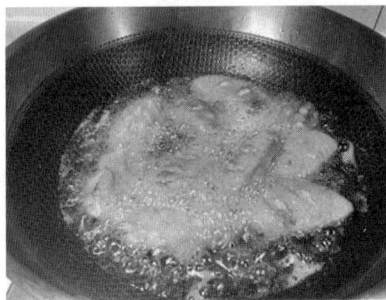

（e）炸至两面金黄　　　　　　　（f）装盘

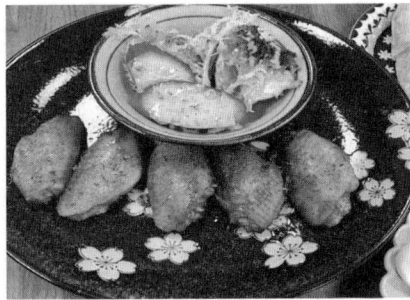

图 3 - 29　制作炸鸡翅

（5）制作炸鸡翅的注意事项。

①拌匀调料后的鸡翅需腌制 30 分钟以上更入味。

②炸的时候，一定要用中小火，炸到两面金黄捞起。

3.4.10　黄豆炖排骨汤

（1）黄豆炖排骨汤的营养价值。

①大豆类食物营养价值丰富，含有量多质优的蛋白质，也有多种维生素和矿物质。

②大豆的碳水化合物含量为 20%～30%，组成比较复杂，多为纤维素和可溶性糖，几乎不含淀粉。

③排骨可以补中益气、滋养脾胃。

④排骨可提供血红素（有机铁）和促进铁吸收的半胱氨酸，能改善缺铁性贫血。

⑤排骨富含铁、锌等微量元素，可以强健筋骨。

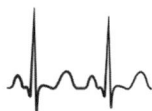

⑥排骨有丰富的肌氨酸，可以增强体力，让人精力充沛。

⑦排骨含有大量磷酸钙、骨胶原、骨粘蛋白等，可为孕妇、婴幼儿和老人提供钙质。

⑧排骨富含蛋白质和脂肪，可为人类提供优质的蛋白质和必需的脂肪酸，以补充人体所需的营养。

（2）黄豆炖排骨汤的功效。补中益气、滋养脾胃，改善贫血，强健筋骨，增强体力以及降低胆固醇，抑制动脉硬化和血压上升。

（3）黄豆炖排骨汤的忌宜人群。一般人群均可食用。

（4）制作黄豆炖排骨汤。

材料：排骨 250 克、黄豆 100 克。

调料：精盐、清水适量。

做法：

①黄豆浸泡 4 小时，取出沥干备用。

②将排骨剁小块，焯水备用。

③将排骨放入锅中置于火上，加清水适量，旺火煮沸。

④把黄豆放入锅内。

⑤温火煲 2 小时后装碗，加入精盐调味即可（见图 3－30）。

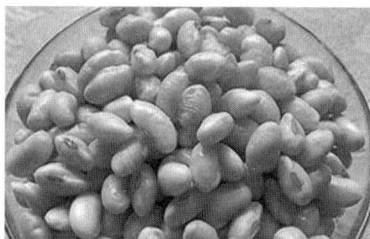

（a）黄豆浸泡 4 小时　　　　（b）排骨剁小块

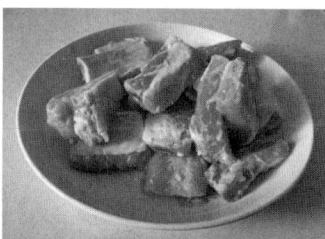

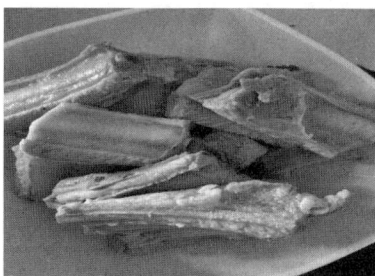

（c）排骨焯水备用　　　　（d）调味，装碗

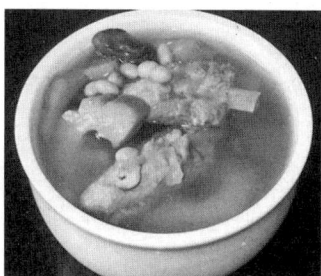

图 3－30　制作黄豆炖排骨汤

（5）制作黄豆炖排骨汤的注意事项。

①黄豆煮的时间比较长，因此浸泡后要尽早下锅。

②排骨飞水的目的是除血水和腥味，这样熬出来的排骨汤清澈，味道也好。

3.4.11　凉拌黄瓜木耳

（1）凉拌黄瓜木耳的营养价值。

①凉拌黄瓜木耳的最主要原料是黄瓜和木耳。黄瓜是一种营养丰富、十分健康的食物。黄瓜中含有蛋白质、糖类、维生素 B_2、维生素 C、维生素 E、胡萝卜素、烟酸、钙、磷、铁等营养成分。

②黑木耳含有大量的碳水化合物、蛋白质、铁、钙、磷、胡萝卜素、维生素等营养物质。

③黑木耳还含有丰富的植物胶原成分，它具有较强的吸附作用，对无意食下的难以消化的头发、谷壳、木渣、沙子、金属屑等异物可以起到溶解与氧化的作用。

（2）凉拌黄瓜木耳的功效。黑木耳具有化解体内结石的功效，也有润泽皮肤、毛发的作用。黑木耳与黄瓜同食可平衡营养，有减肥的功效。

（3）凉拌黄瓜木耳的适宜人群。一般人群均可食用。

（4）凉拌黄瓜木耳的禁忌人群。有出血倾向的患者，不宜用木耳进补。咯血、便血、鼻出血等患者也不宜食用木耳。

（5）制作凉拌黄瓜木耳。

材料：木耳5朵、黄瓜半根、胡萝卜半根、花椒3~5粒、葱半根、蒜蓉适量。

调料：油、糖、盐、鸡精、醋少许。

做法：

①用温水泡木耳15分钟，泡发后清洗干净，撕小块。

②黄瓜、胡萝卜切菱形片。

③锅中水开后，滴几滴油，分别放入胡萝卜、木耳，焯熟后捞出过凉。

④油锅放少许油，放花椒、蒜蓉、葱炸出香味，放凉。

⑤将木耳、黄瓜、胡萝卜放入碗中，再调味拌匀即可（见图3-31）。

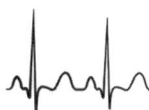

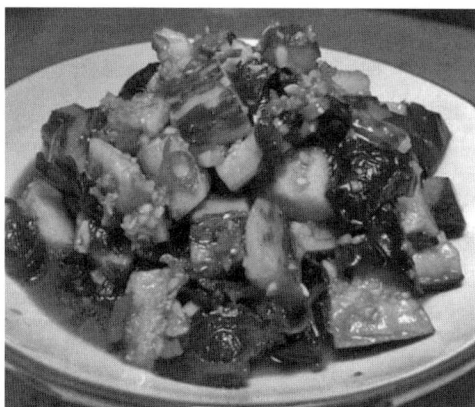

图 3 - 31　凉拌黄瓜木耳

（6）制作凉拌黄瓜木耳的注意事项。

①由于个人口味有所不同，配料放多少可自行调配。

②因为是冷食的食材，所以要讲究卫生，制作过程要沥干水，以免引起肠胃不适。

3.4.12　白灼虾

（1）白灼虾的营养价值。

①虾的营养物质十分丰富，含有如蛋白质、脂肪、碳水化合物、谷氨酸、糖类、维生素 B_1、维生素 B_2、烟酸和钙磷铁等，其中谷氨酸的含量最高。

②每 100 克虾中就含有 215 毫克的钾，钾的含量高，有维持人体神经、肌肉活动以及提高人体耐受力、保持体内酸碱平衡的功能。虾中还含有 3 种重要的脂肪酸，能帮助我们长时间集中精力。

③虾营养丰富，所含蛋白质是鱼、蛋、奶的几倍到几十倍。

④虾中所含有的丰富的钾、碘、镁、磷等矿物质及维生素 A、氨茶碱等成分，对身体虚弱、术后需要调养的人是极好的食物，且肉质松软易消化。

（2）白灼虾的功效。具有抗癌、促进睡眠、补肾的功效。

（3）白灼虾的适宜人群。一般人群均可食用。

（4）白灼虾的禁忌人群。患有痛风症、高尿酸血症、甲状腺功能亢进症、关节炎者，体质易过敏者以及长期患肠胃病、哮喘病等疾病者不宜食用。

（5）制作白灼虾。

材料：鲜虾500克、红辣椒丝25克，姜、葱适量。

调料：生抽、芝麻油、盐、白酒、花生油适量。

做法：

①葱、姜洗干净切成葱花、姜末备用。

②剪去虾的虾须，用牙签挑去虾线，冲洗干净，控干水装盘备用。

③制蘸料。用旺火热油，浇在红辣椒丝上，再加入生抽、芝麻油、葱花、姜末、盐拌匀，装味碟。

④锅里添加适量的水，放入葱花、姜末、白酒、盐，然后烧开。

⑤水烧开后放入鲜虾，灼至虾变成红色、弯曲，沥水。

⑥装盘，配味碟上桌（见图3－32）。

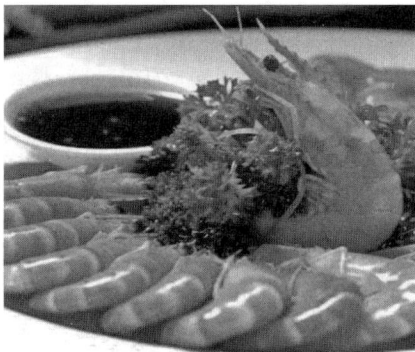

图3－32　白灼虾

（6）制作白灼虾的注意事项。

①水中加入葱、姜和白酒可以起到去除腥味的作用。

②灼的时间要短，火候要猛，而且物料要新鲜。

（孙妙艳　刘连友）

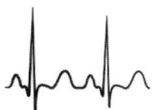

3.5 孕期常见滋补膳食的介绍及制作方法

3.5.1 虫草花胶乌鸡汤

（1）虫草花胶乌鸡汤的营养价值。

①虫草花属真菌，是人工栽培的蛹虫草子实体干品，颜色呈橙黄或橘红，香味独特。培养基是仿造天然虫草所含的各种养分，包括谷物类、豆类、蛋奶类等。

②花胶的主要成分为高级胶原蛋白、多种维生素及钙、锌、铁、硒等多种微量元素。其蛋白质含量高达84.2%，脂肪仅为0.2%，是理想的高蛋白低脂肪食品。

③乌鸡肉含丰富的黑色素、蛋白质、B族维生素，还含18种氨基酸和18种微量元素，其中烟酸、维生素E、磷、铁、钾、钠的含量均高于普通鸡肉，胆固醇和脂肪含量却很低，是营养价值极高的滋补品。

（2）虫草花胶乌鸡汤的功效。

①此款汤有补中益气、补肾润肺的作用。

②虫草花具有补肺、补肾、护肝和养肝的功效。

③花胶含丰富的蛋白质及胶质，具有滋阴养颜、补肾、强壮机能的作用。腰膝酸软、身体虚弱者，最适合经常食用。同时，无论男女老少均可食用，是滋补而不燥之珍品。

④乌鸡肉对营养不良、畏寒怕冷、乏力疲劳、月经不调、贫血、虚弱人群有很好的食疗作用。

（3）制作虫草花胶乌鸡汤。

材料：乌鸡半只、花胶50克、红枣10颗、枸杞20粒、桂圆干8粒、姜1块、虫草花适量。

调料：盐适量。

做法：

①花胶加入适量冷水泡发6小时。

②将红枣、枸杞、桂圆干、虫草花洗净。

③姜切片。

④将乌鸡洗净斩大块，放入锅中加入姜片，加适量清水焯水备用。

⑤将焯好水的乌鸡冲洗干净，重新放入锅中。

⑥加入虫草花。

⑦加入姜片、红枣、桂圆干。

⑧一次加入足量清水。

⑨将水烧开后转最小火煲 40 分钟左右。

⑩ 加入泡发好的花胶及枸杞，再煲 30 分钟，加入适量盐调味即可（见图 3 - 33）。

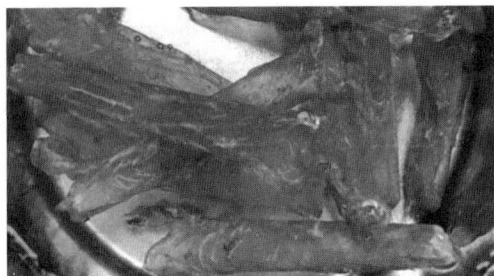

（a）冷水浸泡花胶

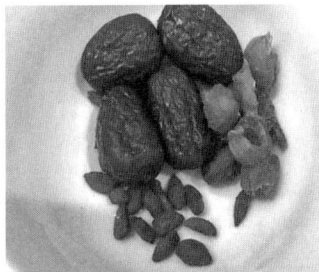

（b）红枣、枸杞、桂圆干洗净

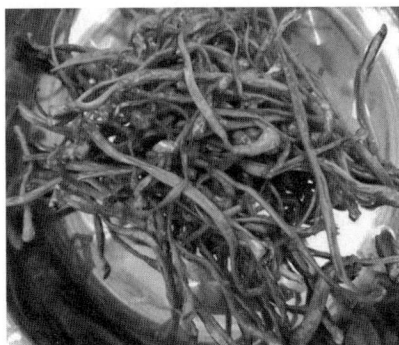

（c）虫草花洗净

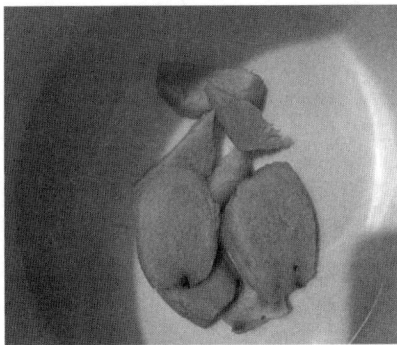

（d）姜切片

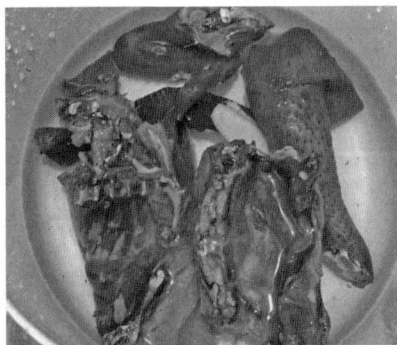

（e）乌鸡斩大块焯水备用

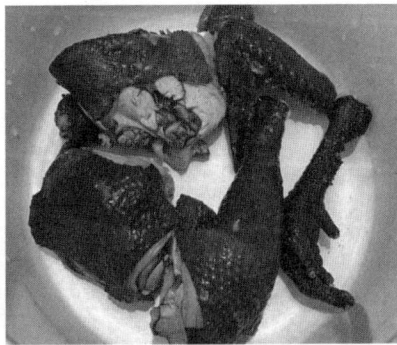

（f）洗净乌鸡入锅

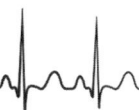

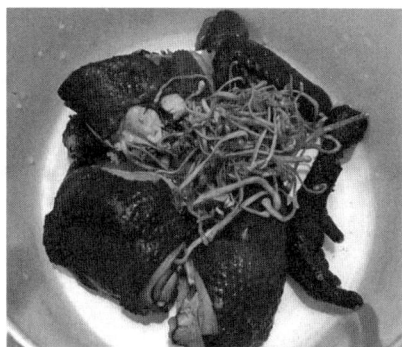

（g）加入虫草花

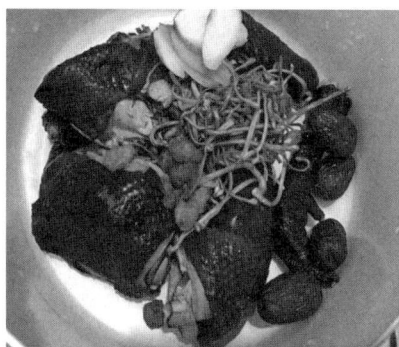

（h）加入姜片、红枣、桂圆干

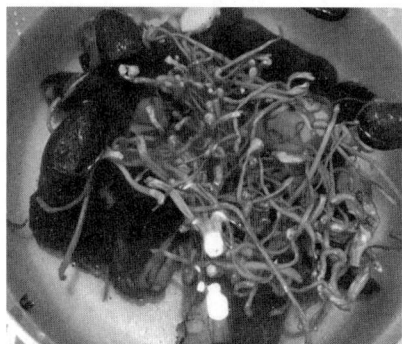

（i）加足量清水

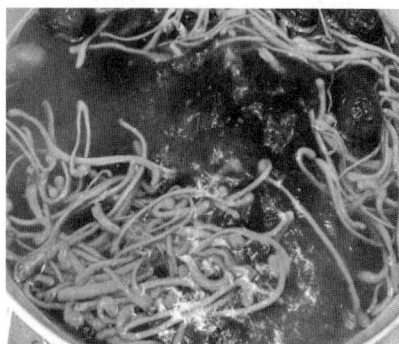

（j）小火煲 40 分钟

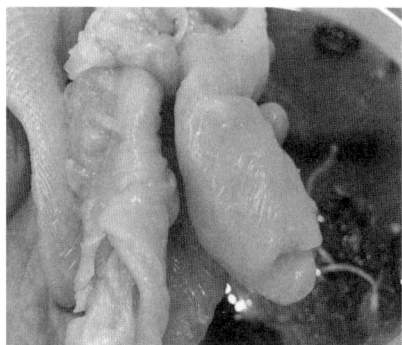

（k）加入花胶、枸杞

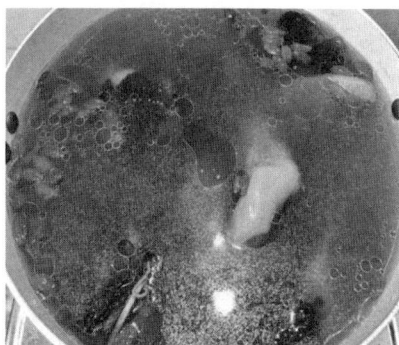

（l）煲 30 分钟加盐调味

图 3 - 33　制作虫草花胶乌鸡汤

（4）制作虫草花胶乌鸡汤的注意事项。

①怕鸡汤太油的话，可以去鸡皮。

②花胶可提前剪小，夏天建议放冰箱泡发。

③红枣可切口去核，煲汤更入味。

3.5.2　红枣枸杞羊肉汤

（1）红枣枸杞羊肉汤的营养价值。

①红枣，又名大枣，属于被子植物门，维生素含量非常高，有"天然维生素丸"的美誉，具有补气补血、美白祛斑、延缓衰老、健脾胃等功效。

②枸杞不仅含铁、磷、钙等物质，而且含有大量糖、脂肪、蛋白质以及氨基酸、多糖色素、维生素等。

③羊肉中含有大量蛋白质、矿物质和丰富的维生素。脂肪不会被人体吸收，不易使人发胖，肉质细腻，容易被消化。多吃羊肉可以提高人体抵抗力。

（2）红枣枸杞羊肉汤的功效。有补血补气、补肾补钙、增强免疫力的功效。

（3）制作红枣枸杞羊肉汤。

材料：羊肉 500 克、党参 10 克、红枣 10 克、枸杞 10 克、生姜 1 块、黄芪 10 克。

调料：精盐、味精、白糖、胡椒粉、料酒适量。

做法：

①将羊肉洗净剁成块，党参、黄芪洗净切段，红枣、枸杞泡透，生姜洗净切片。

②锅内加水，待水开时放入羊肉块，用中火煮去血水，捞起冲净待用。

③在汤碗内放入羊肉块、生姜片、黄芪段、党参段、红枣、枸杞，以及精盐、味精、白糖、胡椒粉、料酒，加入清水，放入蒸锅蒸 2 小时拿出即可（见图 3 - 34）。

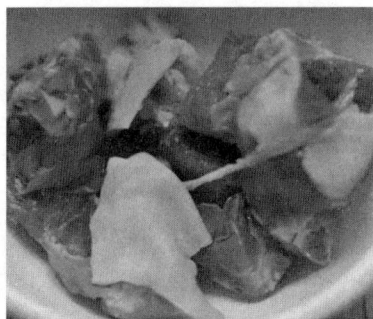

（a）羊肉洗净剁块　　　　　（b）羊肉焯水

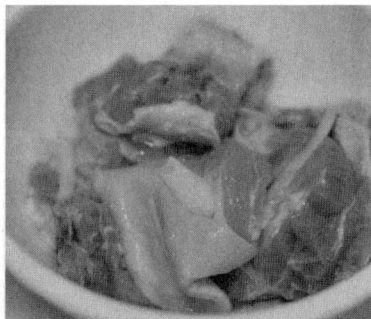

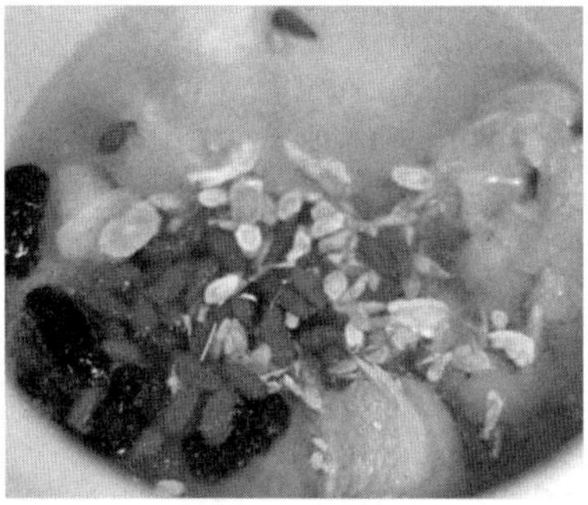

（c）加材料、调料蒸 2 小时

图 3 - 34　制作红枣枸杞羊肉汤

（4）制作红枣枸杞羊肉汤的注意事项。

①做羊肉的时候，最好放少许不去皮的生姜，因为姜皮辛凉，有降火解热、止痛祛湿的作用，与羊肉同食还能去掉膻味。

②如果不喜欢羊肉的膻味，可以在制作时加入 1~2 片橘子皮，以减轻膻味。

3.5.3　药材浸鸡爪

（1）药材浸鸡爪的营养价值。

①当归有补血活血、调经止痛、润肠通便的功能。

②鸡爪多皮、筋，胶质丰富。常用于煮汤，也宜卤、酱。鸡爪的营养价值颇高，含有丰富的钙质及胶原蛋白，多吃能软化血管。同时具有美容功效，胶原蛋白在酶的作用下，能提供皮肤细胞所需要的透明质酸，使皮肤水分充足，保持弹性，从而防止皮肤松弛起皱纹。

（2）药材浸鸡爪的功效。可补气养血、滋润明目，预防头晕目眩，增加皮肤弹性。

（3）制作药材浸鸡爪。

材料：鸡爪 560 克、当归 20 克、红枣 5 颗、姜 3 片，枸杞、黄芪、桂圆干适量。

调料：料酒、盐适量。

做法：

①将鸡爪洗净、飞水。

②砂锅内加入 1 000 毫升的清水，同时加入当归、红枣、姜片、枸杞、黄芪、桂圆干、料酒，盖锅。

③旺火烧开 30 分钟，下鸡爪后用小火慢炖。

④待鸡爪熟后上碟（见图 3 – 35）。

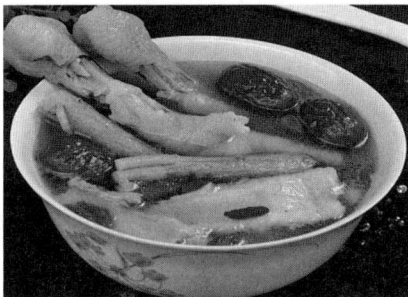

图 3 – 35　药材浸鸡爪

（4）制作药材浸鸡爪的注意事项。

①药材应提前煮，不要与鸡爪同时放入。

②鸡爪飞水后用凉水冲净沥干，能够去掉一部分油脂，并且皮会更爽脆。

3.5.4　黑米红枣桂圆粥

（1）黑米红枣桂圆粥的营养价值。

①黑米是一种药、食兼用的大米，属于糯米类。黑米含蛋白质、碳水化合物、B 族维生素、维生素 E、钙、磷、钾、镁、铁、锌等营养元素。黑米中所含的锰、锌、铜等无机盐是大米的 1 ~ 3 倍；更含有大米所没有的维生素 C、叶绿素、花青素、胡萝卜素及强心苷等特殊成分，因而黑米比普通大米更具营养。

②红枣具有养颜补血的作用，经常服用能够促进人体的造血功能，可以有效预防贫血，使肌肤越来越红润。红枣中含有非常丰富的维生素 C 和环磷酸腺苷，能够促进肌肤细胞的代谢，防止黑色素沉着。

③桂圆含丰富的葡萄糖、蔗糖和蛋白质等，含铁量也比较高，可在提高热能、补充营养的同时促进血红蛋白再生，从而达到补血的效果。研究发现，桂圆除了对全身有补益作用外，对大脑也特别有益，能增强记忆力，消除疲劳。

（2）黑米红枣桂圆粥的功效。有养心安神、补肾益精之功效。

（3）制作黑米红枣桂圆粥。

材料：黑米 50 克、红枣 10 颗、桂圆干 20 颗、大米 30 克。

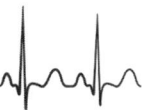

调料：红糖适量。

做法：

①将黑米、大米淘洗干净，清水浸泡30分钟。

②将红枣、桂圆干洗净。

③将黑米、大米放入陶瓷煲中，加入适量清水，中火煮开，再放入红枣和桂圆干，转小火熬制45分钟左右。

④食用时根据个人喜好加入红糖（见图3-36）。

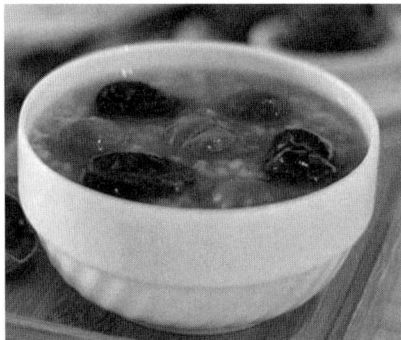

图3-36　黑米红枣桂圆粥

（4）制作黑米红枣桂圆粥的注意事项。

①若怕黑米不易煮熟，可先煮黑米后加大米。如果黑米浸泡时间够长，也可和大米、红枣同时下锅。

②红枣去核可使红枣性不燥热，更温和。

③此粥适合女性，补血效果很好，食用时加入红糖效果更佳。

3.5.5　花胶红枣炖牛奶

（1）花胶红枣炖牛奶的营养价值。

①花胶的主要成分为高级胶原蛋白、多种维生素及钙、铁、锌、硒等多种微量元素。其蛋白质含量高达84.2%，脂肪仅为0.2%，是理想的高蛋白低脂肪食品。

②红枣有补中益气、养血安神的功效。

③牛奶中含有丰富的钙、磷、铁、锌、铜、锰、钼等元素。

（2）花胶红枣炖牛奶的功效。

①具有补气补血、美白祛斑、延缓衰老、健脾胃等功效。

②牛奶是人体钙的最佳来源，而且钙、磷比例非常适当，易被人体

吸收。

（3）制作花胶红枣炖牛奶。

材料：纯牛奶 500 毫升、干花胶 50 克、红枣 5 颗、姜 2 片。

调料：冰糖适量。

做法：

①干花胶加清水泡发。

②花胶放入炖锅，加入红枣、纯牛奶、姜片，水开后隔水炖 1 小时。

③加适量冰糖，焖 20 分钟至冰糖融化。

④盛出食用（见图 3 - 37）。

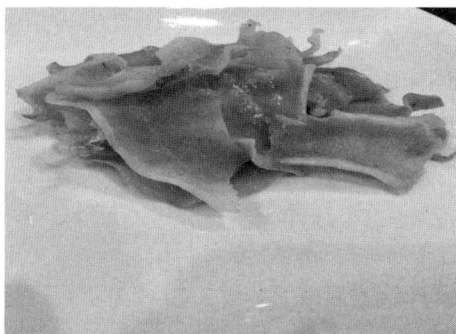

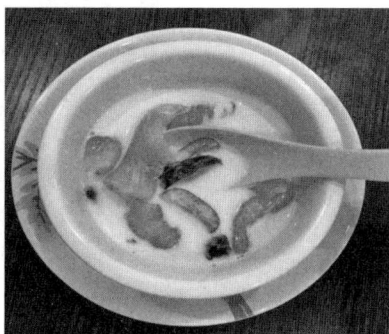

（a）清水泡发干花胶　　　　　　　（b）花胶红枣炖牛奶成品

图 3 - 37　制作花胶红枣炖牛奶

（4）制作花胶红枣炖牛奶的注意事项。

①花胶最好一次性泡发好，放冰箱保存，尽量在 30 日内吃完。

②加姜片可以去腥，但不宜过多，否则姜的味道太重。

（刘连友　陈雪兰）

3.6　孕期常见水果拼盘的介绍及制作方法

3.6.1　苹果拼盘

（1）苹果的营养价值。苹果性味温和，营养价值十分高，含有丰富的碳水化合物、维生素和微量元素。如有糖类、有机酸、果胶、蛋白质、

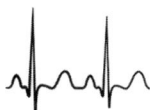

钙、磷、钾、铁、维生素 A、维生素 B、维生素 C 和膳食纤维，另含有苹果酸、酒石酸、胡萝卜素。

（2）苹果的功效。苹果中含的多酚及黄酮类等天然化学抗氧化物质和大量的粗纤维，具有生津止渴、益脾止泻、和胃降逆的功效。苹果可改善呼吸系统和肺功能，保护肺部免受空气中灰尘和烟尘的影响。

（3）苹果的适宜人群。

①慢性胃炎、消化不良、气滞不通者。

②便秘、慢性腹泻、神经性肠炎者。

③高血压、高血脂和肥胖者。

（4）苹果的禁忌人群。

①溃疡性结肠炎者生食苹果不利于肠壁溃疡面的愈合，且可能因机械性地作用于肠壁，易诱发肠穿孔、肠扩张、肠梗阻等并发症。

②白细胞减少症、前列腺肥大者，容易使病情加重或影响治疗结果。

③冠心病、心肌梗死、肾病、糖尿病患者慎吃。

④平时有胃寒症状者忌生食苹果。

（5）制作苹果拼盘。

材料：苹果 1 个。

做法：

①选用红色、个头均匀的苹果，洗干净备用。

②用尖刀刻出三角月牙。

③依次切完，中间距离要均匀。

④苹果放倒，在苹果的 1/3 处把刻好的花头切下。

⑤沿月牙两边半括弧切出花瓣状，花头完成。

⑥剩下的 2/3 苹果再切下 1/3。

⑦底部朝下，切面三角形后切出花刀，作为底座。

⑧另外的 1/3 苹果切薄片。

⑨薄片收起，一端用牙签穿过，薄片按顺时针散开。用牙签固定在底座上面。

⑩把花头固定在牙签上即可（见图 3-38）。

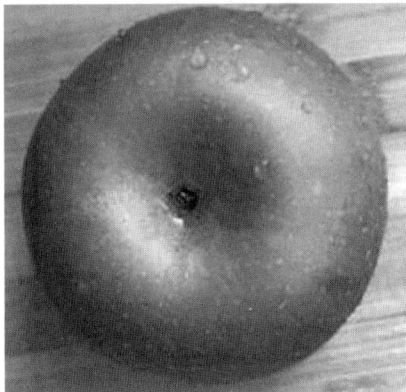
（a）苹果洗净

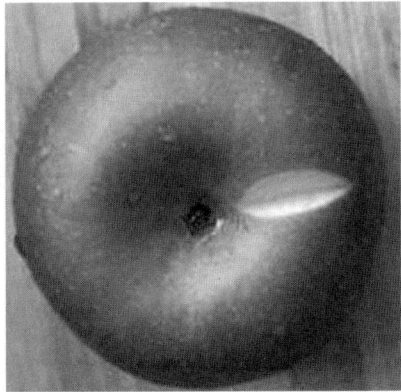
（b）刻出三角月牙

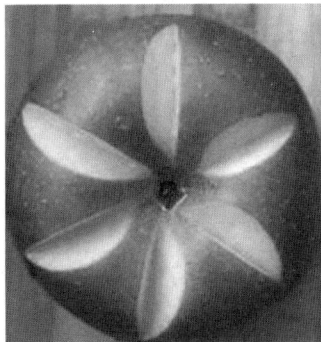
（c）依次刻出三角月牙

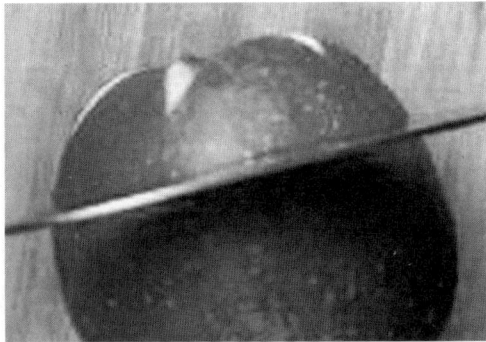
（d）切下花头

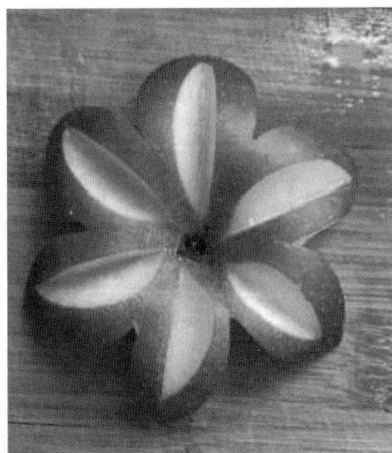
（e）切出花瓣状

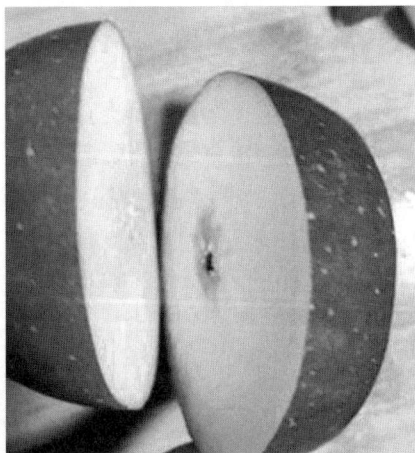
（f）切下 1/3

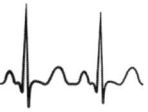

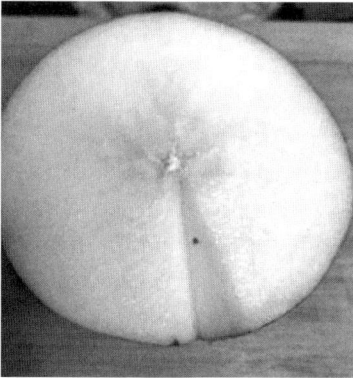

（g）切面三角形

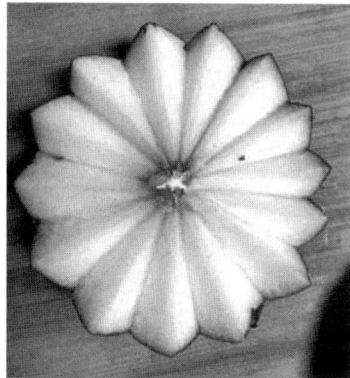

（h）切出花刀为底座

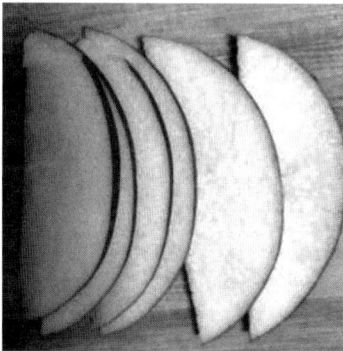

（i）切薄片

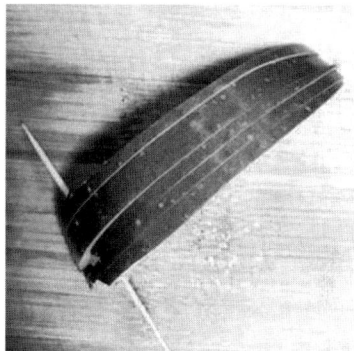

（j）牙签穿过

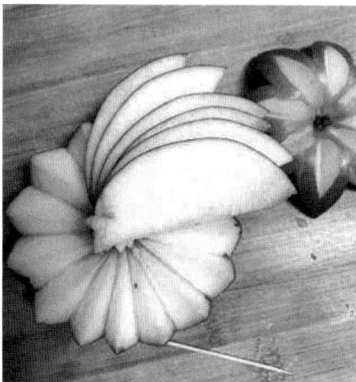

（k）薄片按顺时针散开

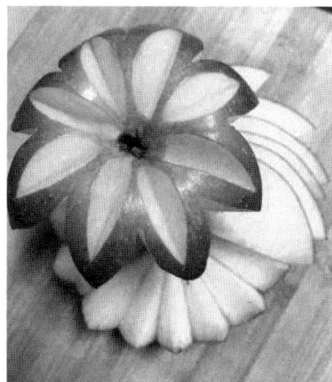

（l）花头固定

图 3－38　制作苹果拼盘

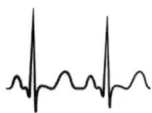

（6）制作苹果拼盘的注意事项。

①要现做现吃，防止营养、水分的流失。

②苹果很容易氧化，切好后应泡在淡盐水中。

③制作时工具、瓜果要消毒，讲求卫生，最好戴一次性的薄膜手套操作。

3.6.2　火龙果拼盘

（1）火龙果的营养价值。

①火龙果中含有丰富的蛋白质、维生素 B_2、维生素 B_3、维生素 C、铁、磷、镁、钾、胡萝卜素、果糖、葡萄糖、水溶性膳食纤维。

②火龙果中含特有的植物性蛋白和花青素。

③火龙果中含铁元素量比一般水果要高。

④火龙果是一种低能量、高纤维的水果，水溶性膳食纤维含量非常高。

（2）火龙果的功效。

①抗衰老。火龙果有抗氧化、抗自由基、抗衰老的作用，还具有抑制脑细胞变性、预防痴呆症的作用。

②保护胃黏膜。火龙果含植物性白蛋白，这种有活性的白蛋白会自动与人体内的重金属离子结合，通过排泄系统排出体外，从而起到解毒的作用。此外，白蛋白对胃壁还有保护作用。

③美白皮肤。火龙果可消除氧自由基，具有美白皮肤的作用。

④排毒。火龙果具有减肥、降低胆固醇、润肠、预防大肠癌等功效。

⑤综合作用。可预防便秘、促进眼睛保健、增加骨质密度、帮助细胞膜形成、预防贫血。

⑥促进消化。火龙果中芝麻状的种子有促进胃肠消化的作用。

（3）火龙果的适宜人群。一般人群均可食用。

（4）火龙果的禁忌人群。面色苍白、四肢乏力、经常腹泻等虚寒体质者不宜多食。气郁体质、痰湿体质、瘀血体质的人群应少食。

（5）制作火龙果拼盘。

材料：火龙果1个。

做法：

①火龙果洗净，头尾切掉，把表皮削掉。

②在火龙果中间用小刀斜着切一刀，两刀即呈三角形，如此均匀地切好。

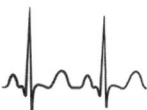

③切好之后一分为二。

④轻轻掰开果皮，即成美丽的火龙果花。

⑤最后摆果盘，可以放上其他爱吃的水果（见图3-39）。

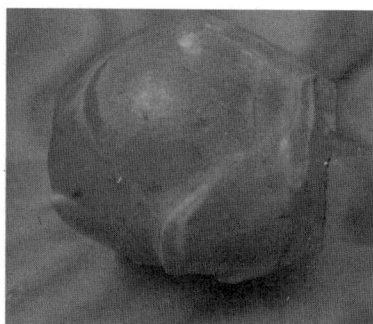
（a）头尾切掉

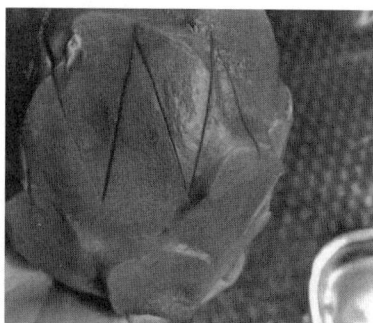
（b）小刀斜切呈三角形

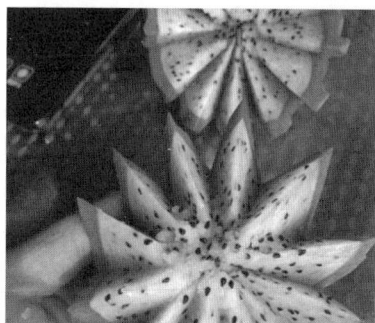
（c）切好后一分为二

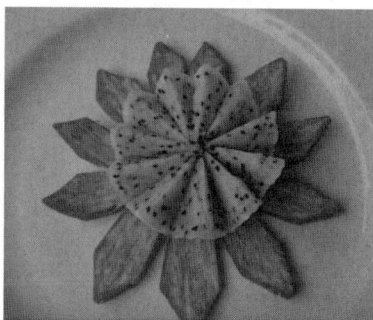
（d）掰开果皮

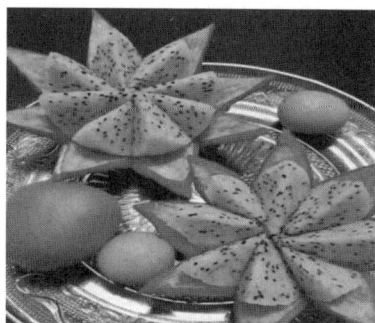
（e）摆盘

图3-39 制作火龙果拼盘

（6）制作火龙果拼盘的注意事项。

①要现做现吃，防止营养、水分的流失。

②注意制作拼盘的水果不能太熟，否则会影响加工和摆盘。

③制作时工具、瓜果要消毒，讲求卫生，最好戴一次性的薄膜手套操作。

3.6.3 西瓜拼盘

（1）西瓜的营养价值。

①西瓜不仅水分多，营养也很丰富，含有蛋白质、钙、磷、铁、钾、果糖、维生素 A、维生素 C。

②西瓜还含有人体必需的氨基酸。

（2）西瓜的功效。

①清热解暑，除烦止渴，西瓜中含有大量的水分，在中暑、口渴汗多、烦躁时吃西瓜，症状会马上改善。

②西瓜中所含的糖和盐能利尿并缓解肾脏炎症。

③西瓜中还含有能使血压降低的物质。

④吃西瓜后尿量会明显增加，并可使大便通畅，对治疗黄疸有一定作用。

⑤增加皮肤弹性，减少皱纹，增添光泽。

（3）西瓜的适宜人群。一般人群均可食用，尤适合高血压、急慢性肾炎、胆囊炎患者以及高热不退者。

（4）西瓜的禁忌人群。糖尿病患者慎食，脾胃虚寒、湿盛便溏者忌食。

（5）制作西瓜拼盘。

材料：西瓜 1/4 个。

做法：

①取西瓜 1/4 个。

②把西瓜用刀切成 1.5 厘米厚度的片状。

③切去瓜皮，再切成小块。

④摆盘（见图 3 - 40）。

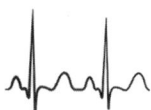

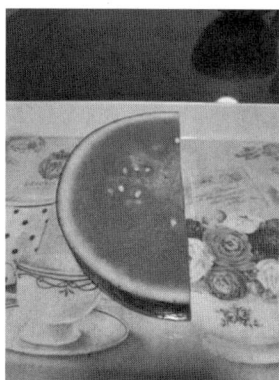

（a）取西瓜 1/4 个

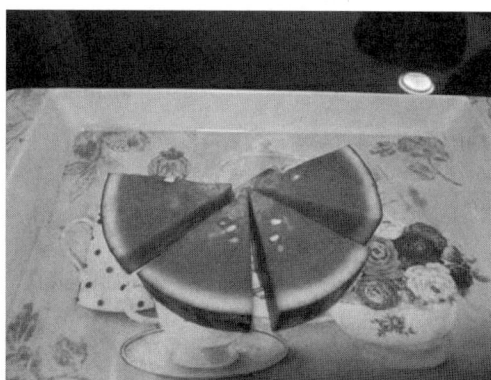

（b）切成片状

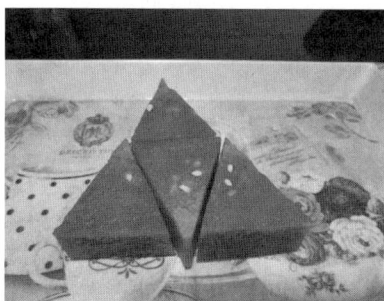

（c）切去瓜皮

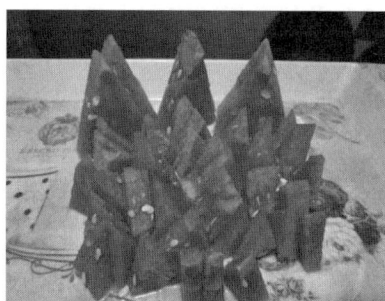

（d）切小块摆盘

图 3 - 40　制作西瓜拼盘

（6）制作西瓜拼盘的注意事项。

①要现做现吃，防止营养、水分的流失。

②制作时工具、瓜果要消毒，讲求卫生，最好戴一次性的薄膜手套操作。

3.6.4　橙子拼盘

（1）橙子的营养价值。橙子含有益人体的橙皮苷、柠檬酸、苹果酸、琥珀酸、糖类、果胶和维生素 C 等。

（2）橙子的功效。

①橙子富含多种有机酸、维生素，可调节人体新陈代谢，尤其对老年人及心血管病患者十分有益。

②橙子中维生素 C 含量丰富，能增强人体抵抗力，亦能将脂溶性有害物质排出体外，是名副其实的"保安康抗氧化剂"。

（3）橙子的适用人群。一般人群均可食用。

（4）橙子的禁忌人群。脾胃虚寒、湿盛便溏者忌食。

（5）制作橙子拼盘。

材料：橙子若干个。

做法：

①取2~3个橙子，根据盘子大小来决定。每1个橙子切成6瓣备用。

②将橙子皮削开一部分，然后在皮上左右划开，注意不要划断。将果皮尖部塞在果肉下面，呈现出兔耳朵的形状。

③所切的橙子瓣都按照上一步方式处理，然后均匀地摆放在盘中。

④取新鲜的橙子去头去尾，将中间部分竖向对半切开，然后切薄片，不要切断，留尾部一丝连接。

⑤将开始切下的橙子头部和尾部切出装饰齿轮，横竖均切。

⑥再取新鲜的橙子同样切成6瓣，在橙子瓣上刻出枫叶状。

⑦根据自己的喜好进行摆盘（见图3-41）。

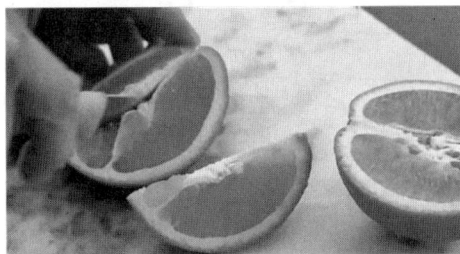

（a）切成6瓣备用

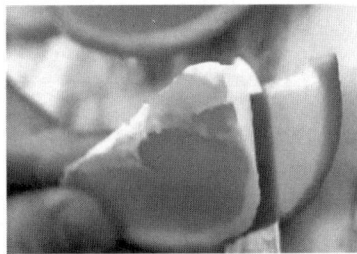

（b）皮削开一部分

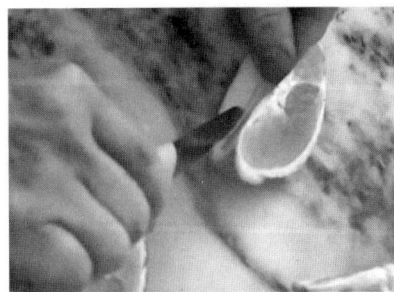

（c）皮上左右划开

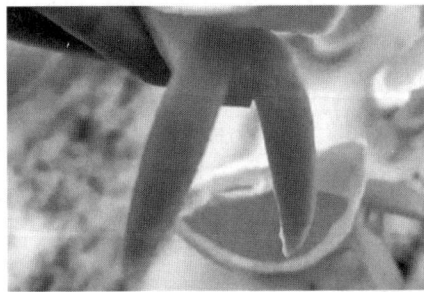

（d）将果皮呈现兔耳朵形状

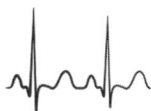

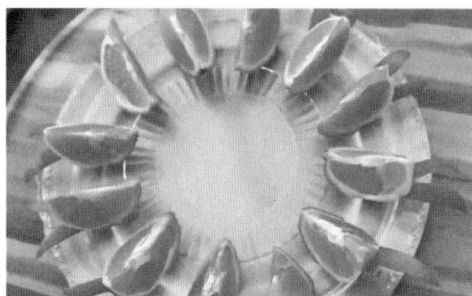

（e）橙子瓣均匀摆放在盘中

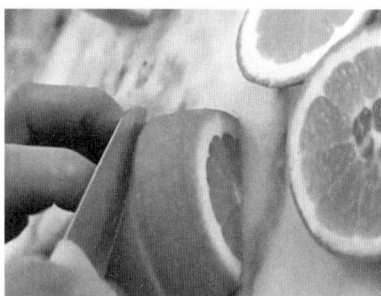

（f）切薄片但不切断

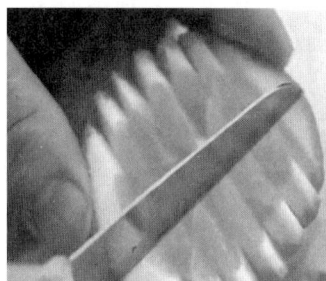

（g）切装饰齿轮

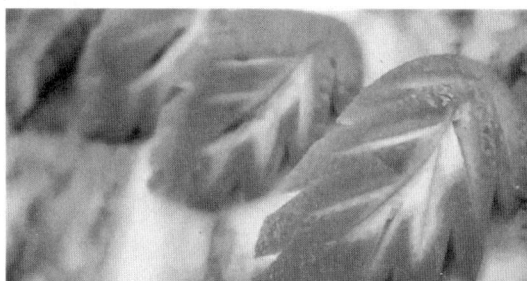

（h）刻出枫叶状

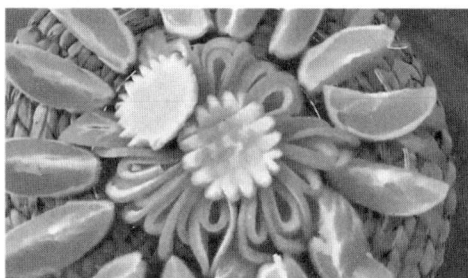

（i）摆盘

图3-41　制作橙子拼盘

（6）制作橙子拼盘的注意事项。

①要现做现吃，防止营养、水分的流失。

②注意制作拼盘的水果不能太熟，否则会影响加工和摆盘。

③制作时工具、瓜果要消毒，讲求卫生，最好戴一次性的薄膜手套操作。

3.6.5 葡萄拼盘

(1) 葡萄的营养价值。

①葡萄不仅味美可口，而且营养价值很高。成熟的浆果中葡萄含糖量高达 10% ~ 30%，以葡萄糖为主。

②葡萄中含有钙、钾、磷、铁以及维生素 B_1、维生素 B_2、维生素 B_6、维生素 C 和维生素 D 等，还含有多种人体所需的氨基酸。常食葡萄对神经衰弱、疲劳过度大有裨益。

(2) 葡萄的功效。

①葡萄比阿司匹林能更好地阻止血栓形成，并能降低人体血清胆固醇水平，降低血小板的凝聚力，对预防心脑血管疾病有一定作用。每天食用适量的鲜葡萄，不仅会降低心脑血管疾病的发病风险，还特别有益于那些局部缺血性心脏病和动脉粥样硬化性心脏病患者的健康。

②鲜葡萄中的黄酮类物质，能"清洗"血液，防止胆固醇斑块的形成。葡萄越呈黑色，说明含黄酮类物质越多，若将葡萄皮和葡萄籽一起食用，对心脏的保护作用更佳。

(3) 葡萄的适宜人群。尤适合经常咳嗽、肺功能差、盗汗以及得过风湿性关节炎或者四肢筋骨疼痛、身体虚弱的人食用。

(4) 葡萄的禁忌人群。糖尿病、腹泻患者以及脾胃虚寒者忌食。

(5) 制作葡萄拼盘。

材料：葡萄、小西红柿、香菜适量。

做法：

①葡萄洗净，均匀地将葡萄皮切成 6 瓣。

②摆盘。

③用香菜和小西红柿装饰（见图 3 - 42）。

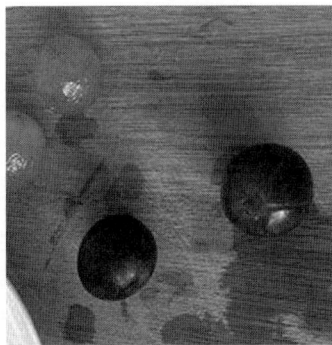

(a) 洗净，葡萄皮切 6 瓣　　　　(b) 摆盘

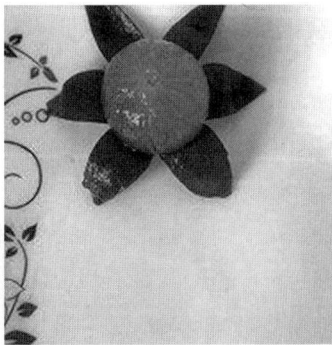

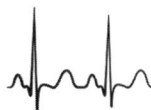

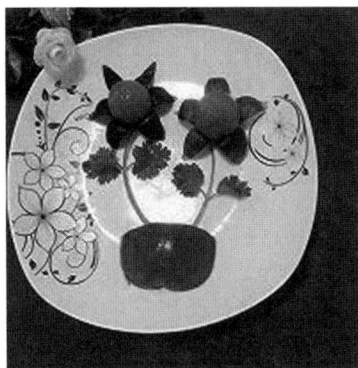

（c）香菜、小西红柿装饰

图 3－42　制作葡萄拼盘

（6）制作葡萄拼盘的注意事项。

选择合适新鲜的食材，水果拼盘制作完成后应尽快食用。

3.6.6　水果沙拉

（1）苹果、菠萝、橘子、猕猴桃、圣女果的功效。

①苹果可以预防各种癌症；美容养颜、延缓衰老；能够降低胆固醇，预防高血压以及心脏病；促进肠胃蠕动，帮助消化，有利于排便。苹果中含有丰富的铁，可以预防缺铁性贫血、增强记忆力。

②菠萝性平味甘，微寒，具有清暑解渴、消食止泻、养颜瘦身等功效，不过每次不宜吃太多。此外，菠萝中所含的糖、酶有一定的利尿作用，对肾炎和高血压者有益，对支气管炎也有辅助疗效。菠萝富含维生素 B_1，能促进新陈代谢，消除疲劳感。值得注意的是，菠萝会使一部分人过敏，过敏反应最快可以在 15 分钟内发生，这样的症状被称为"菠萝病"或"菠萝中毒"。比如腹痛、腹泻、呕吐、头痛、头昏、皮肤潮红、全身发痒、四肢及口舌发麻都是"菠萝病"的症状，严重者还会出现呼吸困难、休克等反应。

③橘子富含维生素 C 与柠檬酸，前者具有美容作用，后者则具有消除疲劳的作用。橘子内侧薄皮含有膳食纤维及果胶，可以促进通便，并且可以降低胆固醇。橘皮苷可以加强毛细血管的韧性，还可降血压、扩张心脏的冠状动脉，故橘子是预防冠心病和动脉硬化的食品。研究证实，橘汁中有一种抗癌活性很强的物质"诺米林"，它能使致癌化学物质分解，抑制和阻断癌细胞的生长，能使人体内去毒酶的活性成倍提高，阻止致癌物对

细胞核的损伤，保护基因的完好性。

④猕猴桃能降低血中胆固醇浓度，预防心血管疾病，而且可以帮助消化，防止便秘，清除体内有害代谢物。猕猴桃亦是滋补强壮之品，其中的营养物质可明显提高肌体活性，促进新陈代谢，阻断致癌物质，延缓衰老。

⑤圣女果具有生津止渴、健胃消食、清热解毒、凉血平肝、补血养血和增进食欲的功效。可治口渴、食欲不振。

（2）制作水果沙拉。

材料：苹果1个、菠萝1个、橘子2个、猕猴桃2个、圣女果10个。

调料：沙拉酱100克。

做法：

①将菠萝、猕猴桃分别切成1厘米和0.5厘米的扇形片，苹果去皮切成丁，圣女果对半切，橘子去皮。

②准备好平盘，将每两片橘肉对放，摆放成圈。将半个圣女果放在2片橘子的中间，然后由外向里依次摆上猕猴桃片、菠萝片，中间放满苹果丁。

③将沙拉酱挤在中间即可。

（3）制作水果沙拉的注意事项。

①注意各种食材要新鲜卫生。

②相克的食物不应放在一起。

（孙妙艳　刘连友）

3.7　孕期常见蔬果类饮品的介绍及制作方法

3.7.1　胡萝卜苹果汁

（1）胡萝卜苹果汁的功效。

①胡萝卜能提供丰富的维生素 A，苹果可以养颜除斑，使肌肤润泽有弹性。苹果中的维生素 C 是心血管的"保护神"，苹果中的胶质和矿物质可以降低胆固醇，特有的香气可以缓解因压力过大而造成的不良情绪，还有提神醒脑之功。

②胡萝卜苹果汁不仅味道香甜可口，更富含胡萝卜素、柠檬酸、苹果

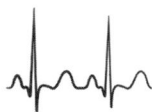

酸以及钙、铁、果胶等多种营养元素，尤其是身体容易疲劳的人，更应经常饮用。

（2）制作胡萝卜苹果汁。

材料：胡萝卜200克、苹果1个。

做法：

①胡萝卜去皮切块，苹果洗净后去核切块。

②将胡萝卜、苹果放入榨汁机，加入适量凉开水，开动开关榨汁即可。

③胡萝卜苹果汁装杯（见图3－43）。

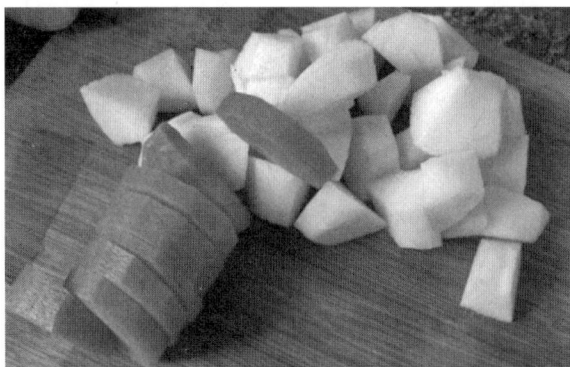 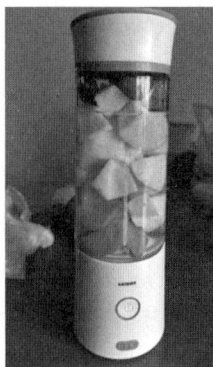

（a）处理好的胡萝卜、苹果切块　　　　（b）放进榨汁机

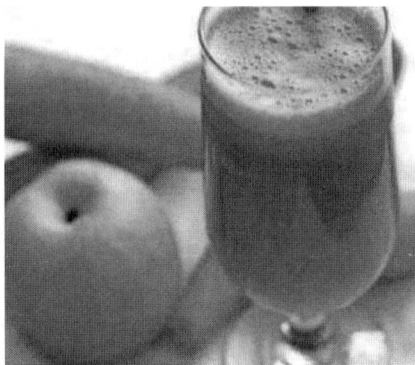

（c）装杯

图3－43　制作胡萝卜苹果汁

（3）制作胡萝卜苹果汁的注意事项。

胡萝卜苹果汁最好是在早晨喝。鲜榨果汁最好在 20 分钟之内饮用完，以防氧化。

3.7.2　番茄橙汁

（1）番茄橙汁的功效。

①番茄含有对心血管具有保护作用的维生素和矿物质元素，能降低心脏病的发病率。番茄红素具有独特的抗氧化能力，能清除自由基，保护细胞，使脱氧核糖核酸及基因免遭破坏，能减缓癌变进程。

②番茄对前列腺癌有预防作用，还能有效降低胰腺癌、直肠癌、喉癌、口腔癌、乳腺癌等癌症的发病率。

③橙子富含多种有机酸、维生素，可调节人体新陈代谢，尤其对老年人及心血管病患者十分有益。

④橙子维生素 C 含量丰富，能增强人体抵抗力，保护肠胃，补充体力，美白皮肤。

（2）制作番茄橙汁。

材料：番茄 2 个、橙子 1 个。

做法：

①橙子洗净去皮，切成小丁。

②番茄切"十"字，用开水浸泡 10 分钟，去皮切块备用。

③将番茄、橙子一起放入榨汁机中开始榨汁。

④装杯（见图 3 - 44）。

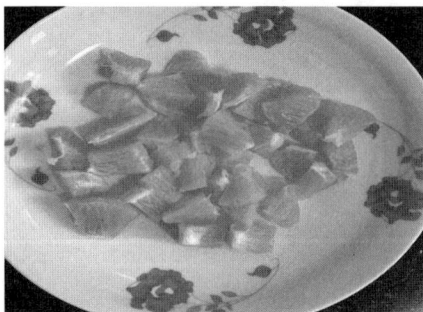

（a）橙子去皮，切丁　　　　　　（b）番茄去皮切块

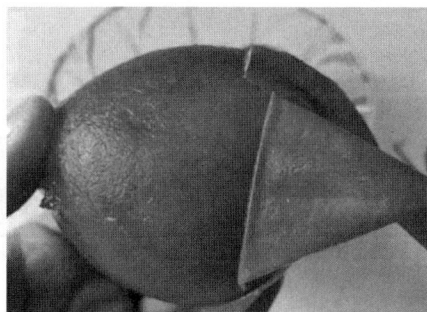

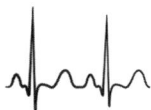

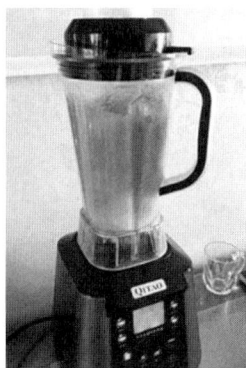 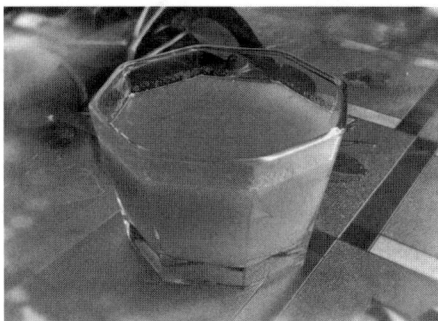

（c）榨汁 （d）装杯

图 3 - 44 制作番茄橙汁

（3）制作番茄橙汁的注意事项。

①番茄去皮前可用刀切"十"字，再用开水浸泡 10 分钟左右，可以快速地去皮。

②可以加入冰糖或者蜂蜜食用。

3.7.3 猕猴桃青瓜汁

（1）猕猴桃青瓜汁的功效。

①猕猴桃可降低血中胆固醇浓度，预防心血管疾病，而且可以帮助消化，防止便秘，清除体内有害代谢物。

②猕猴桃亦是滋补强壮之品，其中的营养物质可明显提高肌体活性，促进新陈代谢，阻断致癌物质，延缓衰老。

③青瓜味甘，性凉。能清热止渴，利水消肿。

（2）制作猕猴桃青瓜汁。

材料：猕猴桃 1 个、青瓜半根。

做法：

①青瓜洗净后切成小块。

②猕猴桃去皮切成小块。

③将猕猴桃、青瓜和适量的水一同放入榨汁机开始榨汁。

④装杯（见图 3 - 45）。

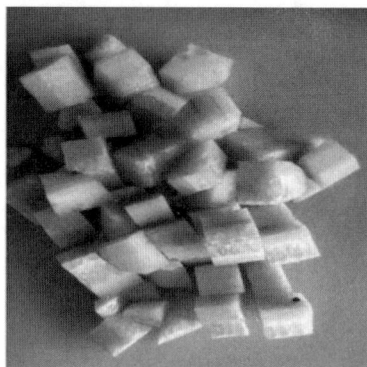

（a）青瓜切块

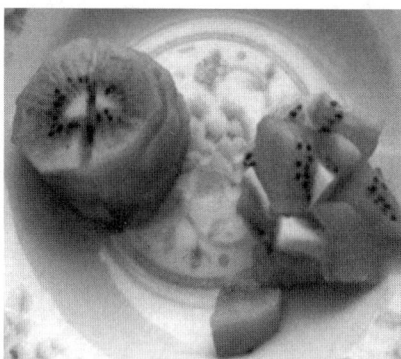

（b）猕猴桃切块

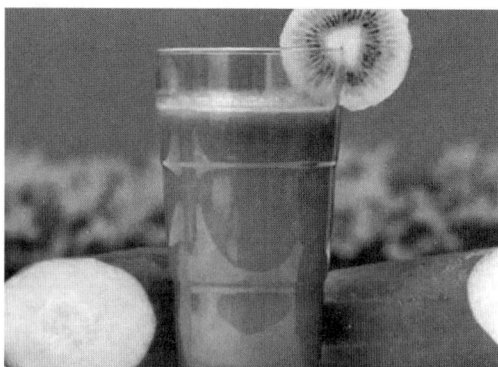

（c）装杯

图 3 - 45　制作猕猴桃青瓜汁

（3）制作猕猴桃青瓜汁的注意事项。

①在挑选猕猴桃时，要注意表面是否完整，有没有凹陷的情况。建议选较硬的，果皮呈黄褐色并有光泽，果皮上的毛不容易脱落。

②青瓜要挑选外观细长均匀、刺小而密的。

③制作好的果汁最好在 15 分钟之内喝完。

④喝前加入蜂蜜或冰块，风味更佳。

3.7.4　蜂蜜梨汁

（1）蜂蜜梨汁的功效。

①蜂蜜具有滋养、润燥、解毒、美白养颜、润肠通便之功效，治疗咳嗽的效果很好。

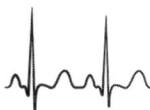

②梨汁具有生津、润燥、清热、化痰、解酒的作用；用于热盛伤阴或阴虚所致的干咳、口渴、便秘等症，也可用于内热所致的烦渴、咳喘、痰黄等症。

（2）制作蜂蜜梨汁。

材料：梨1个、蜂蜜30克。

做法：

①梨子洗净待用。

②将梨子切成小块。

③在榨汁机里放入适量凉开水，将切好的梨放进去。

④榨好的汁用滤网过滤掉果渣。

⑤加入适量的蜂蜜，装杯（见图3-46）。

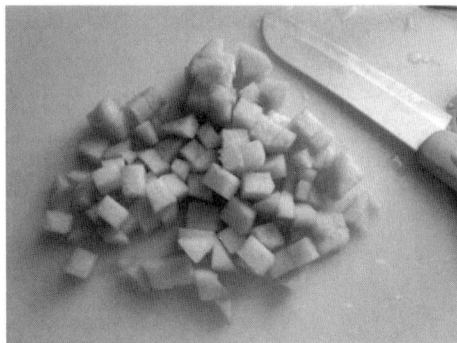
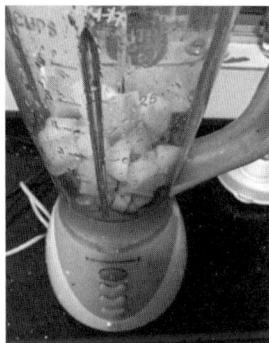

（a）梨切小块　　　　　　　（b）梨块放入榨汁机

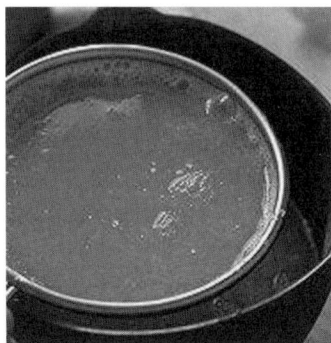
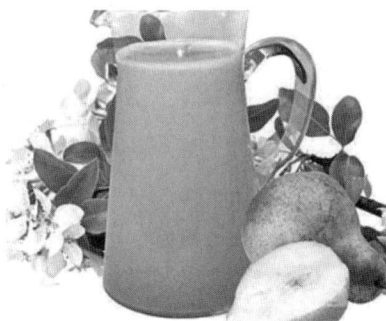

（c）过滤果渣　　　　　　　（d）加蜂蜜，装杯

图3-46　制作蜂蜜梨汁

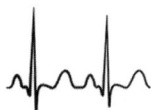

（3）制作蜂蜜梨汁的注意事项。

①制作好的果汁最好在 15 分钟之内喝完，放在容器里密封存放不要超过半天时间，存放时间过长，果汁中的维生素会氧化变质，对身体不利。

②如果不过分追求口感，也可以不过滤果渣，保留果渣对肠道更有益。

3.7.5　牛奶香蕉奶昔

（1）牛奶香蕉奶昔的功效。

①牛奶是最古老的天然饮料之一，被誉为"白色血液"。牛奶含有丰富的矿物质如钙、磷、铁、锌、铜、锰、钼等。最难得的是，牛奶是人体钙的最佳来源，而且钙、磷比例非常适当，利于人体的吸收。

②香蕉中维生素 A 能促进生长，增强对疾病的抵抗力，是维持正常的生殖力和视力所必需的营养元素。

③香蕉中的维生素 B_1 能抗脚气病，促进食欲、助消化，保护神经系统。

④香蕉中的维生素 B_2 能促进人体正常生长和发育。

⑤香蕉除了能平稳血清素和褪黑素外，它还含有使肌肉达到松弛效果的镁元素，工作压力比较大的朋友可以多食用。

（2）制作牛奶香蕉奶昔。

材料：香蕉 1 根、鲜牛奶适量。

做法：

①香蕉切小块放入榨汁机里，倒入牛奶，牛奶的量根据个人口味而定。

②开始榨汁，装杯。

3.7.6　杨枝甘露

（1）杨枝甘露的功效。

杨枝甘露的主要食材为芒果、西柚、西米、椰浆、牛奶。

①芒果具有清肠胃的功效，对于晕车、晕船有一定的止吐作用。

②芒果中含有大量的纤维，可以促进排便，对于防治便秘具有一定的好处。

③芒果含有营养素及维生素 C、维生素 A、矿物质等，除了具有防癌的功效外，同时具有防止动脉硬化及高血压的食疗作用。

④西柚中的维生素 C 含量极其丰富，能促进抗体生成，增强人体的解毒功能。其中的天然叶酸还能预防贫血、减少孕妇生育畸胎的概率。对于爱美的女性来说，西柚中含有的维生素，可以增强皮肤弹性、缩小毛孔。

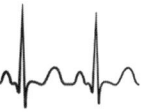

（2）制作杨枝甘露。

材料：芒果3个、西柚半个、西米100克、椰浆200克、牛奶200克、冰糖50克、淡奶油30克。

做法：

①西米放进煮开的水里，大火煮1分钟后加盖焖至透明（约20分钟）。焖好后，用过滤筛子盛着，用凉水冲净，沥干后备用。

②芒果剥去外皮，剔除果核，将一半果肉切成1厘米见方的小粒，另一半果肉榨汁备用。

③西柚去皮，取出果肉拆散备用。

④将冰糖放进水里煮溶（水与西米为1∶1），倒进西米煮约2分钟，捞起放入冰水中降温备用。

⑤当西米的温度降到40℃以下时，先加入淡奶油，以汤色泛白为准。再加入椰浆，加入椰浆的量以闻到椰香而定。

⑥加入芒果汁，搅匀。

⑦加入西柚和芒果，装碗即可食用（见图3－47）。

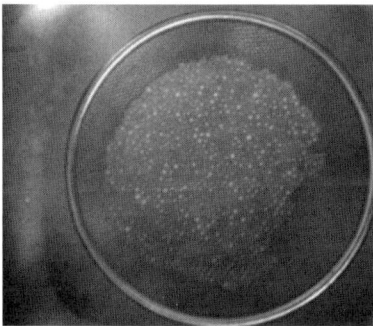
（a）煮西米

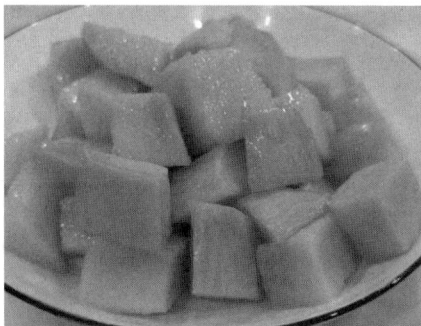
（b）芒果切粒

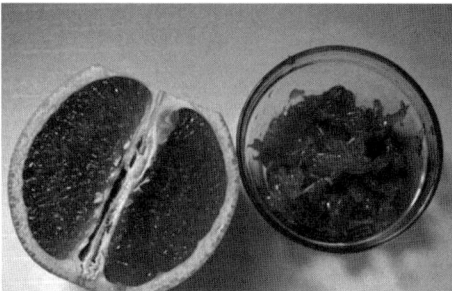
（c）西柚撕小条

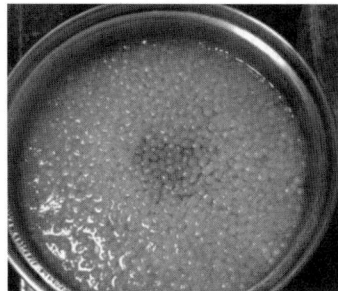
（d）加冰糖和西米煮

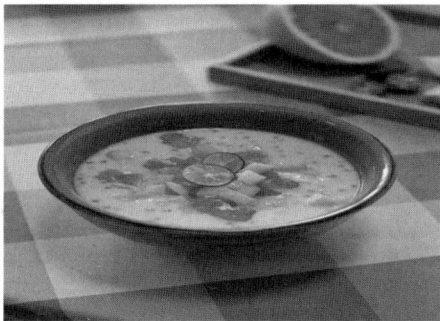

（e）装碗

图 3 - 47   制作杨枝甘露

（3）制作杨枝甘露的注意事项。

①西柚肉要撕成小条备用。

②芒果要选择鲜甜肉厚的品种，不宜选择肉薄皮厚的芒果。

③淡奶油可以用牛奶代替，但是口感上会有差异。

④煮西米要沸水入锅，先煮后焖，直到米粒中间没有白点即可。煮的时候加水要足，避免中途再加水，否则影响口感和味道。冲洗过的西米要浸泡在冰水中，以防粘连。

（孙妙艳   刘连友）

3.8   孕期零食的介绍和选择

3.8.1   孕期常用零食及营养成分

1. 孕期常用奶制品及其营养成分

（1）纯牛奶。纯牛奶中含有丰富的矿物质，如钙、磷、铁、锌、铜、锰、钼等。牛奶是人体钙的最佳来源，且钙、磷比例非常适当，易被人体吸收。

（2）酸奶。酸奶以牛奶为原料，经过巴氏杀菌后再向牛奶中添加有益菌，经发酵制成。酸奶中的乳糖发酵分解为半乳糖和葡萄糖后被直接吸收，适合乳糖不耐受者饮用，也特别适合消化功能不良者及老年人饮用。酸奶中的钙和乳酸作用生成乳酸钙，比鲜牛奶中的钙更容易被人体吸收消

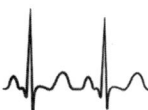

化。此外，乳酸菌能抑制肠道中其他细菌的繁殖，调节肠道菌群平衡，减少有害物质的产生。

（3）孕妇奶粉。孕妇奶粉是在一般奶粉的基础上根据孕妇的营养需求而配置的。孕妇奶粉中适当减少了脂肪含量，按比例添加孕妇所需的矿物质、多不饱和脂肪酸和其他营养元素。孕妇奶粉中叶酸、唾液酸、亚麻酸、亚油酸以及多种维生素尤其丰富，可以为孕妇及胎儿提供所需的营养素，备孕和哺乳期妇女同样适用。

2. 孕期常用坚果及其营养成分

（1）核桃。核桃营养价值高，有"万岁子""长寿果""养生之宝"的美誉。核桃中86%的脂肪是不饱和脂肪酸，富含铜、镁、钾、维生素B_6、叶酸和维生素B_1。

（2）板栗。板栗不仅含有大量淀粉，而且含有丰富的蛋白质、脂肪、B族维生素等多种营养成分，热量也很高。生栗子的维生素含量可达40～60毫克，熟栗子的维生素含量约25毫克。

（3）开心果。开心果是高营养的食品，富含维生素和矿物质等。种仁含油率高达45.1%。开心果中含有丰富的油脂，有润肠通便的作用，有助于排毒。开心果又是滋补食药，它味甘无毒，温肾暖脾，补益虚损，调中顺气，能治疗神经衰弱、浮肿、贫血、营养不良、慢性泻痢等症。

3. 孕期常用糕点及其营养成分

（1）米糕。米糕主要营养成分有蛋白质、脂肪、碳水化合物等，易于消化吸收，有改善贫血、增强免疫力、平衡营养吸收等功效。

（2）面包。面包含有蛋白质、脂肪、碳水化合物、少量维生素以及钙、钾、镁、锌等矿物质，口味多样，易于消化、吸收，食用方便。

（3）红枣糕。红枣富含蛋白质、脂肪、糖类、胡萝卜素、B族维生素、维生素C、维生素P以及钙、磷、铁和环磷腺苷等营养成分。红枣糕是用红枣面粉制作的一道糕点，营养丰富，特别适合早餐食用。

3.8.2　孕期常用零食的选择方法

1. 奶制品的选择

（1）具有以下特征的孕妇应选择喝孕妇奶粉：妊娠反应明显，因恶心、呕吐、偏食、厌食等问题而造成饮食失调，使得包括热量在内的营养素摄入不足或不均衡；怀孕前体重较轻，总体营养状况不理想或某些营养素不足或缺乏；孕期体重增加不足；因为工作等原因无法保证三餐营养均衡或体能消耗过大。

（2）具有以下特征的孕妇应选择喝鲜奶：饮食全面均衡、种类丰富，营养状况好；孕前体质好、体重达标，孕期体重增加正常且已补充了多种营养素制剂；不习惯偏甜口味；存在妊娠糖尿病或糖耐量异常等问题。

（3）孕早期的时候应选择喝酸奶，因为需要的营养比较少，而且酸奶味道相比来说较好适应，鲜奶的奶腥气对于孕妇来说有催吐作用，不适合有妊娠反应的孕妇。

2. 坚果的选择

（1）核桃。补脑、健脑是核桃的首要功效，另外其含有的磷脂具有加强细胞活力的作用，能增强人体抵抗力，并可促进造血和伤口愈合。核桃也含有丰富的维生素 E，能促进胎儿血管生长和发育。另外，核桃仁还有止咳平喘的作用。尤其是经历冬季的孕妇，可以把核桃作为首选零食。

①摄入量：每天 2~3 个。

②推荐食用方法：核桃可以生吃，也可以加入适量盐水煮熟吃，还可以和薏仁、栗子等一起煮粥吃。

③挑选方法：避免挑选大小不均匀、壳面粗糙的，要挑选色黄、个大、油多，且表面光洁、刻纹浅少的。核桃仁以肥大丰满、质干、色泽黄白为佳，色泽暗黄、褐黄则质量较差。

（2）花生。花生的蛋白质含量高达 30% 左右，还含有维生素 B_1、维生素 B_2 及维生素 E 等多种营养成分，其营养价值可与鸡蛋、牛奶、瘦肉等媲美，而且易被人体吸收。花生皮还有补血的功效，能增加血小板。用新鲜花生叶煎水代茶饮，可以防治妊娠高血压综合征。花生受潮后很容易被黄曲霉菌污染，而污染后产生的黄曲霉素有很强的致癌性，故花生宜密封存放。

①摄入量：每天半把（25~30 克）。

②推荐食用方法：可与黄豆一起炖汤，也可和莲子一起放在粥里煮着吃，最好不要用油炒着吃。

③挑选方法：优质的花生果壳呈土黄色或白色，果仁呈各不同品种所特有的颜色，色泽分布均匀一致，颗粒饱满、形态完整、大小均匀，肥厚而有光泽，无杂质，品质好的花生具有花生特有的香味。

（3）板栗。可补肾强筋，但多吃易滞气，且伤脾胃，建议孕妇每天最多吃 10 个。另外，板栗含糖量高，有糖尿病的孕妇应少吃。下面具体说说挑选板栗的几种方式：

①看外壳。呈鲜红、带褐、紫、赭等色，且颗粒光泽，品质一般较好。若外壳变色、无光泽或带黑影，则表明果实已被虫蛀或受热变质。

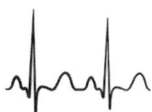

②捏果。可以用手捏板栗，如颗粒坚实，一般果肉丰满；如颗粒空壳，则表明果肉已干瘪或肉已酥软。

③手摇。将几颗栗子放入手里摇，有壳声则表明果肉已干硬。

④品尝。好的板栗果仁淡黄、结实、肉质细、水分少、甜度高、香味浓；反之，坚硬无味、口感差。

但要注意的是，板栗颗粒并非越大越好。我国栗子有南栗和北栗之分，北栗一般颗粒较小，特点为扁圆形、果皮薄、炒后容易剥壳，颗粒也较均匀，质量较好。

选购板栗的时候也要注意，不要追求果肉的色泽洁白或金黄。金黄色的果肉很有可能是经过化学处理的板栗，对身体有害。相反，如果炒熟后或煮熟后果肉中间有些发褐，是栗子所含酶发生"褐变反应"所致，是正常现象，对身体没有危害。

（4）瓜子。市面上常见的瓜子主要有葵花子、南瓜子和西瓜子。葵花子所含的不饱和脂肪酸能起到降低胆固醇的作用，同时还能促进脑垂体的分泌功能，加强卵巢机能，使卵泡数量增多、黄体细胞生长，还有增加黄体酮的作用，有助于安胎。葵花子还含有丰富的镁，对稳定血压和神经系统有重要作用，孕妇每晚吃适量葵花子可起到安眠的作用。多吃南瓜子可以防治肾结石病；西瓜子味甘性寒，具有利肺、润肠、止血及健胃等功效。

①摄入量：每天 1 把（20~30 克）。

②推荐食用方法：炒熟或煮熟后食用。

③挑选方法：以黑壳为好，花壳其次，白壳较差；对粒形来说，以中心鼓起、仁肉饱满的为好；用齿咬，壳易分裂、声音实而响的为干，反之为潮；以仁肉肥厚色白者为佳。可抓适量瓜子，从 50 厘米高处逐渐松手，落下后实粒居中而声响，空瘪粒则散落四周，实粒的为好。

（5）夏威夷果。夏威夷果是一种原产于澳洲的树生坚果，也称澳洲坚果或昆士兰果，味道香甜可口。夏威夷果营养成分极其丰富，含油量为 60%~80%，还含有丰富的钙、磷、铁、维生素 B_1、维生素 B_2 和氨基酸。夏威夷果调节血脂的作用也很好。

①摄入量：每天 3~4 个。

②推荐食用方法：可以鲜食，但更多的是加工成咸味或作为甜点食用。

③挑选方法：先闻香味，越清香越好。从裂口上看果肉，以白色果肉者为佳。

（6）松子。含有丰富的维生素 A 和维生素 E，以及人体必需的脂肪酸、油酸、亚油酸和亚麻酸等。松子不但具有益寿养颜、除病强身之功效，还具有防癌、抗癌之作用。孕妇吃松子可以益气、助消化，促进胎儿大脑的健康发育。因为松子油性较大，胆功能不良的孕妇要少吃。

①摄入量：每天半把（20~30 克）。

②推荐食用方法：生吃，或者撒在米饭上。

③挑选方法：挑选色泽红亮、个头大、果仁饱满的。好的松子从表面上看颗粒均匀，开口不均匀（因为松子是在高温炒制下自然开裂的，若开口均匀且较长，说明有问题）。口感方面，优质的松子吃起来有清香味，劣质的松子吃起来发涩，有异味。

（7）开心果。开心果又名"阿月浑子""无名子"，是阿月浑子树的种子，我国在新疆等边远地区有栽培。开心果含有大量维生素 E，能够增强体质，抗衰老。开心果有润肠通便的作用，有助于人体内毒素的排出。同时其含有单不饱和脂肪酸，可降低胆固醇含量，降低心脏病的发生率。

①摄入量：每天 5~8 个。

②推荐食用方法：生吃。

③挑选方法：开心果果仁的颜色绿色的比黄色的要新鲜，而外表色泽特别洁白的开心果有可能是经工业过氧化氢浸泡过，应选择颜色接近本色的开心果。

（8）榛子。榛子含有约50%的不饱和脂肪酸，并富含磷、铁、钾等矿物质，以及胡萝卜素、维生素 B_1、维生素 B_2、烟酸，经常吃可以明目、健脑。榛子所含的丰富的纤维素还有帮助消化和防治便秘的作用，榛子本身带有一种天然的香气，具有开胃的功效。

①摄入量：每天 8~10 个。

②推荐食用方法：直接食用，或是放在麦片里一起吃。

③挑选方法：果壳呈棕色，但外表光泽好的大都经过硫黄熏制，以掩盖一些质量不好的部分。如果吃了含硫黄的榛子，舌头会有麻木感，选购时一定要谨慎。就果仁来说，则要挑选肥白而圆、香气浓郁的。

（9）腰果。腰果营养丰富，蛋白质和脂肪含量分别为21%和40%，各种维生素含量也都很高，具有补充体力和消除疲劳的良好功效，还能使干燥的皮肤得到改善，同时还可以为孕妇补充铁、锌等。与其他坚果相比，腰果中对人体不利的饱和脂肪酸含量要稍高一些，因此，应避免吃太多。腰果中还含有多种过敏原，对于过敏体质的人来说，可能会造成过敏。

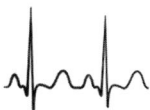

①摄入量：5～8个。

②推荐食用方法：生吃或者撒在米饭上。

③挑选方法：以外观呈完整月牙形，色泽白、果仁饱满、气味香、油脂丰富、无蛀洞、无斑点的腰果为佳，而有受潮现象的则不新鲜。

3. 糕点的选择

应选择易消化、在胃内储存时间短的糕点，可减少呕吐，如全麦面包、全麦饼干、米糕等。

（王秀华　周爱玲）

3.9 孕期饮食禁忌

3.9.1 孕早期饮食注意事项及禁忌

忌高脂肪、高糖饮食，不宜过度补钙，也不宜过度吃咸食，以避免发生妊娠高血压综合征。另外，忌滥服温热补品，谨防食用霉变食品而造成中毒，忌饮酒饮茶，以免影响胎儿发育及出生后的智力；避免进食热性食物，因为热性食物会增加人体内热，不利于聚血养胎；忌寒性食物，以免滑胎。

3.9.2 孕中期饮食注意事项及禁忌

（1）忌辛辣热性佐料。如辣椒、花椒、胡椒、小茴香、八角、桂皮、五香粉等，容易消耗肠道水分而影响胃肠分泌，造成胃痛、痔疮、便秘。

（2）忌有兴奋作用的食品。孕妇大量饮用含咖啡因的饮料和食品，会出现恶心、呕吐、头痛、心跳加快等症状，还会通过胎盘进入胎儿体内，影响胎儿发育。同时，茶叶含有较丰富的咖啡因，增加孕妇的心、肾负担，不利于胎儿的健康发育。

（3）忌味精。味精虽是常用调味品，但孕中期的孕妇要少吃或不吃。味精主要成分是谷氨酸钠，血液中的锌与其结合后便从尿中排出，因此，味精摄入过多会消耗大量的锌，不利于胎儿神经系统的发育。

（4）忌人参、桂圆类补品。中医认为孕妇多数阴血偏虚，食用人参会引起气盛阴耗，加重孕期反应如水肿和妊娠高血压等。桂圆辛温助阳，孕妇食用后易动血动胎。

（5）忌含有添加剂的食品。罐头食品中含有的添加剂，是导致畸胎和流产的危险因素，所以孕妇要远离罐头食品。油条在制作过程中添加的明矾，是一种含铝的无机物，铝可通过胎盘影响胎儿发育，孕妇不宜食用。

3.9.3　孕晚期饮食注意事项及禁忌

（1）不宜多摄入盐。可能引发先兆子痫，会危害孕妇与胎儿的生命安全。

（2）不宜多摄入甜食。糖分摄入过高，易引起妊娠期糖尿病。

（3）忌食寒凉、对子宫有刺激作用的食物，如薏米、苋菜等。

（4）忌食霉变食品。食用霉变食品会使染色体断裂或畸变，导致胎儿畸形，甚至流产。

（5）忌饮浓茶及咖啡。浓茶会导致新生儿体重不足，严重者还会导致流产、早产或死胎；咖啡因对胎儿生长发育极为有害。

（王秀华　周爱玲）

3.10　妊娠常见病及相应的膳食要求

3.10.1　妊娠高血压及膳食要求

1. 妊娠高血压孕妇的饮食要求

（1）控制总能量摄入。孕期能量摄入过度可致肥胖，而肥胖是导致妊娠高血压综合征的一个重要因素。孕前体重正常的单胎孕妇，孕中、晚期摄入能量以保持每周增重 0.3~0.5 千克为宜，肥胖孕妇每月体重增长不超过 1 千克。

（2）减少脂肪的摄入量。少食糖类及胆固醇含量高的食物，脂肪占总能量的比例应少于 30%，而且饱和脂肪酸提供的能量应低于总能量的10%，相应增加不饱和脂肪酸的摄入。减少动物内脏、蛋黄、鱿鱼等富含胆固醇食物的摄入。烹调时宜用植物油，烹调油的用量控制在 20~30 克（2~3 汤勺）。

（3）增加优质蛋白。鱼类、蛋、去皮禽类、脱脂奶类、大豆及制品等富含优质蛋白且脂肪含量低。动物蛋白和植物蛋白各占 50%，以保证优质蛋白的供应。妊娠期高血压孕妇可以适当增加蛋白质的摄入量，以保证胎

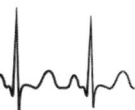

儿的宫内发育。

（4）减少盐的摄入量。建议妊娠期高血压孕妇将每天食盐的摄入量限制在 3～5 克，避免食用腌制食品，如咸菜、咸鱼、咸肉、咸蛋、酱菜等，同时少吃酱油。还需避免食物中含钠高的食品，如挂面、菠菜、萝卜、干枣、豆腐干、紫菜等。可在菜肴烹调好后再放盐或酱油，或可以用葱、姜、蒜等来改善少盐烹调的口味。还应注意食物中"看不见的食盐"，如蒸馒头时应避免用碱，可改用酵母。平时可用低钠盐、无盐酱油等以减少盐的摄入量。

（5）补充足够的钙、镁、锌、硒等微量营养素。增加钙、镁、锌、硒等的摄入量可降低妊娠高血压综合征的发病率。对于有高危因素的孕妇，从孕 20 周起，每日补钙 2 000 毫克则可降低妊娠期高血压综合征的发生率。若自孕 16 周开始每日补充维生素 E 400 毫克和维生素 C 100 毫克，可使妊娠期高血压综合征的发生率下降 18%。豆类、绿叶蔬菜中含丰富的镁，鱼、牡蛎以及动物内脏含锌丰富，是补锌的佳品。

（6）多进食新鲜蔬菜水果、适量饮奶。建议每天摄入新鲜蔬菜 4～5 种，水果 2～4 种。绝大部分的新鲜蔬菜和水果都富含钾，如土豆、红薯、木耳、海带、紫菜、香蕉等，且含糖量较低，更适合妊娠期高血压合并糖尿病的孕妇食用。由于妊娠期高血压孕妇常伴有肥胖或高脂血症，最好饮用低脂或脱脂牛奶，以减少饱和脂肪酸的摄入。

2. 妊娠高血压孕妇饮食的注意事项

（1）改变过去不良的饮食习惯。边看电视边吃饭、偏爱肉食、经常饮酒，喜欢吃咸鱼、腊肉、咸菜等腌制食品，喜欢吃猪肝、猪大肠、羊肚、牛肝、牛百叶、牛肚等动物内脏，喜欢吃重盐的食物，都是不好的饮食习惯。

（2）减盐。减盐要分步进行，在保持食物美味的同时减少盐、酱油等的用量。减盐有以下几种方法：

①餐桌上取消盐瓶、酱油瓶，不放置咸菜、豆腐乳。

②炒菜时不放盐，可将 3 克左右的盐放在小碟中，吃菜时将菜蘸少许盐食用。

③学会享受食材原本的味道。

④用少量橄榄油或香油增加鲜味。

⑤利用果仁或者蔬菜特有的香味，在拌菜中加入芝麻、花生仁、紫苏、香菜等。

⑥利用柠檬、柚子、醋的酸味制作菜肴。

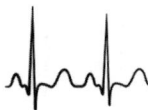

（3）减脂。妊娠高血压孕妇摄入过多的脂肪容易发生脂肪硬化、高脂血症、心脏病和脑卒中等。应减少或避免食用油炸食品、罐头食品、腌制食品、加工的肉类食品、肥肉和动物内脏类食品、奶油制品，以及方便面和烧烤类食品等。

（4）应积极摄取蔬菜、水果中的优质蛋白质。蔬菜和水果是最好的排钠剂，减钠补钾是高血压饮食疗法中的重中之重，生吃水果蔬菜是补钾的一种不错的办法，或者是将烹制过的汤汁喝掉。妊娠高血压孕妇需要摄取优质的蛋白质，要以植物蛋白为主，可以多摄取大豆及豆制品、牛奶或乳制品，以及秋刀鱼、鸡胸肉、牡蛎等。

（5）减肥有助于预防高血压。

①控制每天的热量，早、中、晚餐有规律，晚餐最好吃7分饱。

②多选择蔬菜、海藻、蘑菇等低热量食物。

③将食物做得清淡些，少油少盐。

④不要吃过多的点心。

⑤慢慢进食，最好每口饭咀嚼20次以上，盛饭时等5分钟。

⑥勤饮水，每天要喝1 500～2 000毫升的水，可以选择矿物质水、温开水。

⑦每天做有氧运动，时间可以安排在早上和傍晚，每次最少30分钟，如散步、骑自行车、慢跑、游泳、爬楼梯等。

⑧空闲时间可做些小运动，如高抬腿、深呼吸等。

3. 适合妊娠高血压孕妇的食谱——西芹木耳炒鱼片

用料：木耳10朵、西芹1根、淀粉半勺、蒜2瓣、盐小半勺、鸡汁半勺。

做法：

①鱼肉与鱼骨分离。

②鱼切片，放淀粉、鸡汁、盐腌制3～5分钟，下油煎炸后捞起。

③木耳去头，清洗干净，泡发。

④西芹焯水捞出。

⑤热锅下油，放入西芹、木耳，加味料翻炒均匀。

⑥下鱼肉，轻轻翻炒后起锅（见图3-48）。

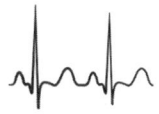

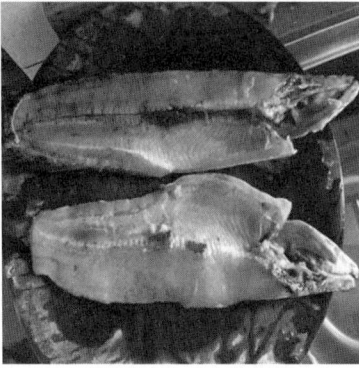

（a）使鱼骨肉分离

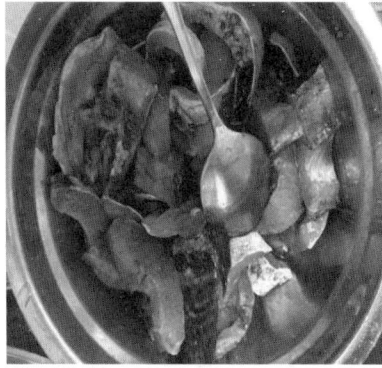

（b）鱼片腌制

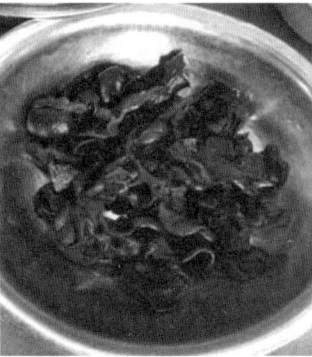

（c）清洗木耳

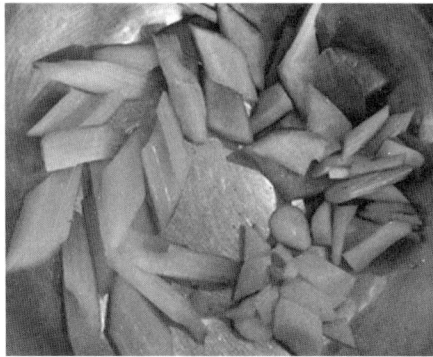

（d）西芹焯水

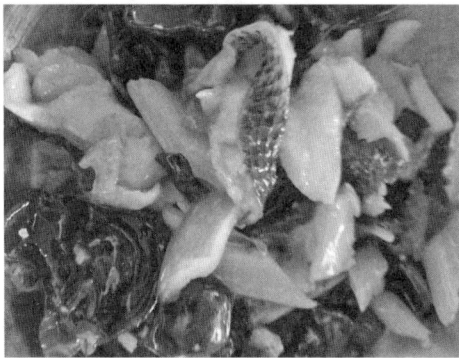

（e）装盘

图 3 - 48　制作西芹木耳炒鱼片

制作西芹木耳炒鱼片的注意事项：

①西芹焯水以避免味道过浓，同时保持爽脆的口感。

②切鱼片的时候要小心，以防切伤手。

3.10.2　妊娠糖尿病及膳食要求

1. 妊娠糖尿病孕妇的饮食要求

（1）三餐定时定量。不能三餐减为两餐吃，也不宜早、午餐吃得少而晚餐丰盛，按时进餐，控制食量。

（2）均衡摄取营养。妊娠糖尿病孕妇需要的营养成分与一般人无异，每天应以科学的比例均衡摄取各种营养。

（3）摄取多纤维素的食物。纤维素可增加饱腹感，使胃肠道吸收变慢，具有延缓血糖上升的作用，纤维素还有刺激肠胃蠕动与控制血脂等益处。可适度选择糙米、全谷类食物或全麦面包等来代替白米饭、普通面包等，每餐至少吃适量蔬菜（100克），最好每天吃不同颜色的蔬菜，多吃深绿色与深黄色的蔬菜，如胡萝卜、南瓜、菠菜等。

（4）减少高盐食物的摄取量。一般人与妊娠糖尿病孕妇的饮食都应该避免高盐与过度加工的食品，如罐头、火腿、腊肉、霉干菜、腌菜、泡菜、蜜饯等。

（5）糖类应依饮食计划中的比例摄取，而且要以多糖类为主，避免单糖或双糖。因此，糖果、饮料、果汁、运动饮料等额外添加了糖类的食品应少吃，冰激凌、蛋糕等甜点除了含有糖分，油脂也很多，也要少吃。

（6）少吃高油脂与高胆固醇的食物。蛋黄、鱼卵、内脏、海鲜这类含高胆固醇的食物要尽量少吃。油炒、油煎、油酥以及猪皮、鸡皮的油脂都很高，也应尽量少吃。

另外，妊娠糖尿病孕妇应学会计算每天所需能量。计算出适合自身的能量需要，是饮食控制糖尿病的第一步。要了解以下几个方面：

①身体所需要的能量。身体需要的能量与两个因素有关——体重和活动强度。

写出自己的理想体重，并将实际体重与理想体重进行比较，确定自己的体重水平，这是计算自身能量需要的第一步。最快捷的方法就是用标准体重公式来计算理想体重，即：标准体重（千克）＝身高（厘米）－105。

如果实际体重在标准体重的±10%范围内，那么体重就属于正常范围；如果实际体重超过标准体重10%则为超重，超过20%就是肥胖，而低于20%为消瘦。

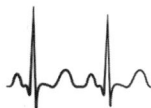

计算出理想体重后，结合活动强度，根据不同体重和活动强度所需能量系数（见表 3 - 1），可以算出每日所需能量，即：每日所需能量（千焦）＝标准体重（千克）×热量（千焦／千克）。

表 3 - 1 不同体重和活动强度所需能量系数表

单位：千焦

体形	卧床	轻体力	中体力	重体力
消瘦	84 ~ 105	146	148	188 ~ 209
正常	63 ~ 84	125	146	148
超重或肥胖	63	84 ~ 105	125	146

②食物交换份配餐法。"食物交换份"是目前国际上通用的糖尿病饮食控制方法，符合既能保证营养代谢平衡又能使食物多样化的营养治疗原则。"食物交换份"是将食物分成不同类型，每类食物均为 1 个交换单位，每 1 个交换单位所含能量大致相仿，约 358 千焦，同类食物可以任意互换（见表 3 - 2 至表 3 - 9）。具体每份食物的量如下（其中重量均指生重）。

谷薯类：每份重量 25 克，能量 358 千焦；

蔬菜类：每份重量 500 克，能量 358 千焦；

水果类：每份重量 200 克（1 个中等大小苹果的量），能量 358 千焦；

大豆类：每份重量 25 克，能量 358 千焦；

奶类：每份重量 160 克，能量 358 千焦；

肉类：每份重量 50 克，能量 358 千焦；

蛋类：每份重量 60 克（1 个中等大小鸡蛋的量），能量 358 千焦；

油脂类：每份重量 10 克（约 1 汤匙），能量 358 千焦。

表 3 - 2 等值食品交换表

能量（千焦）	交换单位	谷薯类		菜果类		肉蛋豆类		油脂类	
		重量（克）	单位	重量（克）	单位	重量（克）	单位	重量（克）	单位
5 016	14	150	6	500	1	150	3	2 汤匙	2
5 852	16	200	8	500	1	150	3	2 汤匙	2
6 498	18	250	10	500	1	150	3	2 汤匙	2

（续上表）

能量 （千焦）	交换 单位	谷薯类		菜果类		肉蛋豆类		油脂类	
		重量 （克）	单位	重量 （克）	单位	重量 （克）	单位	重量 （克）	单位
5 624	15	300	12	500	1	150	3	2 汤匙	2
6 460	18	350	14	500	1	150	3	2 汤匙	2
9 196	25	400	16	500	1	150	3	2 汤匙	2

表 3 - 3　等值蔬菜类食品交换表

单位：克

食品	重量	食品	重量
大白菜、圆白菜	500	白萝卜、青椒	400
菠菜、油菜	500	茭白	350
韭菜、茴菜、茼蒿	500	南瓜、菜花	250
油菜	500	扁豆、洋葱	200
西葫芦、番茄、莴笋	500	蒜苗	250

注："交换份"蔬菜类食品提供蛋白质 5 克、碳水化合物 17 克，相当于能量 358 千焦。

表 3 - 4　等值谷薯类食品交换表

单位：克

食品	重量	食品	重量
大米、小米、糯米、薏米	25	绿豆、芸豆、红豆、干豌豆	25
高粱米、玉米渣	25	干粉条、干莲子	25
面粉、米粉、玉米面	25	油条、油饼、苏打饼干	25
混合面	25	烧饼、烙饼、馒头	35
燕麦片、莜麦片	25	咸面包、窝头	35
挂面	25	马铃薯	100
龙须面	25	湿粉皮	150

注："交换份"谷薯类食品提供蛋白质 2 克、碳水化合物 20 克，相当于能量 358 千焦。

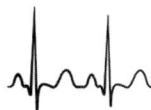

表3-5 等值大豆类食品交换表

单位：克

食品	重量	食品	重量
腐竹	20	北豆腐	100
大豆（黄豆）	25	南豆腐	150
大豆粉	25	豆浆（黄豆1份加8倍的水磨浆）	400
豆腐丝、豆腐干	50		

注："交换份"大豆类食品提供蛋白质9克、脂肪4克，相当于能量358千焦。

表3-6 等值油脂类食品交换表

单位：克

食品	重量	食品	重量
花生油、香油	10	猪油	10
玉米油、菜籽油	10	牛油	10
豆油	10	黄油	10
红花油	10	葵花子（带壳）	25
核桃、杏仁	25	西瓜子（带壳）	40
花生米	25		

注："交换份"油脂类食品提供脂肪10克，相当于能量358千焦。

表3-7 等值奶类食品交换表

单位：克

食品	重量	食品	重量
奶粉	20	牛奶	160
脱脂奶粉	25	羊奶	160
奶酪	25	无糖酸奶	130

注："交换份"奶类食品提供蛋白质5克、脂肪5克、碳水化合物6克，相当于能量358千焦。

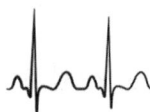

表3-8　等值水果类食品交换表

单位：克

食品	重量	食品	重量
柿子、香蕉（带皮）	150	李子、杏（带皮）	200
梨、桃、苹果（带皮）	200	葡萄	200
橘子、橙子、柚子（带皮）	200	草莓	300
猕猴桃（带皮）	200	西瓜	500

注："交换份"水果类食品提供蛋白质1克、碳水化合物21克，相当于能量358千焦。

表3-9　等值肉蛋类食品交换表

单位：克

食品	重量	食品	重量
熟火腿、香肠	20	鸡蛋粉	60
肥瘦猪肉	25	鸡蛋	60
熟叉烧肉、午餐肉	35	鸭蛋、松花蛋	60
熟酱牛肉、熟酱鸭、肉香肠	50	鹌鹑蛋	150
瘦猪、牛、羊肉	50	鸡蛋清	80
排骨	100	大黄鱼、甲鱼、比目鱼	80
鸭肉、水发鱿鱼	100	水发海参	350

注："交换份"肉蛋类食品提供蛋白质9克、脂肪6克，相当于能量358千焦。

③生熟互换。食物煮熟后其重量会发生很大变化。本书所介绍的食物重量如无特殊说明均指生重。以下3种食物生熟重量互换关系供参考：

50克大米，熟重（米饭）130克；

50克面粉，熟重（馒头）56克；

50克生肉食，熟重35克。

④可用营养素含量相似的食物互换。使用食物交换份最大的一个优点是同类食物或营养含量近似的食物可以相互交换，为食物的选择提供了更大的空间。

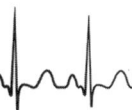

2. 妊娠糖尿病孕妇的饮食误区

（1）主食吃得越少越好。米、面、杂粮等富含碳水化合物，经胃肠消化后，以葡萄糖的形式经小肠被人体吸收。葡萄糖是人体理想的能量来源，若摄入碳水化合物过少，会导致体内能量不足，促使体内脂肪分解，酮体增多，严重者甚至发生酮症酸中毒，危及生命。还可能使蛋白质长期分解代谢，引起营养不良。孕妇会日益消瘦、乏力、抗病能力低下，容易引发感染。

（2）只吃素，不吃荤。动物性食物的蛋白质含量高，是优质蛋白，含有的氨基酸比例适合人体需要。而植物性蛋白质（豆类除外）是不完全蛋白质，缺少赖氨酸，营养是不全面的。而吃荤多势必造成脂肪过高，不但使肾脏负担加重，也容易使总能量超标。正确的做法应该是平衡膳食，也就是在控制总能量的前提下，尽可能做到谷类、肉蛋、奶、蔬菜及水果种类齐全，以便获得均衡的营养。

（3）少吃主食，多吃肉。肉、蛋、鱼及豆腐等虽然含糖量不高，却富含蛋白质和脂肪，在体内仍可转变成葡萄糖，因此多食也会升高血糖。妊娠糖尿病孕妇若长期摄入高蛋白质饮食，会造成肾小球毛细血管内的压力增大，引发糖尿病肾病。妊娠糖尿病孕妇蛋白质摄入量每天每千克标准体重 0.8~1.2 克，糖尿病肾病孕妇则应限制在每天每千克标准体重 0.8 克，晚期肾病孕妇则应更加控制严格。

（4）鱼及豆制品多多益善。鱼肉是营养价值很高的蛋白质，鱼的脂肪多由不饱和脂肪酸组成，具有降低血脂、防止动脉硬化的作用。豆制品中含有丰富的大豆蛋白，并有防治骨质疏松、预防心血管病、延缓衰老等一系列保健作用。若大量食用蛋白质，会造成体内含氮废物过多，使肾功能进一步减退。此外，鱼及大豆中均含较多嘌呤，合并高尿酸血症或痛风的孕妇也不宜多食。

3. 妊娠糖尿病孕妇饮食的注意事项

（1）忌含高胆固醇的食物，如动物内脏、蛋黄等。

（2）忌含动物脂肪的食物，如肥肉、猪油、油炸食物等。

（3）忌假日或亲友聚会时暴饮暴食。

（4）忌辛辣刺激的调味品，如辣椒粉、胡椒粉等。

（5）忌烟、酒、咖啡等有刺激性的食物。

3.10.3 妊娠甲亢及膳食要求

1. 甲亢孕妇的饮食要求

（1）甲亢孕妇需要大量的能量。饮食中要保持足够的热量及营养摄入，满足人体正常的需要。每日供给热量 12 552 ~ 14 644 千焦，比正常人增加 50% ~ 56%。

（2）甲亢孕妇体内容易造成维生素及矿物质的缺乏。孕妇在服用了抗甲状腺药物后，会导致白细胞减少，所以需要补充维生素与矿物质。

（3）甲亢孕妇在饮食中应少食鱼、虾类海产品。禁食海带、紫菜、海鱼等海产品，因海产品内含有大量的碘，碘是合成甲状腺激素的原料，治疗期间摄入过多含碘食物，会加重病情。

2. 甲亢孕妇饮食的注意事项

（1）要做到饮食有规律、起居有常，顺应自然变化，进行适量的体育活动，以加强身体免疫力。还要补充充足的水分，严禁咖啡、浓茶等兴奋性饮品。多吃一些含丰富钾、钙的食物，注意营养搭配。

（2）甲亢孕妇应注意每日进食的热量至少为 2 000 千卡，多吃高蛋白食物，年轻孕妇还需多吃脂肪类食物，多吃含维生素丰富的水果、蔬菜，少吃辛辣食物，如辣椒、葱、蒜等。

（3）少食多餐，避免一顿饭吃得太饱，可适量增加餐次，三餐之间增加副餐 2 ~ 3 次，副餐可吃一些小点心与水果。

3. 适合甲亢孕妇进食的食谱——马铃薯南瓜炖肉

材料：五花肉 250 克、马铃薯 2 个，南瓜和洋葱适量。

调料：酱油、白胡椒适量。

做法：

①将洋葱切丁，马铃薯、南瓜切块备用，起油锅放入洋葱丁爆香。

②洋葱炒香后放入五花肉炒，转小火将肉油炒出，再放入马铃薯一起翻炒。

③将酱油倒入锅中炝锅，再放入白胡椒，最后加入水，与食材高度齐平。放入南瓜一起炖煮，小火慢炖 20 分钟，再焖 20 分钟，最后开火煮 5 分钟，熄火继续焖 20 分钟即可（见图 3 – 49）。

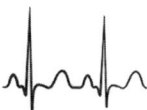

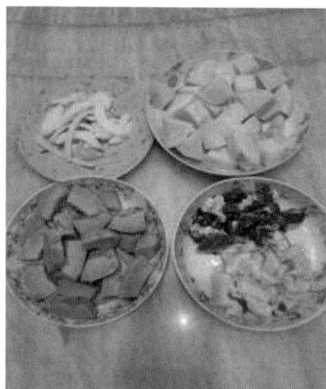

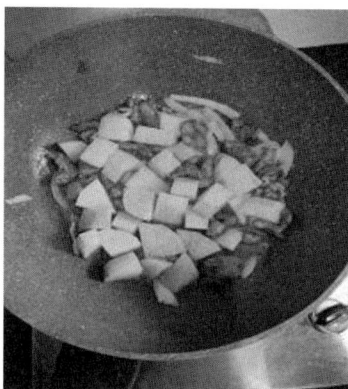

（a）切丁备用　　　（b）洋葱、五花肉、马铃薯同炒

图 3 - 49　制作马铃薯南瓜炖肉

3.10.4　妊娠甲减及膳食要求

1. 甲减孕妇的饮食要求

甲减孕妇由于黏液性水肿常常手足肿胀、身体发胖，吃咸的食物会引起水、钠潴留而加重水肿。要少吃偏咸的食品，如腌制的咸菜等，平衡膳食，荤素搭配，粗细配比，尽量使食物品种多样化，注重营养的同时，还可预防大便干燥。

（1）补充碘。除了可从碘盐中摄取碘，还可从碘酱油、加碘面包及含碘丰富的海带、紫菜中摄取。炒菜时碘盐不宜放入沸油中，以免碘挥发而降低碘的浓度。

（2）忌各种致甲状腺肿大的食物。如避免食用卷心菜、白菜、油菜、木薯、核桃等食物，以免引起甲状腺肿大。

（3）控制脂肪和胆固醇的摄入量。甲减时血浆胆固醇排出缓慢，因此血浆胆固醇的浓度很高，应控制脂肪的摄入量以降低血浆胆固醇的浓度。忌食用高胆固醇的食物，如奶油、动物脑及内脏等。限食高脂肪类食品，如花生米、核桃仁、杏仁、芝麻酱、火腿、五花肉、干奶酪等。

（4）供给足够的蛋白质。每人每天供给的优质蛋白质的量应超过 20克，才能维持人体内蛋白质的平衡。蛋白质补充可选用蛋类、乳类以及各种肉类、鱼类，并注意植物性蛋白与动物性蛋白的互补，如各种豆制品等。

（5）改善贫血，供给丰富的维生素。适当供给动物肝脏可改善贫血，还要保证供给各种蔬菜及新鲜水果。

2. 甲减孕妇饮食的注意事项

甲减的发生与饮食营养有很大关系，甲减孕妇的饮食应注意以下几点：

（1）饮食以清淡为主，多吃青菜、水果。

（2）多食高碘食品，如海产品（海带、紫菜、瑶柱等）。

（3）多食足量的肉类，最好是鱼类，鱼类不仅能提供蛋白质，还可提供磷脂类。

（4）少食高脂肪的食物。

（5）少食富含胆固醇的食物。

（6）避免辛辣刺激食物、油炸食物。

3. 适合甲减孕妇进食的食谱——紫菜元贝瘦肉汤

材料：紫菜5克、粉丝1把、干贝18粒、瘦肉200克、姜5片、葱花少许。

调料：猪油、盐、生粉、生抽适量。

做法：

①锅中放入4大碗清水烧开，放入切好的姜片，煮出姜味。

②放入洗净的干贝继续煮沸，将干贝的原汁煮出。

③放入泡发好的粉丝。

④粉丝放入之后煮5分钟。

⑤瘦肉放入生粉、生抽搅拌均匀，放入锅中煮开。

⑥去除上面一层浮沫，加猪油、盐、生抽。将紫菜洗净放入锅中，可在关火的状态下进行。

⑦放入葱花即可（见图3–50）。

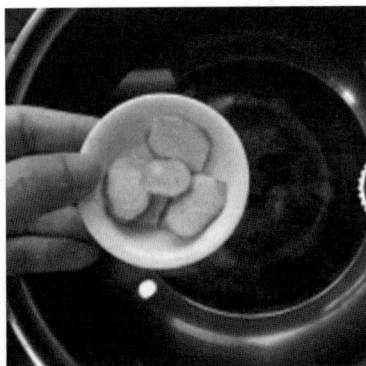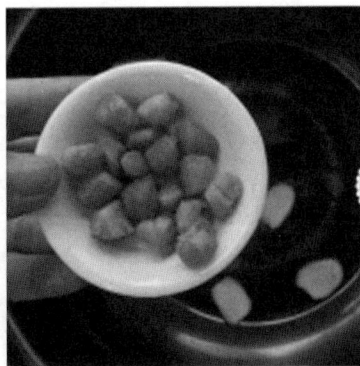

（a）煮生姜片　　　　　　　　（b）放干贝

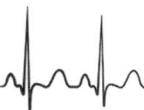

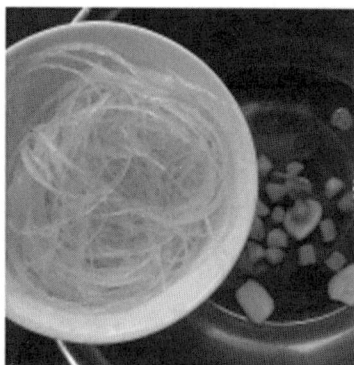

（c）放入泡发好的粉丝

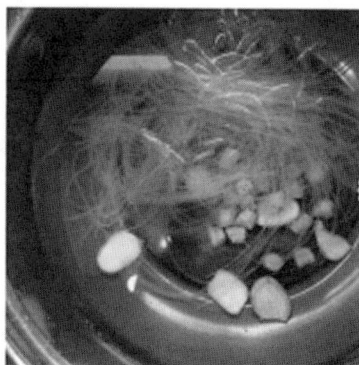

（d）煮粉丝

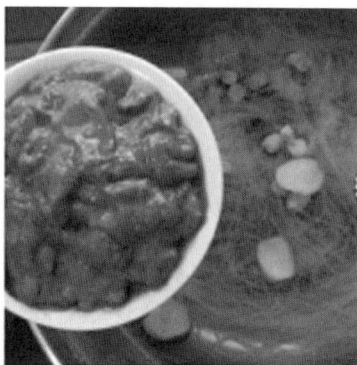

（e）加入瘦肉

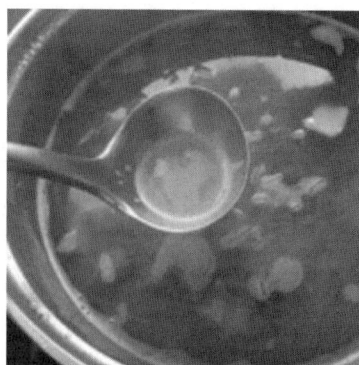

（f）去除浮沫

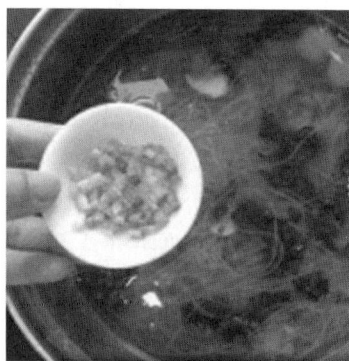

（g）加入葱花

图 3-50　制作紫菜元贝瘦肉汤

3.10.5 妊娠贫血及膳食要求

1. 贫血孕妇的饮食要求

（1）多吃含铁的食物。铁是人体必需的微量元素，正常人体内含 4～5 克铁，其中 53% 参与合成血红蛋白。此外，铁还可增强机体免疫力，严重的缺铁性贫血的孕妇常并发感染等疾病。铁存在于多种食物中，其中含铁量较多的食物有肉类、蛋类、鱼类以及动物的肝、心、肾、血（鸭血、猪血、鸡血）。妊娠女性、哺乳期女性建议每日铁供给量为 18～20 毫克。孕期补铁以口服铁剂为主、食物补充为辅。首选 Fe^{2+} 口服剂。服用铁剂的最佳时间是在餐后 1 小时后或两餐之间，与钙分开服用，间隔 2 小时，不耐受者饭后服用，维生素 C 可促进铁的吸收。

（2）考虑不同食物铁的吸收率。缺铁性贫血的孕妇想从饮食中补铁还需考虑铁的吸收率。食物中铁的来源有两种：一种来源于动物肝、肾、血及肉、禽、鱼类，即血红蛋白铁；另一种来源于蔬菜、豆类及粮食，即非血红蛋白铁。前者在体内易被吸收利用，不受同餐食物的影响，吸收率可达 12%～20%，尤其是肝脏、血液中含铁最丰富，铁的吸收率也高。有的食物如牛肉中含铁虽然也很丰富，但吸收率明显不如肝脏，肝脏中的铁酸性环境有利于食物中三价铁游离出来，促进铁被还原吸收利用。我国膳食以粮食为主，铁多来自非血红蛋白铁，因此需要与富含血红蛋白铁和其他可促进铁吸收的食物，如富含维生素 C 的食物一起食用，合理搭配，才能使摄入的铁被充分吸收利用。

（3）供给高蛋白质的饮食。一般动物性蛋白质所含人体必需氨基酸比例合乎人体需要，其中以鸡蛋中的必需氨基酸最为理想。动物性蛋白质如瘦肉类、禽蛋类、鱼类、奶类的营养价值最高；植物性蛋白质次于动物性蛋白质，其中黄豆所含的蛋白质营养价值较高，几乎与肉类营养价值相等，故常把动物性蛋白质与大豆蛋白质都称为优质蛋白。

（4）改掉不良饮食习惯。对长期偏食和素食的孕妇，必须改掉不良的饮食习惯，才能保证机体所需铁和蛋白质等营养素的摄入。可以把几种营养价值较低的食物混合食用，使食物中相对不足的氨基酸相互补偿，取长补短，接近人体需要的比例，从而提高其营养价值，这就是蛋白质的互补作用。因此，全面均衡的饮食有利于改善贫血。

2. 贫血孕妇饮食的注意事项

（1）注意铁剂的吸收。两餐之间与维生素 C 同服（维生素 C 需碾成粉末），服药期间可能出现大便、牙齿轻微发黑等现象，均属正常，停药后

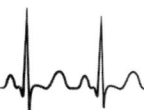

可自动恢复。也可与富含维生素 C 及叶酸的蔬菜、水果等同时服用。

（2）注意服用的剂量。从小剂量开始补充，铁中毒表现为头晕、恶心、呕吐、腹泻、腹痛、胃肠道出血和休克等症状，严重者可致昏迷、惊厥，甚至死亡。

（3）注意服用的时间。饭前空腹服用有利于铁的吸收，但有些人可能不适应，若选择饭后服用，也要在饭后 1 小时服用。

（4）注意服用的方法。口服铁剂时应将药物放在舌面上，直接用温开水冲饮下肚，千万不能咀嚼，会染黑牙齿。

（5）注意药物合理搭配。铁剂和维生素 C 搭配，有些药物不宜与铁剂同服，如抗酸药（西咪替丁、丙谷胺、阿托品等）和碱性药物（小苏打、复方氢氧化铝、氨茶碱、氢氧化铝等），否则会影响铁的吸收，降低治疗效果。铁剂不能与钙片或氯霉素等抗生素一同服用，也会影响铁的吸收。

（6）注意食物的作用。口服铁剂期间，尽可能选用酸性食物，如橘子、葡萄、柠檬、菠萝、橙子、猕猴桃、草莓等含有丰富的酸性成分维生素 C，有利于铁的吸收和利用。在服用铁剂时，最好用橙汁送服，或者服用铁剂之后多进食含有丰富维生素 C 的食物，除上述水果，还可进食番茄、甘蓝、西蓝花、青椒等。另外，要避免与一些食物同食而导致铁剂的药效降低或消失，如豆制品、牛奶等含有较多的磷酸盐，与铁剂结合能生成沉淀物，不利于铁的吸收，故应避免同时食用。也不要喝浓茶或咖啡，因为茶、咖啡中含有大量鞣酸，能与铁生成不溶性的铁质沉淀，而妨碍铁的吸收。海带、胡萝卜、苏打饼干、黄瓜、红薯等碱性食物，可提高血液的碱性，影响胃内胃酸量和 pH 值，也不利于铁剂的吸收。

（7）注意不能立即停药。一般来说，应持续服药 2~3 个月，以补充体内的储存铁，加强效果。因此，应待储存铁恢复正常，贫血症状稳定后才可以停药，以免贫血症状复发。

（8）注意要药食结合。缺铁性贫血的孕妇平时要多进食高蛋白质、高维生素的食品，切勿偏食、挑食和厌食，因为这些坏习惯是造成缺铁性贫血的主要原因之一，应尽快改正。建议饮食营养要均衡，荤素搭配要适当，食物要多样化，适当多吃含铁丰富的食物。

3. 适合贫血孕妇进食的食谱——红枣糕

用料：红枣 120 克、纯牛奶 180 克、低筋面粉 180 克、鸡蛋 4 个。

调料：玉米油 40 克、小苏打 5 克、细砂糖 20 克、红糖 50 克。

做法：

①红枣冷水下锅，水开后煮5分钟，将红枣煮软，捞起。

②将煮好的红枣拌成红枣泥，加入纯牛奶、红糖、蛋黄、玉米油搅拌均匀。

③低筋面粉过筛加入。

④翻拌均匀，拌成糊状。

⑤在容器中加入蛋白和1/3的细砂糖，用打蛋器打发。大泡消失后再加入1/3的细砂糖，以中速继续打发至泡沫细腻。蛋白霜纹路缓慢消失，加入剩下的细砂糖，以中速打发至湿性发泡。

⑥在面糊中加入小苏打和发泡好的蛋白拌均匀。蛋白分2~3次加入面糊，快速翻拌均匀，不能画圈。

⑦倒入8寸或者9寸的固底蛋糕模中。

⑧烤箱上火151℃，下火160℃预热5分钟。下层烤20分钟，盖上锡纸再烤20分钟，这样便制作成红枣糕。

⑨脱模、切块（见图3-51）。

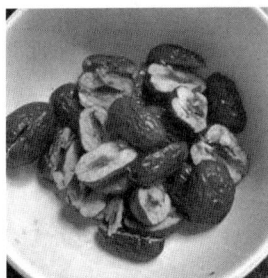
（a）煮红枣

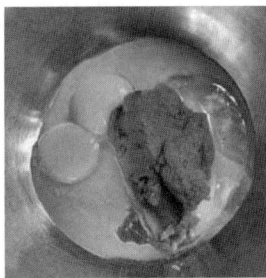
（b）拌红枣泥

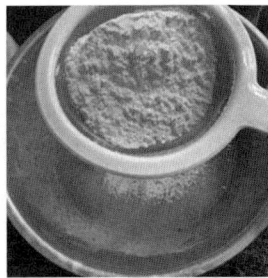
（c）低筋面粉过筛加入

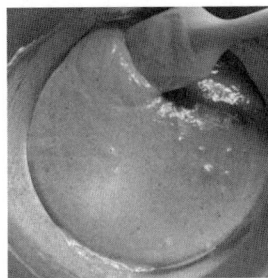
（d）翻拌均匀，拌成糊状

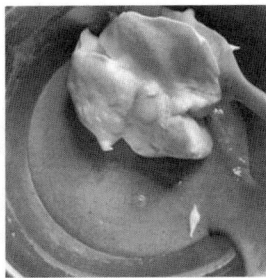
（e）加入蛋白

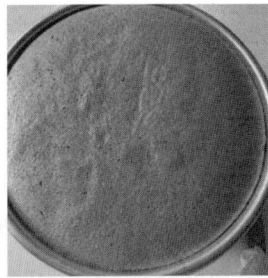
（f）制成红枣糕

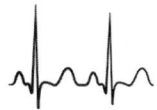

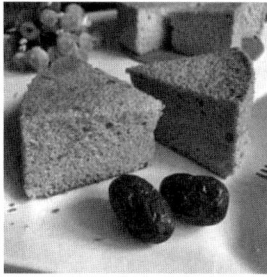

（g）脱模、切块

图 3－51　制作红枣糕

3.10.6　妊娠血小板减少及膳食要求

1. 血小板减少孕妇的饮食要求

（1）多吃含高蛋白的食物。血小板减少的孕妇平时应该多吃富含高蛋白的食物，因为蛋白质是各种血细胞增殖、分化和再生的基础。常见高蛋白食物有牛奶、瘦肉、鱼类、蛋类、豆类等。

（2）多吃含铁丰富的食物。血小板减少的孕妇应该多吃含铁丰富的食物，可以有效预防贫血，促进血细胞的增殖，从而增加血小板。常见的含铁丰富的食物有动物肝脏、猪肚、禽类、瘦肉以及马兰头、油菜、荠菜、大头菜、黄花菜、苋菜、番茄和面筋、麦麸、银耳、香菇等。

（3）多吃含维生素丰富的食物。血小板低的孕妇应多吃含维生素丰富的食物，不仅能改善贫血，而且对预防出血也十分有益，如含维生素 B_1、维生素 B_6、维生素 K 和维生素 C 等的食物。新鲜的蔬菜、水果和动物的肝肾中所含维生素丰富。

（4）搭配偏寒凉的食物。中医认为血热则妄行，出血属热者，宜选用性偏寒凉的食物。蔬菜水果中性凉者，多对止血有利，可在饮食配餐中运用，比如荸荠、莲藕、荠菜、黑木耳、梨、鲜枣等。另外，血小板低的孕妇可常用黄芪、红枣、山药、枸杞、桂圆干、党参、藕节、旱莲草、仙鹤草、羊骨、花生（带红衣）、黑豆、猪皮、扁豆、核桃仁等食物煲粥，好消化、易吸收，对补充血小板有很好的效果。

2. 血小板减少孕妇饮食的注意事项

（1）忌食粗纤维食品。血小板减少者最易出血，食用粗纤维食品，在消化过程中与消化道黏膜大量摩擦，会导致消化道出血，故必须忌之，如芹菜、菠菜、韭菜、竹笋、毛笋、冬笋，未煮烂的牛肉、羊肉、猪肉等。

（2）忌食烧烤类食物。一方面，烧烤之品外皮焦硬，会摩擦消化道而导致黏膜出血；另一方面，这类食品不易消化，容易造成肠道消化功能紊乱。

（3）限制脂肪摄入量。摄入过多脂肪会影响人体的造血功能，引起消化和吸收不良。故血小板减少的孕妇每日的摄入量应在51克以下，并以动物脂肪和植物脂肪各半为宜。

（4）血小板减少的孕妇饮食上要避免辛辣、刺激、过冷、过硬的食物，尤其要禁食海鲜品。

（5）黄瓜、板蓝根、碳酸饮料、酒精类都是降低血小板的，平时饮食要注意避免。

3. 适合血小板减少孕妇进食的食谱——八宝粥

材料：黑米50克、糯米50克、薏米30克、芸豆30克、红豆30克、红枣5个、莲子10个、花生1小把、绿豆30克、桂圆4~5个。

调料：冰糖20克。

做法：

①所有食材洗干净，莲子去掉莲心、红枣去核。

②将食材放入电饭锅，加水煮60分钟。

③将煮好后放入冰糖搅匀，便制作成八宝粥（见图3－52）。

制作八宝粥的注意事项：

①食材提前泡30分钟。

②煮粥要用慢火，中途不要搅拌，以防粘锅。

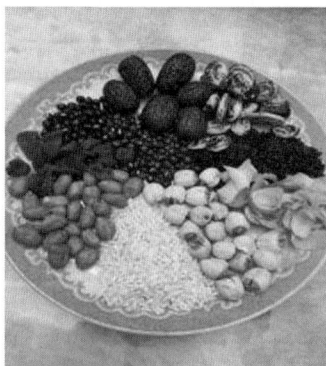

（a）洗净食材

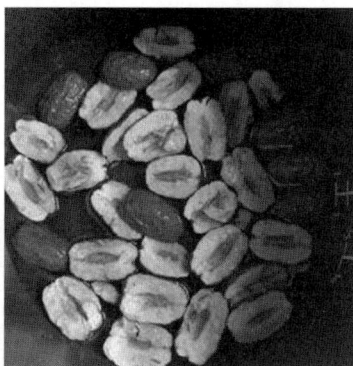

（b）红枣去核

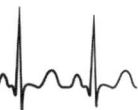

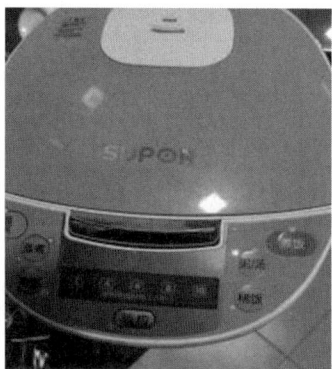

（c）食材放入电饭锅中　　　（d）制成八宝粥

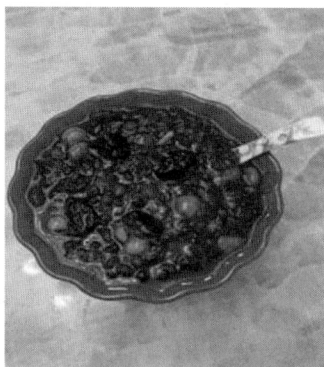

图 3 - 52　制作八宝粥

3.10.7　妊娠胆汁淤积及膳食要求

1. 胆汁淤积孕妇的饮食要求

胆汁淤积的孕妇饮食需营养丰富，选择以植物性食物为主的多样化膳食，如各种蔬菜和水果。植物性膳食并不意味着全是素食，应该让植物性食物占据食物总量的 2/3 以上。鼓励胆汁淤积的孕妇多吃蔬菜水果，每日达 400～800 克，使其提供的热量达到总能量的 7%，选用富含淀粉和蛋白质的植物性主食应占总能量的 45%～60%，精制糖提供的总能量应限制在 10% 以内，每日摄入的淀粉食物应达到 600～800 克，尽量食用粗加工的食物。另外，胆汁淤积的孕妇，应避免吃油腻、辛辣刺激性的食物，过于冰冷的食物也不建议食用。

2. 胆汁淤积孕妇饮食的注意事项

进食易消化且含有丰富蛋白质、维生素的食物，尤其是维生素 C、维生素 E、叶酸含量较多的食物。禁止食用辛辣、刺激性食物，禁烟禁酒，避免长时间处于吸烟环境中。

3. 适合胆汁淤积孕妇进食的食谱——银耳莲子百合羹

材料：银耳 50 克、百合 30 克、莲子 15 克。

调料：冰糖适量。

做法：

①银耳泡发。

②银耳去掉根部，撕成小块。

③银耳放入锅内，倒入清水。

④用温水泡发莲子。

⑤银耳煲 90 分钟，加入莲子。

⑥百合洗净，分成小片后放入锅内。

⑦再下入枸杞，煮 15 分钟左右即可熄火。

⑧将煮好的银耳莲子百合羹放入冰箱冷藏，口感更佳（见图 3 - 53）。

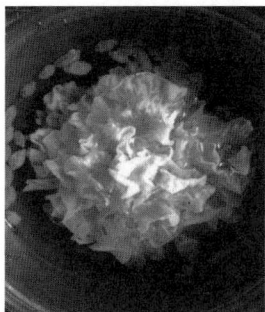
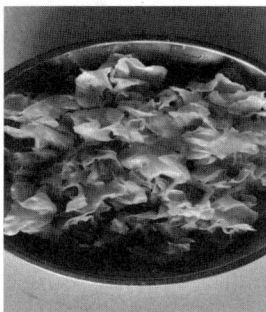
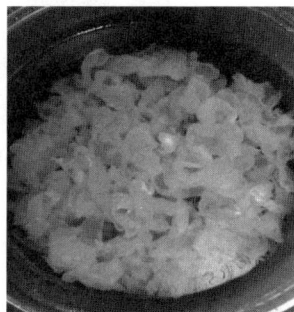

（a）银耳泡发　　　　　（b）银耳撕成小块　　　　（c）银耳放入锅中

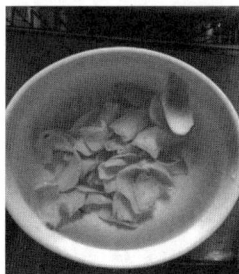
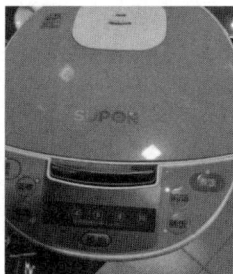
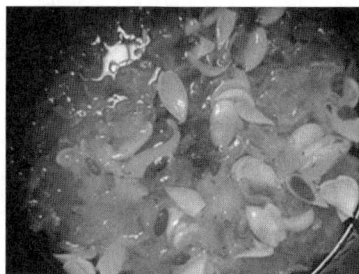

（d）莲子泡发　　　　（e）银耳煲 90 分钟　　　　（f）下入枸杞

图 3 - 53　制作银耳莲子百合羹

（黎志容　谢水秀）

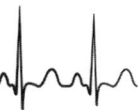

4　孕妇起居照护

4.1　孕妇起居环境的布置

（1）保持室内清洁。保持房间清洁至关重要。同时不要忽略了清洁剂的安全问题。大量的清洁剂虽然能使房间的病原菌被消灭，但其本身的有毒物质有导致胎儿畸形的危险。因此，保持房间空气流通，才是清除病原体的最好方法。

（2）保持室内通风。每天在空气质量好的时间段开窗通风至少30分钟，如早上7—8点，下午4—5点。不要长时间使用空调，避免得空调病。煮饭时，燃烧的煤气会产生一氧化碳、二氧化碳、二氧化氮等有害气体，且浓度较高。炒菜时产生的油烟，使得厨房的新鲜空气稀薄，建议做饭时使用抽油烟机，并及时开窗通风。

（3）室内温度与湿度的调节。

①孕妇理想的居家室内温度最好是在20℃~25℃。太高的温度会让人精神不振、头昏脑涨、昏昏欲睡或者烦躁不安；太低的温度则会让人身体发冷，很容易感冒。因此，在夏天可以多通风降温，风扇不要对着孕妇吹，更不能长时间直吹；冬天则可以在室内使用暖气升温或者使用电热风，注意避免烫伤。

②适宜孕妇居住的环境湿度为50%~60%。若湿度太低，容易引起鼻黏膜干燥、出血，口干舌燥，导致免疫力下降；若湿度太高，被褥容易受潮，关节容易酸痛。若室内空气太干，可以在房间放置湿毛巾或者大盆凉水；若室内空气太湿，则可以放防潮包或者多开门通气。

（王秀华　韦桂宾）

4.2 孕妇个人卫生

4.2.1 孕妇盥洗及注意事项

1. 洗脸

孕妇最好用温水洗脸,使用专用的洁面产品,并根据产品的性质和自己的肤质来选择。

2. 刷牙

(1) 牙刷的选择和刷牙的方法。

①牙刷的选择。孕妇牙龈敏感、充血,容易出血。建议选择小号刷头的牙刷,刷毛细长、柔软,可以避免牙龈出血。

②刷牙的方法。建议餐后 3~5 分钟后刷牙,每次刷牙不少于 3 分钟。步骤为刷外侧—刷内侧—刷咬合面(见图 4-1)。

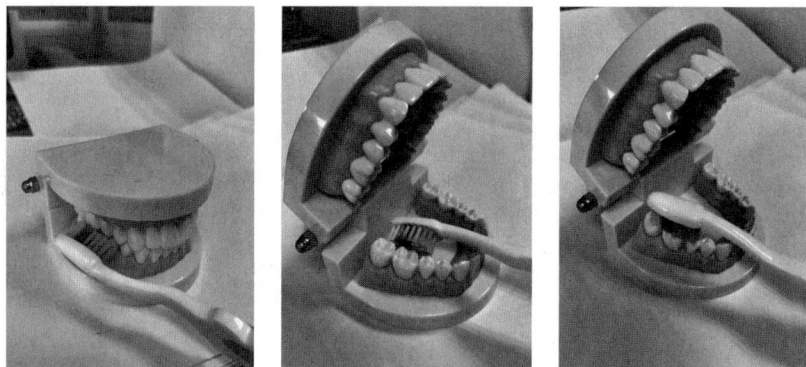

(a) 刷外侧   (b) 刷内侧   (c) 刷咬合面

图 4-1 刷牙的方法

(2) 牙线的选择和使用方法。刷牙只能清洁 51% 左右的食物残渣,还有一部分食物残渣在牙缝里难以清除,故推荐餐后常规使用牙线。应保证每天使用牙线进行彻底清洁至少 1 次,特别是晚饭后,用完再刷牙。正确选择牙线清洁牙缝,可以有效清除牙菌斑、牙垢、食物残渣等,避免牙周炎和牙龈炎的发生。

①牙线的选择。孕期不适宜选择有香料成分的牙线。标准的牙线厚度

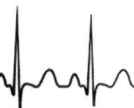

小于 0.15 毫米，远小于最窄牙缝厚度，不会使牙缝变大。还可通过牙线按摩牙龈，增加局部血液循环，达到预防或减少牙周炎、牙龈炎发生的目的。

②牙线的使用方法。取一段 20 厘米长的牙线，分别缠绕双手的中指，拉紧，用拇指和食指指腹控制牙线，把牙线放在两颗牙齿之间，向牙龈方向轻轻施加压力，左右拉动牙线，使牙线顺利滑入牙间缝。牙线滑入牙间缝后，分别向口内、口外压紧牙线，左右拉动牙线，彻底清洁牙缝的两个邻面，然后向咬合面提拉牙线，再清洁其他牙齿。

另外，关于牙膏的选择，由于孕妇的牙齿相当敏感，进食冷热酸辣的食物会酸痛，应选择碱性、纯天然植物成分、气味清新淡雅的牙膏为佳，以维持口腔正常的 pH 值，提高口腔的免疫力。孕妇不能选用药物牙膏，药物牙膏虽然能杀灭口腔病菌，维护口腔健康，但是其中含有药物成分，甚至含有抗生素，容易对胎儿造成伤害。

4.2.2 孕妇沐浴及注意事项

（1）孕期汗腺和皮脂腺分泌旺盛，表现为容易出汗、皮肤油脂分泌增多，如不经常沐浴，皮肤毛孔容易堵塞，引致皮肤感染。因此，孕妇应每天至少沐浴 1 次，勤换衣服，防止感染，预防皮肤病。冬季沐浴时可以使用取暖设备，以防受凉。

（2）沐浴的注意事项。沐浴时间不宜过长，由于浴室空气逐渐减少，温度较高，氧气供应不足，加之热水浴的刺激，会引起全身体表的毛细血管扩张，使孕妇脑部供血不足；同时胎儿也会缺氧，胎心率加快，严重者还可使胎儿神经系统的发育受到影响。因此每次沐浴时间应控制在 20 分钟以内，沐浴水温控制在 37℃～39℃。沐浴时在地面铺上防滑垫，以防滑倒。孕妇应选择淋浴，禁止盆浴，以防病原体逆行感染。而且孕妇身体笨重，进出澡盆、浴缸不便，增加了滑倒的风险。

4.2.3 孕妇清洁外阴及注意事项

（1）清洁外阴。保持外阴清洁，每天用清水清洗 2～3 次，每天更换内裤。如出现外阴瘙痒或阴道分泌物颜色、性质、气味异常，应及时就医。

（2）清洁外阴的注意事项。清洗会阴时采用专用毛巾，用温水冲洗，毛巾使用后需晒干或在通风处晾干。清洗顺序：先从前向后清洗，再洗大、小阴唇，最后洗肛周及肛门，防止细菌污染阴道及尿道口。

（王秀华 李雪群）

4.3　孕期日常生活用品的使用

孕期使用生活用品要慎重，一些日常用品，如花露水、蚊香中的化学成分可能会对胎儿产生伤害，应少用。

（1）孕期护肤品的选择。孕期孕妇体内激素发生变化，油脂分泌也变旺盛，清水难以清除脸上的油脂。秋冬季节，皮肤很容易干燥，造成皮肤干裂。孕妇可以在孕期选择一些纯天然、不含化学物质的护肤品保养皮肤，如用酵素碱沐浴、洗脸，用橄榄油、茶籽油润肤等。

（2）孕期香水的选择。孕期不主张使用香水，禁用化学性香水，或者应选择纯植物精华的香水，且要考虑到植物草本的成分和气味。如使用含有麝香成分的香水，有可能会引致流产；使用茉莉花、水仙花、玫瑰花等气味浓郁的香水会引致孕妇心烦意乱、恶心呕吐，甚至诱发哮喘，不利于胎儿的生长发育。

（3）孕期口红的选择。孕期选择的口红应该是纯天然的精华成分，如芦荟、向日葵、牛油果等，禁用人工成分的口红。

（4）孕期床上生活用品的选择。孕妇的枕头使用时间不应超过2年，期限过长的枕头常常附有真菌和微尘，对孕妇的皮肤健康和呼吸健康都没有好处。还可买成套的多功能孕妇枕，主要是放置在腹部和腿部以起到支撑承托的作用，有利于孕妇的睡眠。床单、被套应用棉质布料，每2~3个月清洗1次，枕巾每月清洗1次。

（郑雨亭　蔡文燕）

4.4　孕妇着装的选择

孕期着装宜宽松、舒适、简洁，选择柔软、暖色调的布料，孕中、晚期不可束腰。

（1）孕妇内衣的选择。由于孕期孕激素和雌激素分泌增加，使乳腺发育，乳房日益增大，孕妇需要定期更换尺寸合适的内衣，建议1~2个月更换内衣1次。要着重选择有弹性及承托力良好、质量柔软的内衣，以减轻脊柱、腹部及胸部的负担，并且能适应乳房发育。孕中期，胎儿的生长加

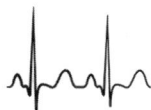

重孕妇脊柱的负担，这个时期选择穿戴哺乳文胸，可减轻脊柱的负担（见图 4 - 2）。

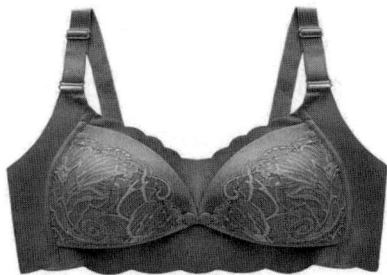

图 4 - 2　哺乳文胸

（2）孕妇内裤的选择。应选择孕期专用内裤，以加强支撑承托胎儿及保护腰背部，所选择的布料必须是具有弹性且吸汗、透气好的棉质布料，以保持干爽。为了适应逐渐增大的腹部和臀部，内裤可依怀孕时期腹围、臀围的大小来选择，选择能够调整腰围的内裤，以高腰、中腰三角或平角内裤为宜（见图 4 - 3）。

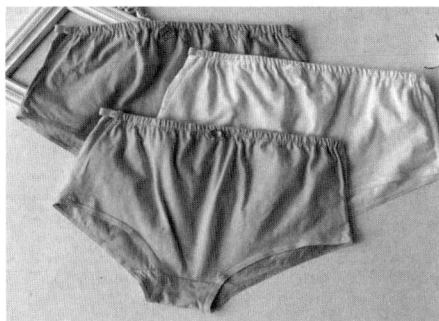

图 4 - 3　孕妇内裤

（3）孕妇开衫毛衣的选择。质地最好为羊毛或纯棉的，不仅穿脱方便，还可和衬衫、T 恤多种搭配。最好长一些，以利于保暖（见图 4 - 4）。

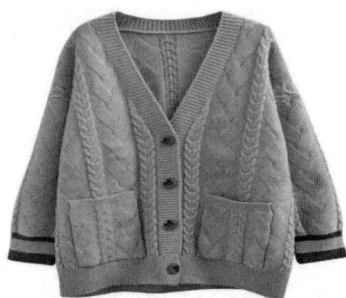

图4-4 孕妇开衫毛衣

（4）孕妇西装上衣的选择。上衣应宽松柔软、方便舒适。可选能多样搭配的上衣，既能和西裤搭配，也能配裙子（见图4-5）。

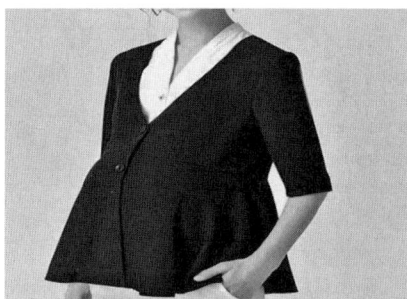

图4-5 孕妇上衣

（5）孕妇长袖T恤的选择。质地为棉质，略厚，可以和各种裤装、裙装搭配，方便日常穿着（见图4-6）。

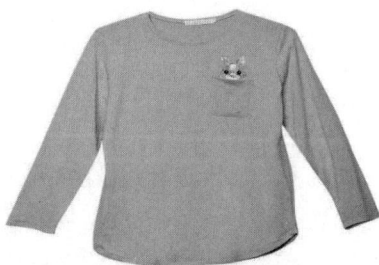

图4-6 孕妇长袖T恤

138

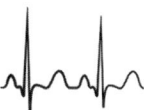

（6）孕妇西裤的选择。裤子保暖性好，且穿着行动方便。质地轻巧，由伸缩性材料制成。裤腰可调节，随着妊娠月份的增加而随时调整（见图4-7）。

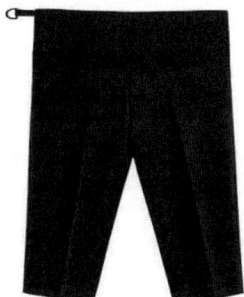

图4-7　孕妇西裤

（7）孕妇背心裙的选择。作为孕妇日常装，背心裙绝不可少。可根据自己的喜好和出行的需要自由搭配，穿出准妈妈的时髦和美丽（见图4-8）。

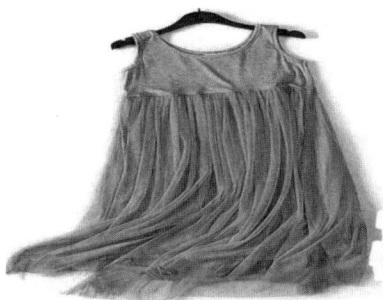

图4-8　孕妇背心裙

（8）孕妇睡衣的选择。睡衣要考虑吸湿性、保暖性和舒适性，最好选用棉制品。如开衫式的睡衣，在妊娠后期也能穿。如果是西式睡衣，裤子应较宽松，腰部的带子能够调节。如果是和服式睡衣，尺寸应比一般睡衣稍大。要考虑到在产后也能使用，所以选用开衫式和和服式的睡衣较好。

（9）孕妇长袍的选择。长袍可预防身体寒冷，在妊娠中及产后都能穿（见图4-9）。

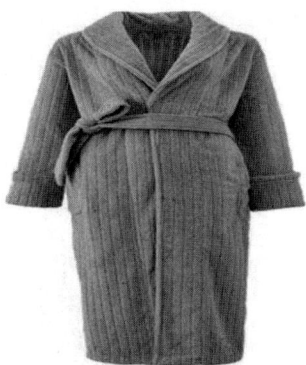

图4-9 孕妇长袍

（10）孕妇鞋子的选择。怀孕之后，由于孕妇的身体重心发生变化，因此有双合适的鞋子保证孕妇行走的安全很重要。鞋子要有能支撑身体的宽大后跟，鞋跟高度2厘米左右，鞋底有防滑纹，宽窄、长短合适，重量较轻。孕妇尽量不要穿高跟鞋，避免扭伤、摔跤等，而孕期摔跤容易导致流产、早产、胎盘早剥等。另外，孕妇穿高跟鞋不能很好地支撑腰背部，容易腰痛。

（王秀华　李雪群）

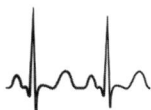

5 孕期疾病照护

5.1 孕妇不良情绪的照护

5.1.1 孕妇焦虑情绪表现及照护方法

1. 孕妇焦虑情绪的表现

干扰孕妇心理健康的因素很多，家属要积极地做好孕妇的心理保健工作，孕妇也要注意自我调适。焦虑情绪主要表现为紧张、恐惧、坐立不安、烦躁。

引起孕妇焦虑的原因主要包括以下 7 个：

①担心分娩时会有生命危险。

②害怕分娩的疼痛，纠结分娩方式，选择剖宫产还是自然分娩。

③担心超预产期而出现意外。

④由于腹内胎儿日渐增大，出现胎动加强、白带增多、消化不良、下肢静脉曲张和水肿等现象，日常生活越来越不便，心里非常焦躁不安，急盼快些分娩，结束妊娠的日子。

⑤在选择母乳喂养还是人工喂养的问题上举棋不定。

⑥分娩的日子很快到来，担心自己无法胜任母亲的角色。

⑦对父母、公婆等长辈的过分担心而感到心理压力大。

2. 孕妇焦虑情绪的照护方法

（1）补充精神食粮。产妇特别是初产妇，由于缺乏对生产的直接体验和正确认识，孕期的任何一点生理变化都可能影响其心情和精神状态。应学习相关知识，了解分娩的全过程以及可能出现的情况，有效减轻孕妇的心理压力，解除焦虑情绪，促进自然分娩。

（2）饮食起居规律。孕早期，在医生和家人的帮助下，根据自己的生活习惯制定作息时间表，严格坚持以下 3 点：

①每天保证 8 ~ 9 小时的睡眠，做到起居规律、睡眠充足，不可贪睡。

避免上夜班。

②适当活动锻炼，促进孕妇和胎儿血液循环，有利于胎儿发育，促进自然分娩。

③饮食得当，不偏食。孕妇应该听从医生指导，根据相应的营养摄入标准，合理搭配饮食。不喝酒、吸烟、吸毒。

（3）可做手工活转移注意力。孕期可做些感兴趣的手工活，如编织、绘画、插花等，多分散注意力，创造雅致、温馨的家居环境。

5.1.2 孕妇抑郁情绪表现及照护方法

1. 孕妇抑郁情绪的表现

一般来说，孕妇抑郁的原因主要为身体上的变化和精神上的压力两个方面。从身体上来说，孕妇容易感到疲劳，加上怀孕期间荷尔蒙分泌增多，情绪容易出现波动，可能导致抑郁。从精神上来说，有的孕妇对怀孕和生育有恐惧和焦虑心理，或者是生活的压力，对未来感到忧愁和焦虑等，这些都有可能是导致抑郁的直接原因。

妊娠期抑郁症的临床表现一般在妊娠早期和妊娠后期比较明显。在怀孕前3个月可表现为恶心、反胃等，早孕反应加重，并伴随着厌食、睡眠习惯改变、注意力下降、哭泣等。妊娠最后3个月表现为身体乏力持续加重，睡眠障碍及食欲下降，甚至有自杀倾向。目前没有特定的妊娠期抑郁症诊断标准，可参考一般抑郁症的诊断标准。美国精神病学会制定的《心理障碍诊断与统计手册》诊断抑郁症标准为至少持续2周的情绪低落或对一切丧失兴趣及乐趣，同时伴随以下7种情况：

①食欲或体重改变。

②失眠或嗜睡。

③精神运动症状明显，如多动或迟缓（说话、思维及动作缓慢）。

④精力下降或易疲乏。

⑤无价值感、内疚、绝望或无助。

⑥思考或做决定困难。

⑦反复出现死亡或自杀的想法。

2. 孕妇抑郁情绪的照护方法

（1）妊娠期间，孕妇经常出现不良情绪，家人要帮助孕妇做好自我调节，使其认识到妊娠、分娩、哺乳都是一种正常的生理现象。帮助孕妇保持心态的平稳，正确对待生活和工作中的问题，保持乐观的情绪，调整心情，可通过做好物质准备来帮助孕妇舒缓紧张的心情。视孕妇工作情况及

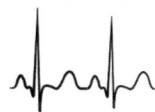

身体状态，可以选择产前提前两周休假，离开紧张的工作环境，以平稳的心态迎接胎儿的诞生。

（2）了解一些简单的心理学知识。当孕妇遇到问题时，一般特别是知、情、意的转变时，一般运用心理学知识就可以合理调节。大多数抑郁是正常的情绪反应，轻度抑郁会随着时间的推延而缓解，但中、重度抑郁应到医院就诊。

（3）适当释放不良情绪，并合理宣泄。不良情绪需要释放，否则积压成疾，会产生心理疾病。适当发脾气、哭泣也是宣泄、缓解压力的一种方式。

（4）接纳自我情绪。有些孕妇认为产生抑郁、焦虑、担忧、恐惧的情绪都是不健康的表现，总想马上好起来，结果症状越发加重。应学会接纳、面对、克服。

（5）以情制情，有意转移。孕妇遇到问题时，应用积极的情绪去克服消极的情绪，有意地通过做其他事情调整不良情绪。遇到问题冷静思考，缓解紧张焦虑的心情。

（6）用脱敏的方法，循序渐进地进行调整，具体如下：

①孕妇可听一些轻音乐，想象自己在大自然中，如森林、大海、山谷等，进行有节奏的深呼吸，将放松感逐步渗透全身。

②可通过练习孕妇瑜伽、跳生育舞蹈等缓解抑郁情绪。

（7）学会说出自己的想法，让家人或朋友帮助缓解。孕妇应正确认识到，忧郁是每个孕产妇都会有的情绪，要及时向家人或朋友倾诉，明确告诉对方自身的感受，因为只有当他们了解自己的一切想法后，才能给予自己想要的安慰。

（8）请家人积极配合。在调节情绪上，孕妇家人的配合非常重要。孕妇的抑郁与社会的支持不足有密切的关系。孕妇的抱怨、发脾气只是一种宣泄，家人的耐心倾听会使孕妇感到温暖，增强自控能力。此外，保证每天有足够的时间和丈夫在一起，并保持亲昵交流，可提升孕妇的安心指数。

（黎志容　李丽芳）

5.2 妊娠剧吐的照护

5.2.1 妊娠剧吐的相关知识

（1）孕妇在孕5～10周会出现食欲不振、偏食、晨起或饭后恶心等症状，称为早孕反应，一般不影响生活与工作。若恶心、呕吐频繁，不能进食，甚至出现脱水、电解质紊乱及酸中毒，即为妊娠剧吐。

（2）目前认为妊娠剧吐与血液中 HCG 值水平的增高有关，神经功能不稳定、精神紧张的孕妇，妊娠剧吐多见，妊娠剧吐也可能与感染幽门螺旋杆菌有关。

（3）停经40日左右出现早孕反应，逐渐加重至频繁呕吐不能进食，呕吐物中有胆汁或咖啡样物质，严重呕吐则引起脱水及电解质紊乱，脂肪组织分解代谢产生丙酮聚积，从而引起代谢性酸中毒。

5.2.2 妊娠剧吐照护的注意事项

（1）了解孕妇的心理状态，充分调动孕妇的认知主动性，使其了解妊娠剧吐是一种常见的生理现象，经过治疗和护理是可以治愈的，让其消除不必要的思想顾虑，克服剧吐引起的不适，树立信心。

（2）少食多餐，选择能被孕妇接受的食物，以流质为主，避免油腻，以保持大便通畅。呕吐较剧者，可口含生姜，以达到止呕的目的。

（3）呕吐后应立即清除呕吐物，及时漱口，注意口腔卫生。另外，应保持外阴清洁，床铺的整洁及室内环境安静、通风，减少异味。

（4）若出现发热、胸闷、心率加快、尿少，应到医院就诊。

（5）孕妇应保持心情舒畅，家人可帮助其转移注意力。

（黎志容　李丽芳）

5.3 妊娠高血压的照护

5.3.1 妊娠高血压的相关知识

（1）妊娠高血压是妊娠与血压升高并存的一组疾病，发生率为5%～

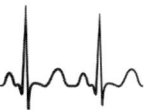

12%。该组疾病包括妊娠期高血压、子痫前期、子痫，以及慢性高血压并发子痫前期和妊娠合并慢性高血压，严重影响母婴健康，是孕产妇和围产儿病死率升高的主要原因。妊娠高血压疾病分类与临床表现如表 5-1 所示。

表 5-1　妊娠高血压疾病分类与临床表现

分类	临床表现
妊娠期高血压	孕 20 周后出现高血压，没有尿蛋白出现，血小板减少，伴有上腹部不适
子痫前期	轻度表现为高血压，伴有尿蛋白，重度则为持续性头痛、持续性上腹部疼痛、少尿，肾脏功能受损以及血液系统发生改变
子痫	突然出现抽搐、面部充血、口吐白沫
慢性高血压并发子痫前期	血压进一步升高，出现其他肝肾功能损害、肺水肿、神经系统异常或视觉障碍等严重表现
妊娠合并慢性高血压	全身性血管病变，初期仅为全身小动脉的痉挛，逐渐发生小动脉硬化、脏器血供不足等

（2）病因及发病机制。至今病因和发病机制尚未完全阐明。

（3）妊娠高血压对孕妇的影响。该疾病严重影响孕妇的健康，是导致孕妇死亡的主要原因之一。首先影响孕妇的肾脏，表现为蛋白尿。如果病情继续加重，可导致孕妇的肾功能不全，甚至得尿毒症。部分孕妇会出现恶心、呕吐、上腹部饱胀不适、黄疸等症状，严重者可发生肝功能衰竭、肝性脑病、肝肾综合征、肺部感染、呼吸衰竭、心衰等严重并发症。

（4）妊娠高血压对胎儿的影响。妊娠期高血压导致胎儿生长受限制，胎儿易发生急、慢性宫内窘迫，严重时危及胎儿生命，还增加了早产的发生率。

5.3.2　妊娠高血压照护的注意事项

（1）卧床休息。采取左侧卧，可减轻子宫压迫下腔静脉，使静脉回流增加，进而增加全身血液循环以及胎盘和肾脏的血流灌注，从而使血压下降。

（2）补充高蛋白质的饮食。每天摄取 80~90 克的蛋白质，可补充尿中流失的蛋白质，减少水肿的危险。

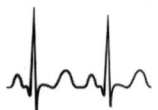

（3）观察水肿。在孕晚期会有足部水肿，但妊娠高血压的水肿现象通常在孕中期出现，且会发展到眼睑。

（4）监测血压。孕妇可自我监测血压，每天早晚各量一次并做记录，定期做产检，一旦有异常应提早就诊。妊娠高血压疾病是怀孕过程中一项危险的疾病，应当有所警惕及认识，以预防病情加重。

（5）心理护理。孕妇主要的心理状态是顾虑因高血压影响胎儿的发育，又恐惧病情的发展，而孕妇的心理状况又直接影响其高血压的治疗效果。因此，消除思想顾虑和焦急的情绪是心理护理的重点。家人应予以陪伴，耐心听其倾诉，消除孕妇的孤独感，有助于稳定孕妇的情绪，使孕妇保持身心平静，精神愉快，并积极配合治疗。

（黎志容　尹才芳）

5.4　妊娠合并糖尿病的照护

5.4.1　妊娠合并糖尿病的相关知识

（1）妊娠合并糖尿病属高危妊娠，可增加与之有关的围生期疾病的患病率和病死率。由于胰岛素等药物的应用，糖尿病得到了有效的控制，但糖尿病孕妇的临床经过复杂，母婴并发症仍较高，临床须予以重视。妊娠合并糖尿病包括以下2种类型：

①糖尿病合并妊娠为原有糖尿病的基础上合并妊娠，也称为孕前糖尿病，临床上该类患者不足10%。

②妊娠期糖尿病为妊娠前糖代谢正常，妊娠期才出现的糖尿病，称为妊娠合并糖尿病。糖尿病孕妇中，90%以上为后者，多数患者血糖于产后恢复正常，但将来患2型糖尿病的概率增加。

（2）妊娠合并糖尿病对孕妇的影响。

①流产。高血糖可使胚胎发育异常甚至死亡，流产率达15%～30%。

②发生妊娠期高血压疾病。发生率较非糖尿病孕妇高2～4倍。

③感染。未能很好控制血糖的孕妇易发生感染，感染亦可加重糖尿病代谢紊乱，甚至诱发酮症酸中毒等急性并发症。

④羊水过多。发生率较非糖尿病孕妇高10倍。

⑤巨大儿的发生率明显增高，难产、产道损伤、剖宫产术的概率也相

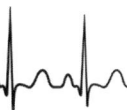

应增高。

⑥再次妊娠时，复发率高达 33% ~ 50%。后期患糖尿病的概率增加，高达 51% 的妊娠合并糖尿病妇女在怀孕后的 22 ~ 28 年发展为糖尿病（2 型为主）。

（3）妊娠合并糖尿病对胎儿的影响。

暴露于母体糖尿病的胎儿，其儿童期和成人后糖尿病及肥胖的发生风险增加。还有以下 4 个方面的影响：

①先天畸形。发生率为正常孕妇的 7 ~ 10 倍。

②巨大儿。发生率为 25% ~ 42%。

③流产和早产。发生率为 10% ~ 25%。

④胎儿宫内生长受限。发生率为 21%。

（4）妊娠合并糖尿病对新生儿的影响。

①新生儿呼吸窘迫综合征的发生率增高。

②新生儿低血糖。新生儿脱离母体高血糖的环境后，高胰岛素血症仍存在，若不及时补充糖，易发生低血糖，严重时危及新生儿生命。

5.4.2 妊娠合并糖尿病照护的注意事项

（1）学习相关知识。孕妇及家人要接受妊娠期糖尿病相关知识的指导，学习控糖知识，孕妇应提高自我监护和自我护理的能力。

（2）定期产检。孕妇应定期到医院进行产检，以便医生更加了解孕妇及胎儿的健康情况。每周测量体重，孕 28 周后，做好自我胎动计数的监控，做好自我血糖监测。

（3）个体化饮食。根据个人饮食习惯、体力活动、血糖水平，在控制碳水化合物摄入的同时，保证充足的营养供给，适当增加体重，并将血糖控制在正常水平，减少酮症酸中毒的发生率。每日进食谷薯类、蔬菜水果类、肉蛋奶豆类、油脂类这四大类食品，做到主食粗细粮搭配、干稀搭配，副食荤素搭配。每日少量多餐，每日三大餐、三小餐，定时定量。

（4）适当运动。孕妇应结合自身身体条件，科学把握运动的时间和强度，避免在空腹或胰岛素剂量过大的情况下运动，避免做剧烈运动，如球类等，运动方式以有氧运动最好，如瑜伽、散步、上臂运动、太极拳、孕妇操、游泳等，强度以孕妇自己能够耐受为原则。不宜下床活动的孕妇，可选择在床上活动，如做上肢、下肢运动。进食 30 分钟后运动，可连续进行 30 ~ 40 分钟的有氧运动，运动完后休息 30 分钟。应注意，先兆流产者或者合并其他严重并发症者不宜采取运动疗法。

5.4.3 血糖的监测

（1）血糖监测的时间。

①空腹血糖。指禁食 8 小时以上，一般测定隔夜晚餐至早餐前的血糖情况，采血前不吃降糖药、不吃早餐、不运动。

②餐后血糖。从进食第 1 口开始计时（不能从餐中或餐后计时）满 2 小时的血糖情况。

③夜间血糖。一般指半夜 12 点至凌晨 3 点的血糖。

（2）血糖监测的频率。

①不需要胰岛素治疗者，每周至少监测 1 次全天血糖（末梢空腹血糖及三餐后 2 小时血糖，共 4 次）。

②血糖控制不良或不稳定及应用胰岛素者，每日监测血糖 7 次（三餐前 30 分钟、三餐后 2 小时和夜间血糖）。

孕期血糖控制的理想范围：孕妇无明显饥饿感，空腹血糖控制在每升 3.3～5.3 毫摩尔；餐后 2 小时，血糖控制在每升 4.4～6.7 毫摩尔；夜间血糖控制在每升 4.4～6.7 毫摩尔。

5.4.4 血糖仪的使用方法

（1）用物。血糖仪、血糖试纸、采血针头、75% 的酒精、棉签。

（2）使用方法：

①核对血糖仪与一次性监测试纸是否一致，检测血糖试纸的有效期。打开电源或直接插入试纸自动开机，安装血糖试纸和取出血糖试纸时，注意手指头不能捏拿插入口和吸血测试部位，只能拿试纸的中间部位。将试纸黑白间隔纹一头插入关机状态的血糖仪，待血糖仪屏幕出现闪烁的血滴样图案，说明处于备用状态。

②消毒。用 75% 的酒精消毒手指指腹侧 2 次，待酒精完全挥发。

③采血。拔出采血针头盖，将采血针头放在欲采血手指指腹处，按下中间按钮。

④轻轻挤压手指，首滴血弃去，再将大滴血滴在试纸测试孔中，测试孔应全部被血滴充满，等待屏幕上显示血糖的测定值（见图 5-1）。

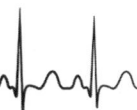

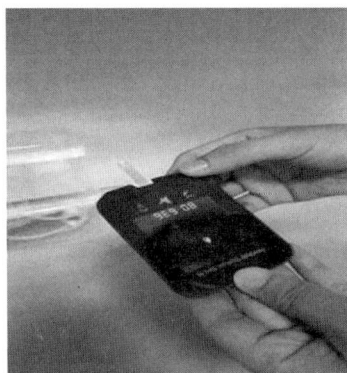

（a）直接插入试纸自动开机　　　　（b）消毒手指指腹侧

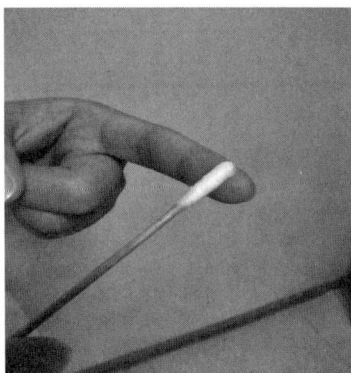

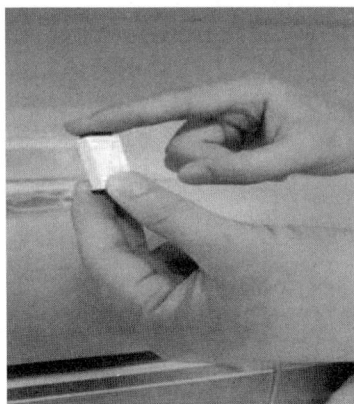

（c）针头扎手指指腹　　　　　　　（d）采血

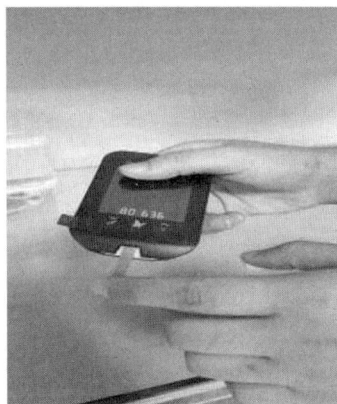

图 5 - 1　血糖仪的使用方法

（3）使用血糖仪的注意事项。

①血糖试纸要求放置在干燥的地方，不要放置在卫生间或厨房，更不要放入冰箱保存，以免受潮。

②用酒精消毒手指指腹后，要等酒精完全挥发后，再用一次性采血针头刺破指腹，保证测量的准确度。

③定期检查及校对血糖仪。

（黎志容　尹才芳）

5.5 妊娠合并甲亢的照护

5.5.1 妊娠合并甲亢的相关知识

（1）甲亢即甲状腺毒症，是指由于血清当中游离四碘甲状腺原氨酸和（或）游离三碘甲状腺原氨酸浓度增高，引起机体兴奋性加强和代谢亢进为主要表现的一组临床综合征。

（2）女性妊娠期基础代谢率明显升高，会出现皮肤温度升高、多汗、畏热、易饥饿、食量增加、甲状腺轻度增大、心率常加快、体重下降及性格改变等情况，这些生理性改变类似于甲亢症状，临床上易与甲亢混淆。所以，妊娠期甲亢的诊断必须慎重，不能单纯依赖临床表现诊断甲亢，而需根据临床症状、体征与实验室检查等结果综合考虑才能做出诊断。

（3）妊娠合并甲亢对孕妇的影响。甲亢孕妇易致流产、早产及胎儿发育迟缓，甲亢时妊娠高血压综合征的发生率也增高了。甲亢产妇临产时易发生子宫收缩无力，使难产率增加，甲亢产妇围产期的死亡率也相应增加。

（4）妊娠合并甲亢对胎儿的影响。母体内长效促甲状腺激素通过胎盘进入胎儿体内，易致胎儿得先天性甲亢。甲亢孕妇通过不断地进行药物治疗会抑制胎儿的甲状腺功能，引起先天性甲状腺功能减退，影响胎儿中枢神经系统的发育，导致胎儿智力发育落后。甲亢孕妇用碘诊断和治疗均可引起胎儿急性甲状腺肿大，压迫气管引起窒息，严重者可致死胎。母体患甲亢时胎儿畸形时有发生，甲亢时低体重儿、早产儿发生率高，新生儿、围产儿死亡率也高。甲亢孕妇在孕期服用大量抗甲状腺药物时，易发生流产、胎儿发育不良及胎儿死于宫内等情况。

5.5.2 妊娠合并甲亢照护的注意事项

（1）按时服药。在药物治疗阶段，孕妇一定要按医嘱服药，不可擅自停药或改变药物剂量，否则很容易导致病情加重或者复发。

（2）减少含碘食物的摄取量。少吃含碘较高的食物，如海带、海苔、紫菜等。避免使用含碘盐或改用无碘盐。忌食辛辣食物以及浓茶、咖啡等。

（3）作息规律。专家建议甲亢孕妇在症状明显时和治疗早期，应多卧

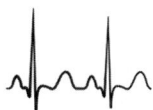

床休息，避免剧烈运动，避免因不良环境刺激而致病情加重，活动可使孕妇代谢率增高。因此应多休息，避免劳累。

（4）合理膳食。由于甲亢，孕妇出现饮食和代谢亢进，日常饮食中，孕妇要多吃些高蛋白、高热量、高维生素的食物。

（5）保持健康的心态。保持良好健康的心态对于疾病的预防有着重要的意义。甲亢可表现为情绪不稳、烦躁不安、易激动等。孕妇应调整心态，通过听轻音乐、散步、倾诉等方式调节情绪。

（6）避免用眼过度。甲亢孕妇不要用眼过度，白天外出时可以戴深色墨镜，以免强光刺激眼睛。眼睛突出的孕妇，睡前可使用抗生素类眼药膏，以免角膜暴露而感染。

（尹月娥　梁菊）

5.6　妊娠合并甲减的照护

5.6.1　妊娠合并甲减的相关知识

（1）甲状腺机能减退症简称甲减，这种疾病是甲状腺激素分泌不足所致，进而导致新陈代谢功能降低，出现怕冷、臃肿、迟钝、少言懒动、食欲减退、腹胀、心跳缓慢、大便秘结的情况。妊娠合并甲减会影响胎儿大脑和体格的生长发育，出生后多患呆小病，不但身材矮小，还有智力障碍、反应迟钝、皮肤粗糙等表现。

（2）妊娠合并甲减对孕妇的影响。甲减孕妇在孕早期和孕晚期的并发症均明显增加，如胎盘早剥、心力衰竭等。

（3）妊娠合并甲减对胎儿的影响。未经治疗的甲减孕妇，其胎儿流产、死亡、畸形、生长受限、先天性缺陷与智力发育迟缓的发生率大大增加。

（4）妊娠合并甲减的临床表现主要有孕妇全身疲乏、困倦、记忆力减退、食欲减退、声音嘶哑、便秘、活动迟钝、表情呆滞、体温低等，严重者还会出现心脏扩大、心包积液、心动过缓、腱反射迟钝等症状。

5.6.2　妊娠合并甲减照护的注意事项

（1）补充碘盐。国内一般采用每 2～10 千克盐加 1 克碘化钾的浓度，

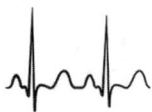

用以防治甲状腺肿大，使甲减发病率明显下降，这种碘盐适用于地方性甲状腺肿流行区。此外，孕妇更要注意对碘盐的补充，防止因母体缺碘而导致胎儿患克汀病。

（2）合理饮食。避免进食卷心菜、白菜、油菜、木薯、核桃等，因这些食物会影响甲状腺素的合成。

（3）供给足量蛋白质。每人每天蛋白质摄入量应超过 20 克，才能维持人体蛋白质平衡。氨基酸是组成蛋白质的基本成分，每日约有3%的蛋白质不断更新，甲减时小肠黏膜更新速度减慢，分泌消化液的腺体受影响，酶活力下降，故甲减的孕妇应补充必需氨基酸，供给足量蛋白质，改善病情。

（4）控制进食富含脂肪和胆固醇的食品。甲减患者往往有高脂血症，应限制脂肪的摄入量，每日脂肪供给占总热量的20%左右，并限制富含胆固醇食品的摄入量。

（5）营养均衡。若甲减孕妇贫血，应补充富含铁质的食品，补充维生素 B_{12}，必要时还要供给叶酸、铁剂等。

（6）保持大便通畅。对顽固性便秘的甲减孕妇，在日常的生活中应给予缓泻剂，如果导片、番泻叶等。

（尹月娥　梁菊）

5.7　先兆流产、早产的照护

5.7.1　先兆流产的相关知识

（1）先兆流产是指孕 28 周前，阴道出现少量流血，常为暗红色或血性白带，无妊娠物排出，随后出现阵发性下腹痛或腰背痛。妇科检查后，一般宫颈口未开，胎膜未破，子宫大小与停经周数相符。

（2）引起先兆流产的原因有胚胎染色体异常、母体全身疾病、母体生殖器和内分泌异常。

（3）先兆流产照护的注意事项。

①多加休息。先兆流产孕妇应多卧床休息，适当居家活动，不做劳力性工作。流产合并感染者应取半卧位，防止炎症扩散。

②加强营养。建议合理饮食，加强营养有利于防治贫血，增加机体抵

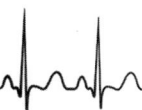

抗力，促进机体恢复。

③心理支持。家人应鼓励孕妇表达其内心感受，接受孕妇不良情绪的宣泄，可以与医生讨论流产的原因，减轻孕妇自责的不良情绪。

④注意观察阴道流血、腹痛情况。注意观察阴道分泌物有无异味、有无组织物排出等。如出现症状加重、发热或异常情况，应及时到医院就诊。

⑤加强外阴护理。保持外阴清洁，大便后及时清洗外阴，或者按医嘱消毒外阴。

⑥药物治疗。先兆流产常用的药物有地屈孕酮、维生素 E 等。如孕妇发现有先兆流产的迹象，应尽快到医院检查，不要自己随意选择保胎药。保胎药物必须在医生的指导下服用，因为导致先兆流产的原因很多，治疗方法也因人而异。

5.7.2 先兆早产的相关知识

（1）在妊娠满 28 周至未满 37 周间分娩，称早产。此时娩出的新生儿，发育尚未成熟，体重小于 2 500 克，称为早产儿。先兆早产首先出现子宫收缩，最初为不规则宫缩，常伴有少许阴道流血或者血性分泌物，也有可能逐渐发展成早产临产，其临床过程和足月产相似，出现规律宫缩，伴宫颈管消退，宫口扩张。

（2）引起先兆早产的原因有孕妇和胎儿胎盘方面。

孕妇方面：

①先兆早产多见于子宫过度膨胀，宫腔内压力高，如双胎或多胎妊娠等。

②子宫颈口关闭不全。在解剖上，子宫颈部位并无真正的括约肌样的排列，结缔组织的成分中主要是胶原纤维，弹性强，对妊娠宫颈有括约肌样的作用。孕中期，子宫峡部延伸而形成子宫下段的过程中，宫颈内口松弛而羊膜腔内压逐渐增加，宫颈口被动扩张，羊膜囊向颈管膨出，因张力改变或感染因素以致胎膜破裂，发生胎膜早破而致早产。

③患合并急性或慢性疾病。如患病毒性肝炎、急性肾炎或肾盂肾炎、急性阑尾炎、病毒性肺炎、高热、风疹等急性疾病，以及患心脏病、糖尿病、严重贫血、甲状腺功能亢进、高血压、无症状菌尿等慢性疾病。

④合并子宫畸形。如双角子宫、纵隔子宫、子宫颈松弛、子宫肌瘤。

⑤妊娠并发症。如妊娠高血压综合征、妊娠肝内胆汁淤积症。

⑥吸烟、吸毒、酒精中毒、重度营养不良。

⑦其他。如受到长途旅行、气候变换、居住高原地带、家庭迁移、情绪剧烈波动等带来的刺激，以及腹部直接撞击、创伤、性交或手术操作带来的刺激等。

胎儿胎盘方面：

①前置胎盘和胎盘早期剥离。

②羊水过多或过少、多胎妊娠。

③胎儿畸形、胎死宫内、胎位异常。

（3）先兆早产照护的注意事项。

①一般处理。孕妇可以通过听轻音乐、胎教、倾诉等方式消除思想顾虑；多卧床休息，适当活动，避免长时间站立，避免引起子宫收缩的刺激因素，如性交、撞击、便秘、腹泻等。

②自我监护。孕28周开始应自数胎动，胎动过多、过少都有可能是异常的信号，需到医院就诊或告诉医护人员。

③饮食照护。均衡饮食，少量多餐，多进食高蛋白、粗纤维饮食。

④药物治疗。宫缩较频繁者应住院治疗，治疗期有可能使用地塞米松促进胎儿肺成熟，使用硝苯地平、硫酸镁、阿托西班（或利托君）等药物抑制宫缩治疗。注意使用这些药物后应加强照护，具体方法如下：

使用地塞米松的照护。少数孕妇使用地塞米松后会发生感染、胃肠道反应、水肿、血糖升高等副作用。孕妇应加强个人卫生防护，饮食清淡，避免进食刺激、难消化的食物。因使用地塞米松后血糖会升高，如患妊娠合并糖尿病的孕妇，使用地塞米松后，血糖会进一步升高，应严密监测血糖变化。饮食方面见妊娠合并糖尿病的相关要求，宜清淡饮食，少量多餐、定时定量、粗细搭配、干湿分开。

使用硝苯地平的照护。硝苯地平有抑制宫缩的作用，也有降血压的作用。孕妇血压较低容易引起眩晕、胎盘供血不足，进而引起胎心异常。用药期间应有家人陪伴，起床时应缓慢坐起，以防直立性低血压。孕妇应加强自我监护，自数胎动。如出现眩晕、胸闷、心率加快、胎动异常等应及时告诉医护人员。

使用硫酸镁的照护。硫酸镁有松弛平滑肌、抑制宫缩的作用，又有扩张血管的作用，使用硫酸镁时孕妇会有全身发热、乏力的感觉，硫酸镁的治疗量与中毒量相近，因此使用硫酸镁时有可能引起硫酸镁中毒。故孕妇用药期间应有家人陪伴，起床时家人应搀扶，以防跌倒。用药期间要多饮水，不要随意调节输液速度，以防镁中毒。

使用阿托西班（或利托君）的照护。阿托西班（或利托君）的主要不

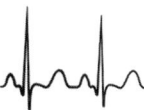

良反应是心悸、头痛、头晕、血糖升高。孕妇可取半卧位，自我调节情绪，监测血糖变化，起床时家人应搀扶，以防跌倒。

（尹月娥　梁菊）

5.8　前置胎盘的照护

5.8.1　前置胎盘的相关知识

（1）前置胎盘是指孕 28 周以后，胎盘位置低于胎先露，附着在子宫下段，下缘达到或覆盖宫颈内口。前置胎盘分为完全性前置胎盘、部分性前置胎盘、边缘性前置胎盘、低置胎盘 4 类。

（2）前置胎盘的原因。

①子宫内膜病变。如由产褥感染、多产、多次刮宫及剖宫产等，引起子宫内膜炎或子宫内膜受损，使子宫蜕膜血管生长不全。当受精卵植入时，血液供给不足，为了摄取足够营养而扩大胎盘面积，伸展到子宫下段。

②胎盘面积过大。如双胎的胎盘面积较单胎的胎盘面积大而达到子宫下段，双胎的前置胎盘发生率较单胎高 1 倍。

③胎盘异常。如副胎盘，即主要胎盘在子宫体部，而副胎盘则可达子宫下段近宫颈内口处。

④受精卵滋养层发育迟缓。当受精卵达子宫腔时，尚未发育到能着床的阶段而继续下移植入子宫下段，并生长发育形成前置胎盘。

（3）前置胎盘对母胎的影响。

①产后出血。分娩后由于子宫下段肌肉组织很薄，收缩力较差，附着于此处的胎盘剥离后，血窦一时不易缩紧闭合，故常发生产后出血。

②发生植入性胎盘。胎盘绒毛因子宫蜕膜发育不良等，可以植入子宫肌层，前置胎盘偶见并发植入性胎盘，胎盘植入于子宫下段肌层。

③早产及围产儿死亡率增高。前置胎盘出血大多发生于孕晚期，容易引起早产。前置胎盘围产儿的死亡率亦高，可因产妇休克，使胎儿发生宫内窘迫、严重缺氧而死于宫内或因早产活力差，出生后死亡。

5.8.2　前置胎盘照护的注意事项

（1）观察孕妇的面色、生命体征，密切观察其阴道流血情况及流血量。监测胎心变化和数胎动，不能做肛门指检。

（2）协助孕妇进食、洗漱，必要时可在床上洗头及擦澡，做好大小便后的会阴护理。

（3）观察孕妇宫缩情况，多食粗纤维食物，以及高蛋白、高维生素、富含铁的食物，纠正贫血，保持大便通畅。

（4）禁止性生活，以免刺激宫缩造成出血，定期复查，监护胎儿安全性及成熟度。孕妇宜取左侧卧位。

（尹月娥　梁惠兰）

5.9　妊娠合并子宫肌瘤的照护

5.9.1　妊娠合并子宫肌瘤的相关知识

（1）子宫肌瘤发生率。子宫肌瘤是妇女常见的良性肿瘤，30 岁以上的妇女约 20% 患有子宫肌瘤。肌瘤可为单个，也可以是多个，其大小相差悬殊。妊娠合并子宫肌瘤的发生率占肌瘤患者的 0.5% ~ 1%，占孕妇的 0.3% ~ 0.5%。妊娠合并子宫肌瘤的实际发病率远高于我们所知道的，因肌瘤小又无症状，在分娩过程中易被忽略。

（2）子宫肌瘤对母胎的影响。妊娠合并子宫肌瘤对妊娠和分娩的影响与肌瘤大小及生长部位有关。肌壁间肌瘤过大可使宫腔变形或内膜供血不足，从而导致流产。浆膜下肌瘤及小的壁间肌瘤一般对妊娠和分娩没有影响；肌瘤大、数目多或黏膜下肌瘤，可使子宫体和子宫腔变形，或因输卵管受压而妨碍受孕或影响胚胎发育，导致流产、早产或不孕。妊娠合并子宫肌瘤时，如肌瘤较大，胎儿活动受限，容易导致胎位不正、胎盘前置等。妊娠期间，因子宫血液供应丰富，子宫肌肉增生、肥大，子宫肌瘤往往会迅速增大。若肌瘤中心缺血，血管会发生破裂出血，称为肌瘤"红色变性"，孕妇常感腹痛，伴有发热、血白细胞增高等现象，是肌瘤在妊娠期较常见的并发症。

（3）子宫肌瘤对妊娠、分娩的影响。妊娠合并子宫肌瘤多能自然分娩，但要预防产后出血。分娩时，肌瘤可妨碍子宫收缩；生长在子宫下段的肌瘤还可能阻塞产道，影响胎儿娩出。分娩后肌瘤逐渐缩小。肌瘤阻碍胎头下降应进行剖宫产术，术中是否同时切除肌瘤，需要根据肌瘤大小、

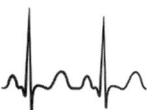

部位和孕妇的情况而定。分娩后，因子宫收缩不良易发生产后出血。尽管子宫肌瘤对妊娠、分娩可以产生上述的各种不良影响，但因子宫肌瘤的位置、大小、数目不同，其后果也有很大差异。

5.9.2　妊娠合并子宫肌瘤照护的注意事项

（1）定期产检。以便医生及时掌握胎儿和肌瘤的生长情况，并及时采取措施。

（2）严格节制性生活。尽可能地降低流产和感染的发生概率。

（3）均衡饮食。少量多餐，多进食高蛋白、粗纤维的食品。忌食蜂王浆、雪蛤膏等含雌激素成分较高的食品。

（4）心理疏导。妊娠期受雌激素影响，肌瘤生长较快，导致孕妇心理负担较重，孕妇和家人应多学习相关知识，消除不安。因子宫肌瘤是良性肿瘤，妊娠结束后大部分肌瘤会缩小。

（5）定期监测肌瘤。对于妊娠合并子宫肌瘤，绝大多数孕妇无须特殊处理，但应定期监测肌瘤大小、与胎盘的关系及母儿状况。观察孕期出血及腹痛症状，一旦发生出血及腹痛需立即到医院就诊。当发生子宫收缩时，应卧床休息，若症状无缓解，即时到医院就诊。

（尹月娥　梁惠兰）

5.10　胎膜早破的照护

5.10.1　胎膜早破的相关知识

（1）胎膜早破是指在临产前胎膜自然破裂。表现为由各种原因引起的阴道排液，排液的量可多可少。排液通常为持续性，持续时长不等，一般为开始量多然后逐渐减少，少数为间歇性排液。阴道排液通常与孕妇体位变动、活动与否有关。孕妇变动体位可有液体由阴道口流出，所流出的液体通常稀薄如水，可能混有胎粪或胎脂。

（2）胎膜早破的原因。

①感染。下生殖道的感染和胎膜早破互为因果关系，感染是胎膜早破的最重要原因。

②宫腔内压力异常。宫腔内压力不均，常见于头盆不称、胎位异常；

宫腔内压力过大及双胎妊娠、羊水过多、剧烈咳嗽和排便困难等。

③胎膜发育不良。孕妇铜、锌及维生素缺乏影响胎膜胶原纤维、弹力纤维的合成，使得胎膜抗张能力下降。

④子宫颈功能不全。主要表现在宫颈内口松弛，前羊膜囊易嵌入宫颈内使得该处羊膜囊受压不均，且接近阴道，易感染，从而造成胎膜破裂。

⑤创伤和机械性刺激。主要分为医源性和非医源性两类。非医源性常见为孕晚期的性交活动；医源性的包括羊膜腔穿刺、反复阴道检查和剥膜引产等。

（3）胎膜早破对孕妇的影响。

①发生炎症。胎膜破裂无论发生在任何孕周均应警惕炎症的发生，炎症可致胎膜脆弱而发生破裂，破膜时间越长，上行性感染概率越高，绒毛膜羊膜炎发生率高，宫内早孕的风险也随着破膜时间的延长和羊水量的减少而增加。

②胎盘早剥。胎膜早破后，宫腔压力的改变容易发生胎盘早剥。

③剖宫产率增加。宫颈成熟度差，羊水减少致使脐带受压、宫缩不协调和胎儿窘迫，需要终止妊娠时引产不成功，导致剖宫产率增加。

（4）胎膜早破对胎儿的影响。

①早产。未足月胎膜早破是早产的主要原因之一，早产的预后和胎膜早破的发生与分娩的孕周密切相关。

②感染。并发绒毛膜羊膜炎时容易引起心腔吸入性肺炎、颅内感染以及败血症等。

③脐带脱垂和受压。羊水过多、胎头先露未衔接及胎膜破裂时，脐带脱垂的风险增高，继发羊水过少、脐带受压导致胎儿窘迫。

④胎儿肺发育不良及胎儿受压。若破膜时孕周较小，胎儿肺发育不良的风险越高；羊水过少程度重、时间长，可出现胎儿受压的表现，如胎儿骨骼发育异常，如铲形手、弓形腿以及胎体粘连等。

5.10.2 胎膜早破照护的注意事项

（1）多卧床休息。孕妇出现阴道流液应马上到医院就诊。如胎膜破裂时，胎先露未衔接，应卧床，取左侧卧位，并用枕头垫高臀部 15～20 厘米，减少羊水流出，防止脐带脱垂。到医院就诊后根据医生的建议卧床或活动。如孕足月、胎先露衔接好是可以下床活动的。

（2）加强自我监测。破膜后孕妇要自数胎动，要监测宫内胎儿的情况。观察阴道流液的颜色、性状及流量，如有发热、腹痛等症状和不适要

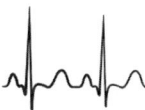

告诉医护人员。胎膜早破需要住院治疗，住院期间，破膜超过12小时没有临产的，医生会给予预防感染的药物以治疗。如有宫缩，记录宫缩间隔和持续的时间。

（3）饮食均衡。破膜后需要保胎的孕妇应卧床休息，但由于活动减少、肠蠕动减少，容易引起便秘，除常规进食高蛋白、高维生素的食品外，还应多吃富含纤维素的水果、蔬菜等，预防便秘。避免增加腹压的动作，包括用力解大便、咳嗽等。

（4）注意卫生。孕妇应勤换会阴垫，保持外阴清洁，避免发生逆行感染。住院期间护理人员也会做相应的外阴消毒。

（5）心理疏导。胎膜早破的孕妇，特别是未足月破膜的孕妇，一般都会产生焦虑的心理，孕妇及家人要了解胎膜早破的相关知识，消除顾虑，加强信心，家人要帮助孕妇积极配合治疗。

（尹月娥　梁惠兰）

5.11　妊娠合并胆汁淤积的照护

5.11.1　妊娠合并胆汁淤积的相关知识

（1）妊娠合并胆汁淤积是女性在妊娠期特有的并发症，发病率为0.1%～15.6%，我国长江流域等地发病率较高。主要对胎儿危害大，使围产儿病死率增高。孕中、晚期出现皮肤瘙痒和黄疸为主要临床表现。血清胆汁酸升高是最主要的特异性实验室证据，熊去氧胆酸为治疗妊娠合并胆汁淤积的一线用药。

（2）妊娠合并胆汁淤积对孕妇的影响。妊娠合并胆汁淤积的孕妇伴发明显的特发性脂痢时，脂溶性维生素K的吸收减少，凝血功能异常，导致产后出血。

（3）妊娠合并胆汁淤积对胎儿的影响。由于胆汁酸毒性的作用使围产儿的发病率和死亡率明显升高。可发生胎儿窘迫、早产、羊水胎粪污染。此外，尚有不能预测的胎儿突然死亡、新生儿颅内出血等。

5.11.2　妊娠合并胆汁淤积照护的注意事项

（1）一般处理。适当卧床休息，取侧卧位以增加胎盘血流量，定期复查肝功能、血胆汁酸。

（2）加强自我监护。孕妇自数胎动，胎动是评估胎儿宫内状态最简便的方法，胎动减少、消失等是胎儿宫内缺氧的危险信号，应立即就诊。另外，应定期做产检。

（3）皮肤照护。保持皮肤清洁，有条件的孕妇应每天淋浴，禁用刺激性强的洗浴液。孕妇应穿用棉质内衣裤并经常换洗，全身瘙痒致入睡困难的孕妇可以通过听轻音乐、按摩等方法入眠，也可根据医嘱使用炉甘石洗剂以减轻瘙痒。

（4）饮食均衡。妊娠合并胆汁淤积的孕妇有可能会出现厌油、恶心、乏力等症状，宜进食清淡、高蛋白、高维生素的食物，避免进食油腻、煎炸、辛辣的食物。

（5）心理疏导。经常性的瘙痒干扰孕妇睡眠，使之产生焦虑、烦躁的情绪。孕妇及家人要了解妊娠合并胆汁淤积的相关知识，消除顾虑，加强信心，家人要帮助孕妇积极配合治疗。

（尹月娥　梁惠兰）

5.12　妊娠合并贫血的照护

5.12.1　妊娠合并贫血的相关知识

（1）贫血是妊娠期较常见的并发症。由于妊娠期血容量增加，且血浆增加多于红细胞增加，血液呈稀释状态，又称生理性贫血。贫血在妊娠各期对母儿均可造成一定的危害。以缺铁性贫血最常见。

（2）贫血对孕妇的影响。

①易发生心力衰竭。

②易并发妊娠期高血压。

③易发生流产及早产。

④易合并感染。

⑤易发生产后出血。

⑥易发生胎膜早破和胎儿宫内窘迫，导致剖宫产率增加。

（3）贫血对胎儿的影响。贫血时胎盘氧供应不足，可导致胎儿生长受限、胎儿窘迫、羊水减少、低体重儿、早产、流产、死胎、智力低下、机体免疫力低下、运动功能发育迟缓、新生儿窒息和缺血缺氧性脑病，且流产和早产的发生率随贫血程度的加重而升高。

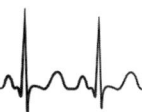

5.12.2　妊娠合并贫血照护的注意事项

（1）休息与活动。

①轻度贫血（血红蛋白不超过 110 克/升）的孕妇，应注意休息，适度活动，避免过度劳累。

②中度贫血（血红蛋白不超过 90 克/升）的孕妇，应增加卧床休息的时间，保证每天睡眠至少 8 小时，活动以不引起不适为度。

③重度贫血（血红蛋白不超过 60 克/升）的孕妇，需卧床休息，若气促明显可取半坐卧位，减少不必要的活动。

（2）饮食均衡。纠正不良饮食习惯，饮食方面应进食富含维生素、优质蛋白、铁含量多的食物，如动物肝脏、豆类等。多进食含维生素 C 丰富的蔬果，促进铁的吸收，并注意食物的多样性。患口腔炎、舌炎的孕妇应避免过热、刺激性食物的摄入，以免加重疼痛。

（3）补充铁剂。以口服为主。血红蛋白 51 克/升以上者，在医生的指导下可以口服给药。常用的口服药物有多糖铁复合物、硫酸亚铁、琥珀酸亚铁等，对中重度缺铁性贫血或有严重胃肠道反应不能口服铁剂者可以选择铁剂注射。贫血严重者建议输血治疗。

（4）心理疏导。孕妇要定期产检，定期复查血常规，多了解妊娠合并贫血的相关知识，消除顾虑，加强信心，积极配合治疗。

（尹月娥　尹才芳）

5.13　妊娠合并特发性血小板减少性紫癜的照护

5.13.1　妊娠合并特发性血小板减少性紫癜的相关知识

（1）特发性血小板减少性紫癜是一种常见的自身免疫性血小板减少性疾病。因免疫性血小板破坏过多致外周血小板减少。主要临床表现为皮肤黏膜出血、月经量过多，甚至内脏出血等。

（2）妊娠合并特发性血小板减少性紫癜对孕妇的影响。

①妊娠本身通常不影响本病病程及预后，但妊娠有使特发性血小板减少性紫癜病情加重的倾向，增加出血率。

②特发性血小板减少性紫癜对妊娠的主要影响是出血。在分娩过程

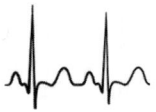

中，孕妇用力屏气可诱发颅内出血，同时导致产道裂伤出血及血肿形成。若产后子宫收缩好，产后大出血并不多见。患特发性血小板减少性紫癜的孕妇，自然流产和母婴死亡率均高于正常孕妇。曾有资料显示，患特发性血小板减少性紫癜的孕妇若未进行系统治疗，流产发生率为 7% ~ 23%，胎儿死亡率达 26.5%，孕妇死亡率为 7% ~ 11%。

（3）妊娠合并特发性血小板减少性紫癜对胎儿的影响。

部分抗血小板抗体能通过胎盘进入胎儿的血液，引起胎儿血小板的破坏，导致胎儿血小板减少。胎儿血小板减少的发生率为 9% ~ 45%。严重者有发生颅内出血的危险。血小板减少为一过性，脱离母体的新生儿体内抗体逐渐消失，血小板将逐渐恢复正常。胎儿血小板减少的概率与母体血小板不一定成正比。

5.13.2 妊娠合并特发性血小板减少性紫癜照护的注意事项

（1）糖皮质激素是治疗特发性血小板减少性紫癜的首选药物，按医嘱用药，不要自行减量或停用。由于使用激素有增加感染的可能性，孕妇应注意个人卫生，少去人多密集的地方，房间每天通风 2 次，保持空气清新。

（2）定期到医院产检，监测血小板计数，采血后应用棉球按压进针处 10 分钟以上，直至不出血，以减少皮下淤血的发生。

（3）注意观察出血症状。观察皮肤、黏膜有无出血点、瘀斑，有无鼻出血、便血等。刷牙时用软毛牙刷，以防牙龈出血。

（4）饮食均衡。多吃优质蛋白、铁、钙、磷及维生素含量丰富的食物。

（5）活动照护。适度活动，减少碰撞，避免外伤。

（6）加强自我监测。孕妇应自数胎动，定时进行胎心监护。

（7）心理疏导。妊娠合并特发性血小板减少性紫癜使孕妇常有各种恐惧心理。主要是害怕分娩时血小板减少引起大出血，因而情绪特别紧张，处于焦虑、恐惧的心理状态。孕妇及家人应多了解妊娠合并特发性血小板减少性紫癜的相关知识，定期到医院产检，消除顾虑，加强信心，积极配合治疗。

（尹月娥　尹才芳）

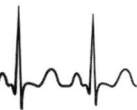

6 胎儿教育

6.1 胎教的定义及目的

6.1.1 胎教的定义

胎教是妊娠期间为孕妇培养良好的心态和创造健康的孕育环境，促使胎儿正常发育，以提高人口素质的过程。孕妇的心理状态可以影响到胎儿的健康，因此需要良好的环境和欢悦的心情，以利于胎儿的生长、发育。

以前人们认为胎儿在出生前一直安静地躺在母亲的子宫里睡大觉，直到分娩时才醒来，这是错误的。现代医学研究认为，胎儿有奇异的潜在能力，为开发这一能力而施行的胎儿教育愈来愈引起人们的关注。胎儿从第5周开始即有较复杂的生理反射机能，10周时已形成感觉、触觉功能。胎儿在17周左右，开始对声音有反应，30周时有听觉、味觉、嗅觉和视觉功能，能听到母亲的心跳和外界的声音。这时母亲的一举一动都能影响胎儿，也是对胎儿进行教育的重要时期。美国著名医学专家托马斯的研究结果表明，胎儿在6个月时，大脑细胞的数目已接近成人，各种感觉器官已趋于完善，对母体内外的刺激能做出一定的反应。这就给胎教的实施提供了有力的科学依据。

6.1.2 胎教的目的

对于发育中的胎儿来说，影响其发育的除了母亲摄入的营养，还有母亲的情绪，不同情绪下，母亲体内所产生的激素以及细胞新陈代谢都是不同的。所以胎教无论是对胎儿还是对孕妇来讲，都十分重要。

不少人认为胎教是为了培育小天才、创造奇迹才施行的。这种误解会导致胎教走入歧途。胎教虽然能够有效地改善胎儿的素质，提高人口的质量，但不能够使胎儿出生后都成为小天才，或成为智慧超常的儿童。儿童成为小天才，除了胎教，还有遗传的因素、出生后的继续教育和环境影响的因素，以及个人的兴趣、意志、品德等非智力因素。因此，经历过胎教的儿童只是有可能成为小天才。但有一点可以肯定，胎教有利于胎儿在智慧、个性、感情、能力等方面的发育，有利于其出生后在人生道路上的发展。

（尹月娥　方肖琼）

6.2　胎教类别介绍

胎教主要分为音乐胎教、语言胎教、抚摸胎教、情绪胎教、光照胎教、运动胎教、环境胎教、营养胎教。

（1）音乐胎教。通过对胎儿不断地施以适当的乐声刺激，可促使其神经元的轴突、树突及突触的发育，为后天提高智力及发展音乐天赋奠定基础，称为音乐胎教（见图 6-1）。

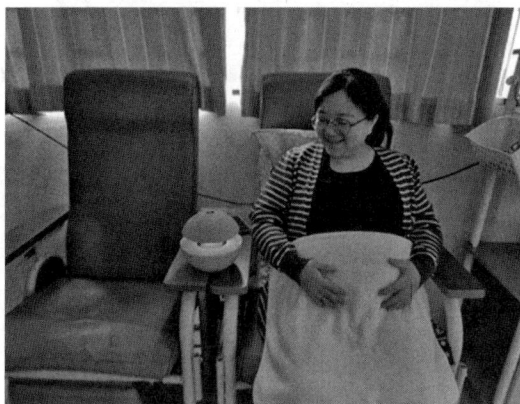

图 6-1　音乐胎教

（2）语言胎教。孕妇及家人用文明礼貌、富于哲理和韵律的语言，有目的地对子宫中的胎儿讲话，给胎儿的大脑新皮质输入最初的语言印记，为后天的学习打下基础，称为语言胎教（见图 6-2）。

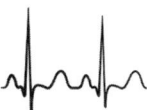

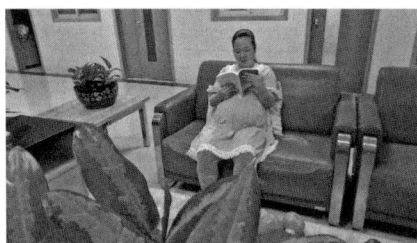

图 6-2　语言胎教

（3）抚摸胎教。孕妇本人或者丈夫用手轻轻地抚摸孕妇腹部，引起胎儿触觉上的刺激，以促进胎儿感觉神经及大脑的发育，称为抚摸胎教（见图 6-3）。

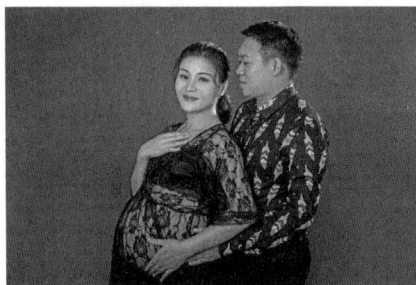

图 6-3　抚摸胎教

（4）情绪胎教。通过对孕妇的情绪进行调节，使之忘掉烦恼和忧虑，创造和谐的氛围及轻松的心境，通过孕妇的神经递质作用，促使胎儿的大脑得以良好发育，称为情绪胎教（见图 6-4）。

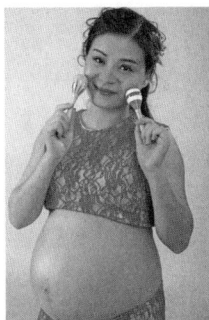

图 6-4　情绪胎教

（5）光照胎教。通过光源对胎儿进行刺激，以训练胎儿的视觉功能，称为光照胎教（见图6-5）。

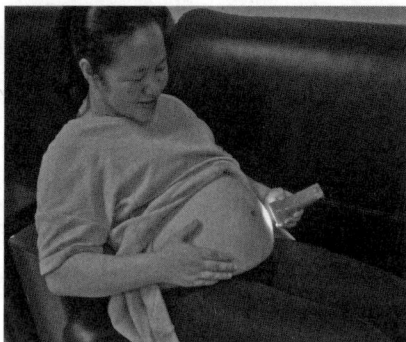

图6-5　光照胎教

（6）运动胎教。孕妇通过拍打腹部，并用手轻轻推动胎儿，让胎儿进行宫内"散步"等活动，称为运动胎教（见图6-6）。这种方式需在医师的指导下进行。

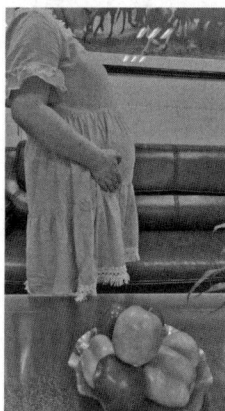

图6-6　运动胎教

（7）环境胎教。年轻夫妇在准备受孕前6个月，开始学习环境安全卫生的相关知识，以利于优化环境、安心养胎。孕期可通过美化居室环境、感受室外美丽风景来给胎儿一个良好的成长环境，称为环境胎教（见图6-7）。

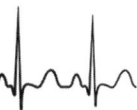

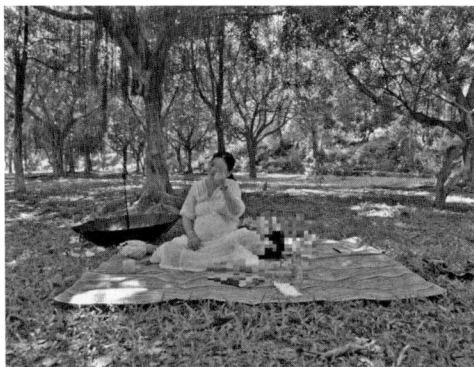

图 6 - 7　环境胎教

（8）营养胎教。根据孕早、中、晚期胎儿发育的特点，孕妇应均衡摄取食品中的 7 种营养素（蛋白质、脂肪、碳水化合物、矿物质、维生素、水、纤维素），以促进胎儿的生长发育，称为营养胎教（见图 6-8）。

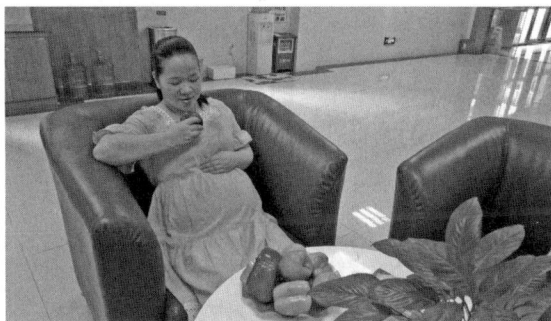

图 6 - 8　营养胎教

（尹月娥　方肖琼）

6.3　音乐胎教

6.3.1　音乐胎教的相关知识

1. 音乐胎教的定义和作用

音乐胎教，是通过对胎儿不断地施以适当的乐声刺激，促使其神经元的轴突、树突及突触的发育，可为后天提高智力及发展音乐天赋奠定基础。在生理作用方面，通过悦耳怡人的胎教音乐，可刺激孕妇和胎儿的听觉神经器官，引起大脑细胞的兴奋，改变下丘脑神经递质的释放，促使母体分泌出一些有益于健康的激素，如酶、乙酰胆碱等，使身体保持极佳状态，同时促进腹中的胎儿健康成长。

2. 音乐胎教的选择

孕妇在保证充足营养与休息的条件下，对胎儿实施定期定时的音乐刺激，可促进胎儿的感觉神经和大脑皮层中枢的更快发展，比如一些名曲中舒缓、轻柔、欢快的部分十分适合胎教，但悲壮、激烈、亢奋的乐段会影响胎儿的正常发育，严重的会造成胎儿畸形或青春期闭锁心理。因此，给胎儿听的音乐要选择经过中国优生科学协会审定的胎教音乐。

另外，应根据孕期调整胎教音乐的内容。怀孕早期，即孕12周开始，胎儿的听觉器官开始发育，这时孕妇可以选择轻松愉快、诙谐有趣的音乐，帮助其消除早孕的烦恼与不适，以获得最佳的孕期心情。当孕16周左右时，音乐胎教可以选择孕妇休息或吃饭时进行，在临睡前有胎动的情况下进行则更合适，每天2~3次，每次15~30分钟。孕中期时胎儿的听觉器官已经完全发育，这时音乐胎教内容可以更丰富些，可增加轻松活泼、稍快节奏的乐曲，孕妇可与胎儿互动，可以边做家务边听音乐。孕晚期时，孕妇难免会感到紧张焦虑，而胎儿的听觉已经接近成人，这时应该选择柔和舒缓、充满希望的乐曲，可半躺在沙发上或床上听音乐（见图6-9）。

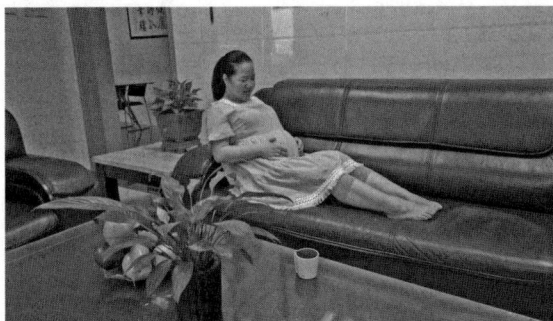

图6-9　半躺在沙发上听音乐

3. 音乐胎教的方式

孕妇可以选择和胎儿一起欣赏音乐，胎教机距离孕妇1.5~2米，音响的强度为51~65分贝。孕妇可以选择给胎儿唱歌的方式，随着播放的音乐

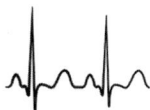

轻哼，也可以自弹自唱，如唱《摇篮曲》等。

4. 想象和感受

据专家介绍，孕妇在听音乐时要加入自己的情感，诗情画意，尽情想象，在脑海里形成各种生动感人的具体形象。同时全身放松，可半坐半卧在一个舒适的地方，把手放在腹部注意胎儿的活动，并告诉胎儿"宝贝，我们现在一起听音乐"。听音乐时可以想象随着动听的音乐节奏，腹中胎儿迷人的笑脸和欢快的体态，在潜意识中同胎儿进行情感交流。

5. 音乐胎教的三个阶段

（1）音乐胎教早期阶段。

在怀孕的前3个月，孕妇的生理反应，如恶心、呕吐、乏力、食欲不振等，往往影响孕妇的心情与心理平衡，表现出烦躁、易怒或易激动、抱怨等情绪。而恰恰此阶段是胎教的开始阶段，又是胚胎各器官分化的关键时期（胚胎于此阶段形成）。孕妇的情绪可以通过内分泌的改变影响胎儿的发育，孕妇在怀孕早期的不愉快心情，往往可以借助母胎沟通的方式而影响胚胎。

然而，优美的音乐能使孕妇分泌更多的乙酰胆碱等物质，改善子宫的血流量，从而促进胎儿的生长发育，还能使胎儿在子宫内保持安稳平静。

以下为推荐的胎教音乐：

《美人鱼的吟唱》；

《暖暖的幸福》；

《橄榄树》；

《茉莉花》；

《天籁般的声音》；

《乌兰巴托之夜》；

《昨日的美好》；

《静如清澈的流水》；

《假日的海滨》；

《欢乐喜洋洋》；

《顺其自然》；

《春江烟花三月》；

《薰衣草》；

《哎呀呀我的宝贝》；

《二泉映月》；

《渔舟唱晚》；

《杨柳轻拂》；

《江南多美好》。

（2）音乐胎教中期阶段。

孕16周时，部分孕妇可自觉胎动。此时，标志着胎儿的中枢神经系统已经分化完成；胎儿的听力、视力开始迅速发育，并逐渐对外界施加的压力、动作、声音等能做出相应的反应，对母体的血液流动声、心音、肠蠕动的声音等尤其熟悉。

这个时期进入胎儿脑发育的高峰期，胎儿脑神经细胞的数量、质量以及大脑网络的丰富度都需要受到各种良性信息的持续刺激。

以下为推荐的胎教音乐：

《降b小调第一钢琴协奏曲》；

《快乐的农夫》；

《抒情圣笛五重奏》；

《华尔兹舞曲》；

《轻风吹，相留醉》；

《小步舞曲》；

《吉他大提琴合奏曲》；

《春天在哪里》；

《我们的田野》；

《乡村路带我回家》。

（3）音乐胎教后期阶段。

孕28周以后直到分娩前这段时期称为孕晚期，此时的孕妇身子笨重、行动不便。时常想到分娩以及产后的问题，心理上难免有些紧张，思想压力较大，容易出现焦虑的情绪。

与此同时，进入孕晚期的胎儿处于身心逐渐稳定的生长阶段，大脑神经元正在飞速生长，听觉器官已经发育成熟，其结构基本上和出生时相同。

以下为推荐的胎教音乐：

《淡淡晚风起》；

《亲亲我的小宝贝》；

《海边的夏天》；

《d小调双小提琴协奏曲》；

《匈牙利舞曲第五号》；

《马兰姑娘》；

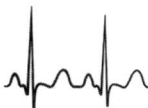

《春之声圆舞曲》;

《小星星》;

《梁祝》;

《只要你过得比我好》;

《在妈咪的怀里》;

《来自上天的祝福》;

《蓝色的多瑙河》;

《平安降临人间》;

《广阔的田野》;

《世上只有妈妈好》;

《可爱的小鱼》;

《好梦摇篮曲》。

6.3.2 音乐胎教的注意事项

（1）音乐胎教应选择在胎儿觉醒有胎动时进行。一般在晚上临睡前比较合适，胎教机应距离孕妇 1.5～2 米，音响强度在 51～65 分贝为宜。胎教机可直接放在孕妇腹壁即胎儿头部的相应部位，音量的大小可以根据成人隔着手掌听到传声器中的音响强度，亦即相当于胎儿在子宫内所能听到的音响强度来调试。腹壁厚的孕妇，音量可以稍大一些；腹壁薄的孕妇，音量应适当小一些。胎教音乐的节奏宜平缓、流畅，不带歌词，乐曲的情调应温柔、甜美。但要注意千万不能把普通录音机等非专业设备直接放在孕妇腹壁上给胎儿听。孕妇可选择自己喜爱的乐曲，并随着音乐表现的内容进行情景的联想，力求达到心旷神怡的意境，借以调整心态，增强胎教效果。

（2）胎教音乐每次 15～30 分钟，每天 2～3 次。

（3）孕妇在听音乐时，实际上胎儿也在"欣赏"。因为胎儿的身心正处于迅速生长发育的时期，多听音乐对胎儿艺术细胞的发展是十分有利的。从胎儿时期接受音乐教育，更早地开发和利用右脑，有利于其后期的成长。出生后继续在音乐气氛中学习和生活，会对孩子的智力带来更大的益处。

（4）音乐的节奏不能太快，音量不宜太大。太快的节奏会使胎儿紧张，太大的音量会令胎儿不舒服，因此，如节奏太强烈、音量太大的摇滚乐就不适合作为胎教音乐。

（5）音乐的音域不宜过高。因为胎儿的脑部发育尚未完整，其脑神经之间的分隔不完全，因此，过高的音域会造成神经之间的刺激串联，使胎儿无法承受，从而造成脑神经的损伤。

（6）音乐不要有突然的巨响。因为这样会使胎儿受到惊吓，所以，胎教音乐的戏剧性不要太过强烈。

（7）胎教音乐不宜过长。15～30分钟的长度是较适合的，要让胎儿反复地聆听，才能形成适当的刺激。等到胎儿出生之后，再听到这些音乐就有熟悉的感觉，能够令新生儿有待在母体内的安全感，对于安抚其情绪有相当好的功效。

（8）过高的音量可导致耳聋。因为在孕中、晚期，胎儿的耳蜗虽发育已趋于成熟，但还是很稚嫩，尤其是内耳基底膜上的短纤维极为娇嫩，如果受到高频声音的刺激，很容易受到不可逆性的损伤。因此，胎教时要选择专用的胎教设备，要注意对声音的控制，最好选择有音量控制功能的胎教设备，提高胎教的安全性。

（尹月娥 方肖琼）

6.4 语言胎教

6.4.1 语言胎教的方法

1. 朗诵抒情法

（1）什么是朗诵抒情法。在播放音乐伴奏与歌曲伴唱时，朗读诗或词以抒发感情，这是一种很好的胎教形式。

（2）朗诵抒情法的作用。刺激胎儿的听觉器官生长，促进其大脑发育。

（3）如何进行朗诵抒情法。胎儿在7～8个月大的时候，胎脑就可以捕捉到外界的信息，所以胎儿是有记忆的。如果孕妇定时念故事给腹中的胎儿听，能够让胎儿有一种安全与温暖的感觉，孕妇若一直反复念同一则故事，会令其神经系统对语言变得更加敏锐。

2. 对话胎教法

（1）对话胎教法的实施月份。孕妇怀孕第8个月直至生产前，是施行对话胎教的最佳时机。胎儿的意识萌芽发生在怀孕第7～8个月的时候，此时胎儿的脑神经已经发育到与新生儿相当的水平，一旦捕捉到外界的信

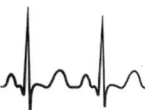

息，就会通过神经管传达至胎儿身体的各个部位。

（2）对话胎教法的练习方式。选一则孕妇认为读来非常有意思、能够感到身心愉悦的儿童故事或童谣、童诗，将作品中的人、事、物详细、清楚地描述出来。例如：太阳的颜色、家的形状、主人公穿的衣服等，让胎儿融入故事描绘的世界中。故事内容要避免过于暴力和太过激情、悲伤，选定故事内容之后，设定每天的"说故事时间"，最好是夫妇每天分别念给胎儿听，借说故事的机会与胎儿沟通、互动。

6.4.2　语言胎教故事示例

（1）《小猴尿床》。

小猴正在树上摘果子，忽然看见树下的小溪里漂来一只小纸船。"多好玩的小纸船，快把它捞上来。"小猴说着从树上往下一跳，一屁股坐到了水里。

"不好了，不好了，裤子湿啦"，小猴心想。"没羞，没羞，小猴尿床啦！"午睡起床时，睡在小猴旁边的小狈喊了起来。小猴不好意思地说："我想把纸船捞上来，没想到就坐在水里了。"袋鼠阿姨走过来，说："大家别笑小猴子，告诉你们吧，阿姨小时候也尿过床呢。""啊，阿姨也尿过床？"小朋友们都瞪大了眼睛。"是呀，阿姨小的时候，也梦见过小河，河里漂着一个大红苹果，阿姨高兴地下河去捞苹果，弄得浑身湿淋淋，醒来一看，原来是尿床了。""我也尿过床。我梦见大灰狼追我，我一着急，就尿床了。"小白兔说。　"我也尿过，我梦见我拿着水龙头去救火，结果……"小狐狸说。"我梦见想小便，到处找厕所，后来就尿床了。"最后，连嘲笑小猴的小狈也承认自己尿过床。袋鼠阿姨微笑着拍拍小猴说："好啦！下次再遇见要下水的时候，就揪揪耳朵，要是做梦，一揪耳朵就醒啦。"

一天，小猴在海边玩耍，一艘轮船向他开来。"啊，轮船！这不是做梦吧。"小猴赶紧揪揪耳朵。好大的轮船呀，船上挂满了彩色的旗帜，甲板上有人在向小猴挥手，响亮的汽笛声仿佛在召唤小猴说："来和我们一起去旅行。""我要到大海上去旅行！"小猴不顾一切地追着轮船向大海里跑去。结果呢？小猴又尿床了吗？

（2）《小树叶贺卡》。

新年快到了，大狮子给朋友们都送了贺卡。可是，轮到送小猫咪的时候，大狮子却发了愁，因为，小猫咪是大狮子最好的朋友，该送给小猫咪一张什么样的贺卡呢？大狮子想啊，想啊，忽然，他想到了门前的银杏树。这是大狮子亲手种的，早就长成了大树。"对，送小猫咪一片银杏树叶吧！正好树上还有一片叶子没有落下来呢，小树叶贺卡，多有意思！"想到这里，大狮子抱住银杏树，使劲摇啊，摇啊，那片树叶就飘飘悠悠地落下来了。于是，大狮子就把这片小树叶夹在信里寄给了小猫咪。

小猫咪原来和大狮子是邻居，后来，小猫咪搬到了很远的地方去住，就再也没有见到过大狮子。今天，小猫咪收到大狮子寄来的小树叶贺卡，别提多高兴了！可是，小猫咪的儿子却说："一片破树叶子，这算什么新年礼物！"说着就要扔出去。小猫咪急忙说："别扔！别扔！"的确，这片银杏树叶又黄又干，有的地方都破了。可是，小猫咪捧在手里，看呀，看呀，像捧着一件宝贝。这时，一阵风吹来，小树叶一下被刮到窗台上的花盆里。奇怪，小树叶一下插进土里，立刻就长成了一棵小银杏树苗。这让正好飞过窗口的老乌鸦看见了。他想这一定是一棵神树，就说："小猫咪，把这棵树苗卖给我吧！"小猫咪急忙说："不卖！不卖！"后来，小银杏树苗在花盆里长不下了，小猫咪就把它移栽到院子里。小银杏树越长越大，很快，就长成了一棵大银杏树。更奇怪的是，这棵大银杏树的叶子从来不落，风儿一吹，银杏树叶就发出"沙沙沙"的声音。像是在说话，说的什么？你不懂，我不懂，只有小猫咪听得懂。

（3）《鼠小姐的生日会》。

在一个生日宴会上，猫拿着盛满红酒的酒杯大声叫道："亲爱的各位来宾，我很荣幸担任鼠小姐生日宴会的首席嘉宾，今晚，大家吃好喝好，千万别害怕食物不够，喵！"猫说完后，动物界的各类动物都开始狼吞虎咽吃起来。大家玩得都很开心，这次生日宴会的所有环节，都是猫一手策划的，包括酒会、演出等。松鼠小姐是鼠小姐最要好的朋友，她一直怀疑猫对鼠小姐的态度有问题，所以就想去试探他！松鼠跟着猫来到猫的家，没想到在猫的家门口果然听到一群猫在商量一场大阴谋："各位猫兄弟，我准备在演唱会上，用巧妙的方法将鼠小姐吃掉，然后再说鼠小姐失踪了，这样他们就不会怀疑到我们了。"大家都异口同声地说："好！"松鼠小姐听了，心里好生着急："呀，不好，他们果真是'黄鼠狼给鸡拜年，不安好心'呐！想害鼠小姐，哼！问过我松鼠了没？我一定不会让你们的奸计得逞的。不行，鼠小姐还被蒙在鼓里，我得快点回去告诉她。"松鼠想着，立刻前往老鼠的"府宅"，把事情的前因后果告诉了她，鼠小姐当面拆穿了猫的阴谋，令猫颜面无存。猫可真是"偷鸡不成蚀把米"呀！

小故事有大智慧，猫是老鼠的天敌，这道理谁人不知谁人不晓呢？鼠小姐又何必相信他呢？不过这次生日宴会，毕竟是有惊无险，而且验证了

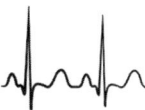

鼠小姐和松鼠的友情，这还得谢谢猫呢！

（4）《一座房子和一块砖》。

黑熊是个大富翁，小老鼠却很穷。有一天，黑熊用他所有的钱，买下了一座别墅。可是，小老鼠用他所有的钱，却只能买下一块砖。他说："黑熊，现在我已经有一块砖了，以后我的房子就造在你的房子旁边。"黑熊哈哈大笑："哈哈哈，笑死人了，你想造房子，却只有一块砖？"小老鼠说："好好劳动，砖头就会慢慢增加的。"从此以后，小老鼠就好好地劳动，慢慢地攒钱。黑熊却总是大吃大喝，胡乱花钱。

有一天，黑熊没钱了，只好来找小老鼠："借我一点钱吧。"小老鼠说："我不借，不过你可以把你房子里的砖头卖给我一些。"黑熊卖了五块砖给小老鼠。小老鼠在黑熊的墙上选了五块砖，做下了记号，写上："这是小老鼠的砖。"从此以后，黑熊要用钱，就把房子里的砖卖给小老鼠。这样，在黑熊的房子里，做了"这是小老鼠的砖"记号的砖不断增加，没有记号的砖越来越少。

终于有一天，黑熊房子里的每一块砖上都写着"这是小老鼠的砖"。

小老鼠说："现在，这座房子的每一块砖都是我的了，你可以搬出去了。"黑熊只好搬出去了。小老鼠把自己从前买的第一块砖送给了黑熊，说："好好劳动吧，有这第一块砖，你将来也会有房子的。"

（5）《小树的快乐日子》。

小树非常高兴，因为他是森林的一分子，他的未来都是安排好的。有一天，风看着沾沾自喜的小树，不禁对他有几分喜爱。是啊，可爱的小树挺招人喜欢的，鸟儿和花朵都愿意在他身旁。但是，有一天伐木工来到了这座森林，小树的末日到了。伐木的声音似乎是死神的宣告。可怜的小树流泪了，可是，小树完全没有办法。风来了，望着悲伤的小树，风怜悯起他来。"我可以把你带到远方，你愿意被我连根拔起吗？"风对小树说。"我愿意，只要你可以带我离开这里。"小树看到了希望。只是，树的远方在哪里呢？狂风大作，风把树带到了海的上空。"喜欢广阔的海吗？"风看着快乐的小树。"我愿意留在这里"，小树微笑地说。于是小树开始了他的海洋之旅。

每天阳光准时洒在湿漉漉的小树上，让小树感到很舒服。在感受自由的同时，小树也在慢慢枯萎，但小树是如此快乐幸福。风时常会和小树聊天，鱼儿蹦到小树上面，海鸟也乐于与小树打闹。几缕阳光、一丝微风，就足够使小树幸福。小树享受着造物主给他的一切。有几天波涛汹涌，小树也沉着应对，因为他明白，自己的时间不多了。

随着时间流逝，小树也一天比一天更加枯萎。不过小树的心不曾枯萎，他还有下一个目标。

(6)《小蜗牛雪利找家》。

傍晚，小动物们都急匆匆地赶着回家。小蜗牛雪利着急了，因为她没有家。她想找一个家。雪利爬到树下，看见刚飞回来的小鸟姐姐，便问："小鸟姐姐，你的家在哪儿呀?"小鸟姐姐扇着翅膀说："大树就是我的家。"雪利路过河边，看见小鱼弟弟，连忙问："小鱼弟弟，你不回家吗?"小鱼弟弟吹着泡泡说："小河就是我的家。"雪利垂头丧气地爬啊爬，自言自语地说："天快黑了，我还没找到家，唉……"乌龟伯伯听见了，笑了笑说："小雪利，我们背上的壳就是我们的家呀!"雪利听了，瞪大了眼睛高兴地说："哦! 我找到家喽!"

（尹月娥　方肖琼）

6.5　抚摸胎教

6.5.1　抚摸胎教的相关知识

1. 抚摸胎教的定义

抚摸胎教是指有意识、有规律、有计划地抚摸，以刺激胎儿感官的胎教方法。医学研究表明，胎儿体内绝大部分细胞已具有接受信息的能力，并且通过触觉神经来感受体外的刺激，而且反应逐渐灵敏。父母可以通过适当对胎儿进行爱抚和拍打等动作以刺激，配合声音与子宫中的胎儿沟通信息。这样做可以使胎儿产生安全感，既能激发胎儿的运动积极性，又能促进胎儿健康成长，使胎儿感到舒服和愉快。另外，通过对胎儿的抚摸，既沟通了母婴之间的信息，同时也交流了彼此的感情。在腹中经常被父母抚摸的胎儿，出生后肌肉活力较强。

2. 抚摸胎教的最佳时间

孕妇每晚睡觉前进行抚摸胎教最好。首先排空膀胱，平卧床上，放松腹部，用双手由上至下，从右向左，轻轻地抚摸胎儿，就像在抚摸出生后的新生儿那样，每次持续 5 ~ 10 分钟。但应注意手部活动要轻柔，切忌粗暴。

3. 抚摸胎教的要点

孕妇本身要宁静，即不急躁、不郁闷，保持情绪稳定、心情愉悦的精

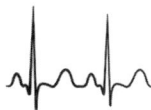

神状态。孕妇情绪不安不仅影响胎儿的体重，也会影响胎儿的智商，而孕妇的情绪和心理素质是关键的因素。孕妇正常的有节律的心音对胎儿来说是最动听的音乐，孕妇规律的肠蠕动声音也会给胎儿带来稳定的感觉，胎儿处在一个健康的子宫内环境之中，能得到良好的生长发育。而这一切的前提都是孕妇有一个好的心态。

4. 抚摸胎教的基本方法

孕妇应仰躺在床上对胎儿进行抚摸，全身尽量放松，在腹部松弛的情况下，来回抚摸胎儿，具体做法是：用一个手指轻轻按一下腹部再抬起。开始时，有的胎儿能立即做出反应，有的则要过一阵，甚至几天后再做时才有反应。如果此时胎儿不高兴，其会用力挣脱或蹬腿反对，碰到这种情况，就应马上停止。过几天，胎儿习惯了母亲的手法，当用手轻轻按压抚摸腹部，胎儿就会主动迎去。到胎儿6~7个月时，母亲已能分辨出胎儿的头部和臀部，这时就可以轻轻推着胎儿在子宫中"散步"了。胎儿如果"发脾气"，用力蹬腿或者"撒娇"，身体来回扭动时，母亲可以用爱抚的动作来安慰胎儿，而胎儿过一会儿也会以轻柔的蠕动来感谢母亲的关心。这时，还应配合轻松的乐曲。同时，丈夫也可以用手轻轻抚摸妻子的腹部，同胎儿细语，并告诉胎儿这是父亲在抚摸。丈夫要同妻子交换感受，这样能使父亲与未见面的小生命更早地建立联系，加深全家人的感情。

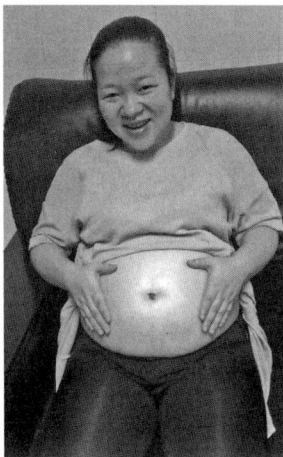

图6-10　抚摸胎教

5. 抚摸胎教的好处

（1）抚摸胎教可以加强胎儿皮肤的触觉功能，并通过触觉神经感受体外的刺激，从而促进胎儿大脑细胞的发育，加快胎儿的智力发展。

（2）抚摸胎教还能激发胎儿活动的积极性，促进运动神经的发育。经常受到抚摸的胎儿，对外界环境的反应也比较机敏，出生后翻身、抓握、爬行、坐立、行走等运动发育都明显提前了。

（3）在进行抚摸胎教的过程中，不仅让胎儿感受到了父母的关爱，还能使孕妇身心放松、精神愉快，也加深了一家人的感情。

6.5.2　常见抚摸胎教法

1. 推动"散步"法

（1）实施月份。怀孕 6~7 个月后，当孕妇可以在腹部明显地触摸到胎儿的头、背和肢体时，就可以增加推动"散步"的练习次数。

（2）具体做法。孕妇平躺在床上，全身放松，轻轻地来回抚摸、按压、拍打腹部，同时也可用手轻轻地推动胎儿，让胎儿在宫内"散散步、做做操"。

（3）注意事项。此种练习应在医生指导下进行，以避免因用力不当而造成腹部疼痛、子宫收缩，甚至引发早产。每次 5~10 分钟，动作要轻柔自然，用力均匀适当，切忌粗暴。如果胎儿用力来回扭动身体，孕妇应立即停止推动，可用手轻轻抚摸腹部，胎儿就会慢慢平静下来。

2. 来回抚摸法

（1）实施月份。怀孕 3 个月以后可以进行一些来回抚摸的练习。

（2）具体做法。孕妇在腹部完全松弛的情况下，用手从上至下、从右至左，来回抚摸。心里可想象双手真的爱抚在可爱的小宝宝身上，有一种喜悦和幸福感，深情地默想"小宝宝，妈妈很爱你""小宝宝真舒畅"等。

（3）注意事项。抚摸时动作宜轻，时间不宜过长，每次 2~5 分钟。

3. 触压拍打法

（1）实施月份。怀孕 4 个月以后，可以在抚摸的基础上轻轻触压拍打腹部。

（2）具体做法。孕妇平卧，放松腹部，先用手在腹部从上至下、从右至左来回抚摸，并用手指轻轻按下再抬起，然后轻轻地按压和抚摸，给胎儿以触觉刺激。一般坚持几个星期后胎儿会有所反应，如身体轻轻蠕动、手脚转动等。

（3）注意事项。开始时每次 5 分钟，等胎儿做出反应后，每次 5~10 分钟。在按压拍打胎儿时动作一定要轻柔，孕妇还应注意胎儿的反应，如果感觉到胎儿用力挣扎或蹬腿，表明其不喜欢，应立即停止。

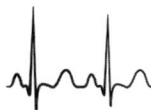

4. 亲子游戏法

（1）实施月份。怀孕 5 个月以后，有胎动了，就可以进行亲子游戏练习。

（2）具体做法。每次游戏时，孕妇先用手在腹部从上至下、从右至左轻巧且有节奏地抚摸和拍打，当胎儿用小手或小脚给予还击时，孕妇可在被踢或被推的部位轻轻地拍两下，一会儿胎儿就会再次还击，这时孕妇应改变一下拍的位置，改拍的位置距离原拍打的位置不要太远，胎儿会很快向改变的位置再进行还击。

（3）注意事项。这种亲子游戏最好在每晚临睡前进行，此时胎儿十分活跃，但时间不宜过长，一般每次 10 分钟即可，以免引起胎儿过于兴奋，导致孕妇久久不能入睡。

6.5.3　抚摸胎教的注意事项

（1）应有规律性，每天 2 次，坚持在固定的时间进行，这样胎儿才能在此时间里做出反应。

（2）抚摸胎儿之前，孕妇应排空小便。

（3）孕妇要避免情绪不佳，应保持稳定、轻松、愉快、平和的心态。

（4）室内环境要舒适，空气清新，温度适宜。

（5）如能配合音乐胎教或语言胎教等方法，效果会更佳。

（6）一般在孕早期以及临近预产期不宜进行抚摸胎教。

（尹月娥　方肖琼）

6.6　光照胎教

6.6.1　光照胎教的相关知识

光照是人类获取信息的方式之一，视觉无疑是最主要的信息来源，因此视觉对于人类来说异常重要，视觉刺激对于胎儿大脑的发育也有着不可取代的作用。对胎儿进行视觉开发，对于胎儿后天的视觉发育、大脑智力发育十分重要。因此以视觉为媒介的光照胎教法在众多胎教法中占有重要的地位。如果胎儿处于觉醒的状态，通过腹壁用光照射胎儿，在 B 超显像仪上即可见到胎儿的眼睑、眼球活动及头部回转做躲避样运动。如果在母亲腹部直接用强光进行光线照射，胎儿会感到不快，如果用弱光（小手电筒的光芒）照射，胎儿会十分感兴趣地将头转向光源的位置。

6.6.2 光照胎教的方法与好处

（1）孕妇可每天定时用手电筒微光紧贴腹壁，并反复开关手电筒，一闪一灭照射胎儿的头部位置，每次持续5分钟。手电筒的光亮度应合适，不要用强光照射，而且时间也不宜过长。

（2）在胎儿的感觉功能中，比起听觉和触觉，视觉功能的发育较晚，在胎儿7个月时，其视网膜才具有感光功能，对光有反应。光照胎教可以在怀孕6个月以后开始。

（3）光照胎教能促进胎儿视觉细胞的生长，促进视觉功能的建立和发育，这些光信号刺激视觉神经，使视神经产生神经冲动，这种冲动通过视神经通路传入大脑中，能够刺激大脑神经细胞产生更多的突触。另外，定时、规律的光照刺激，能够使胎儿形成良好的昼夜节律，而良好的习惯有助于良好性格的形成，使其出生以后情绪更稳定，有更高的情商。

（尹月娥　方肖琼）

6.7　准爸爸参与胎教

6.7.1　准爸爸参与胎教的相关知识

准爸爸参与胎教很重要，孕期做好胎教对胎儿日后的健康、性格都有一定的影响，很多人认为胎教是孕妇的事情，其实准爸爸也是胎教过程中重要的一分子。生活中我们经常会看到这样的现象：部分婴幼儿，即使陌生女性逗他们，他们也会微笑，而换成父亲反而会哭。而造成这种现象的原因则是这些婴幼儿从胎儿期到出生后的一段时间里，对男性的声音不熟悉。为了消除这种对男性包括对父亲的不信任感，建议各位准爸爸参与到胎教工作中来。准爸爸要多陪孕妇一起进行胎教，可以让孕妇的幸福感上升，心情愉快，从而促进胎儿的成长，在胎教工作中准爸爸也有着义不容辞的责任，所扮演的角色非常重要。

如果说母亲是胎教工作的主角，那么父亲就是胎教工作中的第一助手。在整个胎教过程中，父亲与母亲心心相印，妇唱夫随，十分重要。妻

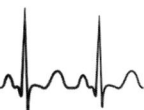

子怀孕后，家务事仍然很多，丈夫应主动分担一些，让妻子多休息。

尤其在情绪胎教中，准爸爸所起到的作用非常大。情绪胎教，是通过对孕妇的情绪进行调节，使之忘掉烦恼和忧虑，创造和谐的氛围及轻松的心境，通过孕妇的神经递质作用，促使胎儿的大脑得以良好的发育。如果孕妇在妊娠期情绪低落、高度不安，胎儿出生后会出现智力低下、个性怪癖、容易激动等情况。

准爸爸在情绪胎教方面要做好以下几项工作：

（1）当好"后勤部长"。丈夫要关心妻子孕期的营养问题，尽心尽力当好妻子和胎儿的"后勤部长"。大多数孕妇有妊娠反应，丈夫应鼓励妻子克服恶心呕吐等反应，坚持进食，做到少吃多餐。妊娠中期，胎儿生长发育加快，不仅需要给予充足的营养，还要多饮水，并增加富含维生素的食物，保持大便通畅。孕妇所处的环境应力求安静舒适，不宜经常有噪音刺激。光线要明亮柔和，搞好室内外卫生，防止感染疾病，防止烟雾污染。戒烟忌酒，节制房事，提醒妻子注意劳逸结合，适当做些家务和必要活动，切不可偏激。

（2）富有生活情趣。早晨可陪妻子一起到环境清新的公园、树林或田野中散步，做做早操，嘱咐妻子白天多晒晒太阳。妻子感受到丈夫的体贴，心情则舒畅惬意，对胎儿的发育也有好处。

（3）处事风趣幽默。孕妇由于妊娠后体内激素分泌变化大，会产生种种令人不适的妊娠反应，导致情绪不太稳定，因此，特别需要向丈夫倾诉。这时，丈夫要用风趣幽默的语言宽慰和开导妻子，这是稳定孕妇情绪的良方。

（4）和妻子一起进行胎教。丈夫对妻子的体贴与关心，对胎儿的抚摸与"交谈"，都是生动有效的情绪胎教。在胎教过程中，丈夫应更加关爱妻子，让妻子多体会家庭的温暖，保持心情愉快、精力充沛。此外，丈夫应积极支持妻子为胎教而做的种种努力，主动参与胎教过程，陪同妻子一起和胎儿"玩耍"，给胎儿讲故事，描述每天的工作和收获，让胎儿熟悉父亲低沉而有力的声音，从而产生信赖感。妻子的好心情对胎儿来说是最好的胎教效果。丈夫对妻子的爱会间接地传递给胎儿，在爱中成长的胎儿也会更健康。

6.7.2　准爸爸参与胎教的方式方法

（1）对话胎教。

准爸爸可以在孕妇的腹部旁边，以温和轻柔的语气，对腹中的胎儿说话，让其熟悉准爸爸的声音。准爸爸还可以将自己的工作内容、兴趣与才能，以简单易懂的话语说给胎儿听，让胎儿也能感受到准爸爸的关怀与用心。准爸爸不应忽视自己对胎儿的影响，而失去参与"胎儿教育"的大好机会。

准爸爸在开始和结束与胎儿的对话时，都应该常规地用抚慰及能够促使胎儿形成自我意识的语言对胎儿讲话。开场白可以为："宝贝（或者叫乳名），我是你的爸爸，我会天天和你讲话，我会告诉你外界一切美好的事情。"对话结束时，要对胎儿给予鼓励："宝贝学习很认真，你是一个聪明的孩子，但愿我对你讲授的一切将来都能对你的人生有用。好吧，今天就学习到这儿，再见！"准爸爸应尽可能每天和胎儿对话，这样才能加深与胎儿的感情。

对话胎教的方法：

①准爸爸让孕妇坐在宽大舒适的椅子上，然后由孕妇对胎儿说："乖孩子，爸爸就在旁边，你想听他对你说什么吗？"这时，准爸爸应该坐在距离孕妇 50 厘米的位置上，用平静的语调开始与胎儿对话，随着对话内容的展开再逐渐提高声音，不能一下子发出高音而惊吓了胎儿。

②讲授的话题最好事先构思好，可先拟定一篇草稿，稿子的内容可以是一段优美动人的小故事、一首纯真的儿歌、一首内容浅显的古诗，也可以谈自己的工作及对周围事物的认识。用诗一般的语言，童话一般的意境，向胎儿描述外面美丽的世界。

③对话胎教是准爸爸给予胎儿关爱的最重要的方式。胎儿感受到准爸爸的关爱后，才能够更愉快地成长。

（2）抚摸胎教。

夫妻每人伸出一只手，放在孕妇的腹部，进行抚摸胎教。

（尹月娥　方肖琼）

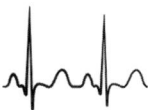

7 待产准备

7.1 新生儿出生前用品准备

7.1.1 新生儿各类用品的准备

（1）婴儿房间。应该选择宽敞、阳光充足的南向房间，小房间不易保持良好通风，朝北的房间很少能晒到太阳。房间里最好铺木地板，可以在房间里准备好 CD 机，播放优美的音乐。房间还要有温度计、湿度计、加湿器、暖器等，可以摆放一些有净化空气功能的绿色植物。

（2）婴儿床。有必要准备一张能放在父母大床旁边的婴儿床，安全舒适，一般可以睡到 3 岁。一些可以组合的婴儿床，使用则更为长久。要选择质量可靠的婴儿床，木制的床冬天不凉，也没有铁床那么硬，是个不错的选择。床的大小根据房间大小而定，以结实、安全为原则。床四周的围栏高度应在 20 厘米以上，以免婴儿抓住围栏翻出床栏掉下来。可以配有蚊帐，蚊帐质量要好、轻薄透气，不要选择化纤或尼龙材质的，也不要选图案和色彩花哨的蚊帐，要营造一个安宁平和的休息空间。

婴儿睡觉的地方一定要在母亲的视线之内，安静且不会有阳光直射，不会有东西掉到婴儿床上，可以在墙壁上挂一些色彩柔和、色调明快的画作，比如中国画、名家书法、风光摄影等。要注意的是，市场上的一些挂图色彩过于艳丽，对婴儿的视力发育和审美情趣的培养没有好处。如果要在天花板上悬挂玩具，不要挂在婴儿的正上方，可以稍微偏离一点。

（3）婴儿床上用品。床上应铺褥子，褥子上面可以铺一块防水垫，上面再铺床单，以防止婴儿尿湿褥子。被子最好有被套，方便拆洗。无论是自己缝制的被褥还是购买现成的，都应该选择纯棉面料，并且多准备几套，要选择色彩淡雅、柔和的，不要买化纤材质的小毛毯，脱落的飞毛容易让婴儿过敏。同时应选择纯棉毛巾被、手工缝制的棉花被。床上用品应经常晒太阳。

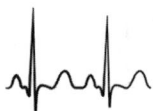

（4）婴儿推车。这是必备的，选择能够调节车身角度的婴儿车，婴儿醒着时可折叠，让婴儿坐起来，婴儿睡着时可平放下来，让婴儿躺着。婴儿车应配有蚊帐或遮阳伞和风雨棚，可以防风沙、防蚊虫叮咬，婴儿车在树荫下可以防止鸟虫粪便甚至毛毛虫掉到婴儿身上，亦可在炎热的夏季给婴儿遮挡阳光。

（5）婴儿汽车座椅。现在有私家车的家庭越来越多，在乘坐汽车时，将婴儿抱在怀里并不是最安全的，最安全的方法是把婴儿放在专用的汽车座椅上，放置汽车座椅的正确位置是汽车后排，即司机后面的位置。

（6）婴儿玩具。会旋转摆动的音乐铃，可以训练婴儿的视觉和听觉，还可以促进其头部活动。床挂等玩具可供婴儿长牙时啃咬，应及时清洗，保持卫生。其他如游戏垫、手摇铃、手握球，可供婴儿训练听力及手部运动能力。

（7）婴儿洗浴用品。澡盆可以选择塑料的或是木制的，金属澡盆过沉、过凉。现在市场上有售很多种婴儿澡盆，比较人性化，婴儿的臀部位置会加深一些，防止滑倒，还有专门搁放沐浴用品的地方，有的还配有浴床。婴儿沐浴液或香皂最好是纯植物的，并且不必每次洗澡都用。还应准备水温计，洗澡前测试水温。此外，还可根据情况选择浴巾、手帕、沐浴棉、指甲剪等。

7.1.2　新生儿衣服准备

婴儿的理想衣服必须具备4个条件：穿着宽松舒适；容易穿脱；安全性好；容易洗涤。婴儿皮肤娇嫩，且容易出汗，所以应选择柔软、吸水性和透气性好的浅色纯棉制品。衣缝要少，缝口最好向外翻。衣服上不要有扣子，以免擦伤皮肤，可以用细布条系在身侧。衣服样式以斜襟、和尚领或开肩为宜，这样的衣服可以打结，可以随着婴儿长大而调节胸围，还便于放围嘴或小毛巾。衣袖宜宽大，新生儿四肢屈曲，衣袖太小则不易伸入。可根据不同季节，分别准备4~6套衣服，以及大毛巾、口水绢、棉袜、包被、小棉被。

7.1.3　新生儿尿布准备

尿布是包裹婴儿身体下部或铺在婴儿床上接尿用的布。胎儿从出生直至能够大小便自理，尿布一直陪伴着他们，几乎就是他们的第二层肌肤。随着科技的发展，生活水平的提高，市场上的尿布品种也越来越多。尿布的种类就材质而言，可分为棉尿布、布尿布与纸尿布。

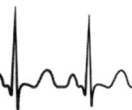

在所有的婴儿尿布中，棉尿布的历史最悠久。纯棉特有的舒适、透气性是棉尿布的一大优点。棉尿布价格较低，而且可以重复使用。布尿布的吸收度与密合度较好，不易引起皮肤过敏或尿布疹，但是清洗、携带不方便。纸尿布的优点是方便携带、不必清洗，但过敏肤质的婴儿必须勤更换。

婴儿双腿长时间夹着尿布可能会造成下肢变形，且尿湿后容易污染脐部，造成脐部感染，应勤换。注意尿布的长度和厚度要适宜，太长、太短、太厚、太薄都不行。注意婴儿垫尿布的方式有所不同，男婴儿的尿布在会阴前面垫厚些，女婴儿的尿布则可以在臀部下面多垫几层，增加婴儿特殊部位的吸湿性。

尿布内层最好不要有任何添加物，挑选时以干爽、易吸水、防漏性佳者为优。

如果选择用新布来制作尿布，首先要注意对新布进行清洗、揉搓、消毒、晾晒后再给婴儿使用。质地宜选择棉料，颜色应选浅色系的，如白色、浅粉色或浅黄色，忌用深色系的，尤其是蓝色、紫色、黑色、青色等颜色。尿布要勤更换，勤洗烫，多日晒。若不及时更换尿布，婴儿皮肤在浸湿的情况下更容易受大小便和尿布上残留洗涤剂的刺激而造成臀红和尿布疹。勤洗烫的作用是显而易见的，既可洗去尿布上残留的大小便等污染物，又可起到消毒的作用。日晒是利用阳光中紫外线的照射来消毒，它比晾干、烘干等方法要好得多。

若是使用纸尿布，市场上纸尿布品种较多，价格和质量参差不齐，可以结合自己的经济情况和要求选择合适的纸尿布。

（尹月娥　李丽芳）

7.2　分娩前准备

7.2.1　孕妇身心准备

（1）精神准备。孕妇要有信心，在精神上和身体上做好准备，用愉快的心情来迎接婴儿的诞生，丈夫应该给孕妇充分的关怀和爱护，周围的亲戚朋友及医务人员也必须给孕妇一定的支持和帮助。实践证明，思想准备越充分的孕妇，难产的发生率越低。

（2）身体准备。

①睡眠充足。分娩时体力消耗较大，因此分娩前必须保证充分的睡眠时间，分娩前午睡对分娩也有利。

②生活安排。接近预产期的孕妇应尽量不外出和旅行，但也不要整天卧床休息，进行轻微的、力所能及的运动还是有好处的。

③禁止性生活。临产前绝对禁忌性生活，避免胎膜早破和产时感染。

④提前洗澡。孕妇必须注意身体的清洁，有些地方的风俗习惯是产后不能马上洗澡，因此，住院之前应洗澡，以保持身体的清洁。如果是在浴室洗澡，必须有人陪伴，以防止湿热的蒸气引起孕妇昏厥。

⑤家人陪伴。双职工的小家庭在妻子临产期间，丈夫尽量不要外出。若不得已，夜间需有其他人陪住，以免半夜发生不测。

7.2.2　待产包准备

入院待产包在孕妇准备入院待产时是必不可少的，以母亲用品为主。要提前将待产用品准备好，而不能临时抱佛脚，以避免不必要的仓促。待产包清单如表 7-1 所示。

表 7-1　待产包清单

类别	用品	数量	说明
母亲用品	开襟外衣	2 套	天气热时出汗多，要准备棉质、轻薄透气的开襟外衣；较凉时要准备保暖的开襟外衣，方便穿着，避免着凉
	内裤	6 条	产后恶露多，需要随时更换内裤，保持卫生清洁。不一定要买新的，但最好多带几条
	产妇护理垫	10 片	剖宫产术前要插导尿管，这时可用来当床垫，以保持床单干净
	拖鞋	2 双	选择鞋底柔软、防滑的拖鞋；有亲人陪床的话，最好准备双人份
	哺乳文胸	3 件	可以选择前开式或吊带开口式哺乳文胸，以方便给婴儿喂奶，准备的件数够住院时替换即可
	产妇卫生巾	25 片	产后私处易受细菌感染或有湿疹，一定要保持干爽清洁；选用安全正规的产妇卫生巾

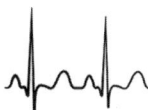

（续上表）

类别	用品	数量	说明
	生活用品	1套	准备牙刷、梳子、小镜子、脸盆、香皂、洗衣粉等生活用品。毛巾要准备4～6块，分别用于擦洗身体不同部位
	餐具	1套	准备饭盒、筷子、杯子、勺子、带弯头的吸管等餐具，产后不能起身时，可用吸管喝水、喝汤，很方便
	出院衣服	1套	准备适合出院当天穿的衣服
婴儿用品	衣服	3套	根据季节来选择衣服厚度；一般不用频繁更换，够住院时替换即可
	纸尿布	30片	新生儿每天大概用10片纸尿布（NB码），可以先准备3天的量，如果好用再继续买
	奶瓶刷	1个	要彻底清洁奶瓶，可以选择海绵刷头的奶瓶刷，喷上奶瓶清洁剂进行清洗
	抱被	2条	用于保暖；即使是夏天，新生儿睡觉也要遮盖小肚子，避免受凉导致肠道不适
	玻璃奶瓶	2个	应准备2个不同容量的宽口径玻璃奶瓶；无论是母乳喂养还是奶粉喂养都用得上
	配方奶粉	1罐	新生儿最好是喂母乳，但由于部分母亲开奶困难或奶水不足，可以先准备1罐配方奶粉
其他用品	入院证件	若干	夫妻双方身份证、产检病历及围产卡、准生证、医保卡、生育保险凭证
	手机和充电器	1台	有情况可以随时和家人联系，另外也可以用来记录阵痛、宫缩时间
	银行卡和现金	足量	两者都需要准备，可事先向医院了解清楚支付方式
	相机或摄像机	1台	用于记录新生儿的出生及成长的每一个重要时刻，这样珍贵的瞬间就不会错过
	食品	若干	可提前准备好红糖、巧克力等食品。巧克力可用于生产时增加体力，红糖用于产后补血

7.2.3 交通工具准备

十月怀胎，一朝分娩，孕妇在进入医院待产的这一段时期，可以说是整个妊娠过程中最重要、需要注意的问题也最多的时期。其中，选择安全合理的交通工具就是一个重要的方面。很多家庭在选择孕妇入院的时机方面本来就不对，往往是在孕妇出现腹痛、见红等明显的临产表现时才匆匆忙忙地把孕妇送入医院。这个时候，如果选择的交通工具不合理，会对孕妇和胎儿的安全很不利，甚至导致生命危险。比如一些农村的家庭会用拖拉机送孕妇，拖拉机噪音大，颠簸剧烈，不但无法给孕妇一个安静的待产环境，而且还容易出现子宫破裂、胎盘早剥等严重的后果，甚至导致大出血，危及母亲和胎儿的生命。排除道路等因素，单就交通工具来讲，送孕妇入院的最佳交通工具是平稳性较好、较为舒适的小轿车。当然，如果用医院的专业救护车，安全性会更高。

（尹月娥　李丽芳）

7.3　分娩先兆的辨别

7.3.1 见红

在接近分娩时，部分孕妇可见阴道有少量的血性分泌物排出，称为见红。有时还可以同时排出黏液栓。这是由于在接近分娩时，子宫下段形成，宫颈已成熟，在宫颈内口附近的胎膜与子宫壁分离，毛细血管破裂所致。如有宫颈黏液栓排出则是宫颈开始扩张的信号。见红是分娩即将开始的可靠征象，大多数孕妇在见红后24～48小时内产程发动。见红的出血量很少，如超过月经量应考虑有无妊娠晚期出血，如前置胎盘等。

7.3.2 规律宫缩

规律宫缩是指在产程刚开始的时候，宫缩时间持续比较短（大约30秒），而且宫缩的强度比较弱，间歇期较长，5～6分钟1次。随着产程的进展，宫缩持续时间逐渐加长（50～60秒），宫缩的强度会慢慢增加，宫缩的间歇期逐渐缩短到2～3分钟1次。到宫口近开全的时候，宫缩持续时

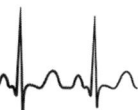

间可长达 1 分钟及以上，宫缩的间歇期仅有 1~2 分钟，这就是规律宫缩。如果是初产妇，出现规律性宫缩表明分娩已经开始，应该立即入院准备待产。

7.3.3 破水

破水是破膜的俗称，全称为胎膜破裂，是指羊膜破裂羊水流出的现象。正常情况下，破水发生于第一产程宫口近开全或开全时，随着宫缩持续增强，当羊膜腔内压力增加到一定程度时，胎膜自然破裂，羊水流出。有时破水会发生于临产之前，称为胎膜早破。胎膜早破有引发早产、脐带脱垂、胎儿窘迫、产妇及胎儿感染的危险，增加围生儿病死率。如发生破水，孕妇应立刻平躺，抬高臀部，立即寻求帮助或拨打 120 急救电话入院准备待产。

7.3.4 胎儿下降感

胎儿下降感又称"释重感""腹部轻松感"或"轻快感"。轻快感的产生是由于胎儿的先露部下降衔接，以及羊水量减少，造成子宫底位置下降，使子宫对膈肌的压力减小。此时，孕妇自觉呼吸较以前轻快，上腹部比较舒适，食欲改善。与此同时，在妊娠期的水潴留情况也开始减轻。胎头下降压迫膀胱，所以常有尿频的症状。初产妇的轻快感相较经产妇明显，而且由于先露部下降衔接的时间不同，故从轻快感的出现至分娩发动的时间间隔也不一样。

（尹月娥　郭丽娇）

7.4　分娩过程

7.4.1　第一产程及配合方式

第一产程（宫颈扩张期）从开始出现宫缩直至宫口开全（10 厘米），初产妇一般不超过 20 小时，一般需 11~12 小时，经产妇不超过 14 小时，一般需 6~8 小时。第一产程可分为两个阶段，即潜伏期和活跃期。第一产程初期的子宫收缩间歇时间较长，为 5~6 分钟，随着产程的进展，宫缩强度增加，持续时间延长，间歇时间逐渐缩短至3分钟，以至于1~2分钟。宫缩持续时间可长达1分钟。

在分娩过程中，第一产程不但时间长，而且极为关键。产妇不要急躁，不要过于紧张，要顺其自然，少量多次地进食，补充能量。以一种积极、主动配合的情绪，争取顺利分娩。为了便于子宫颈口扩张，产妇应配合医生做各种辅助动作，利于产程进展。具体做法是：产妇取侧卧位，当子宫开始收缩，尽量放松手、脚尖及全身肌肉。从妊娠期间开始，孕妇就应练习分娩动作，先握拳，勾脚尖，全身用力，然后松手，放松全身肌肉，解除全身的紧张状态。预先掌握这些动作，分娩产程中产妇就能很好地放松全身肌肉。当宫缩的间歇时间越来越短，腹痛难以忍耐时，产妇可保持侧卧位，也可取仰卧姿势，均匀地做腹式深呼吸。腹式深呼吸的要领是下腹部用力，张大嘴深深吸气，使腹部膨胀到最大，然后再慢慢呼出气体。应注意，在缓慢吸气和吐气过程中，不要在呼吸到一半时停止呼吸。做不好时，可用手抱住下腹，拇指与其他四指分开，协助腹部做深呼吸，这样会好做一些。另外，还可以配合腹式深呼吸，在每次宫缩开始时，用手掌轻轻地像画圆圈似的按摩下腹。宫缩间歇时不要做。

缓解疼痛的方法及具体操作：

①分娩球。在护士指导下坐分娩球以减轻腰背部疼痛（见图7-1）。

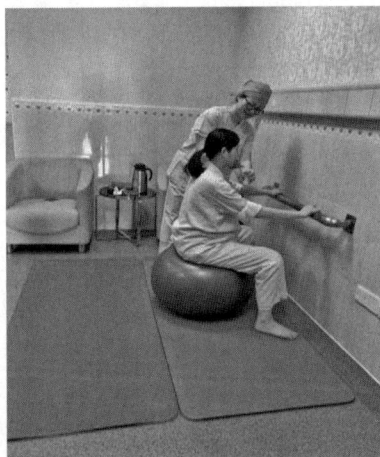

图7-1　分娩球

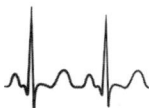

②按摩器。针对疼痛部位，利用按摩器进行按摩，力度要适中（见图7－2）。

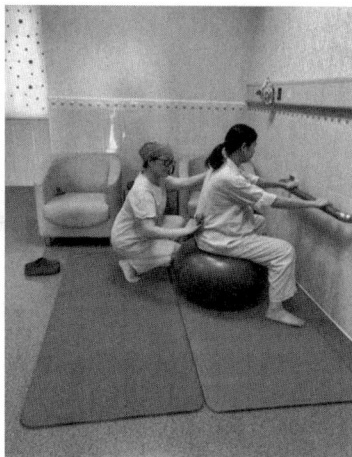

图7－2　按摩器

③漫步。与护士相互拥抱，宫缩期站立休息，将重心移至护士身上；宫缩间隙拥抱护士进行漫步，有利于产程进展（见图7－3）。

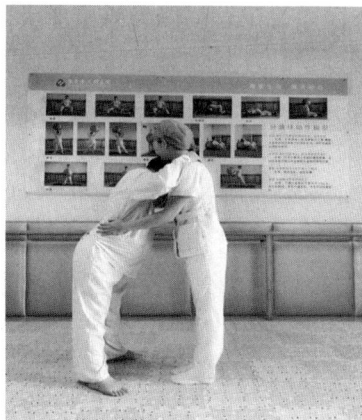

图7－3　漫步

④黄豆袋。腰部疼痛难忍时，把黄豆袋用微波炉加热后敷在腰骶部以缓解疼痛，每30分钟更换或再次加热黄豆袋（见图7-4）。

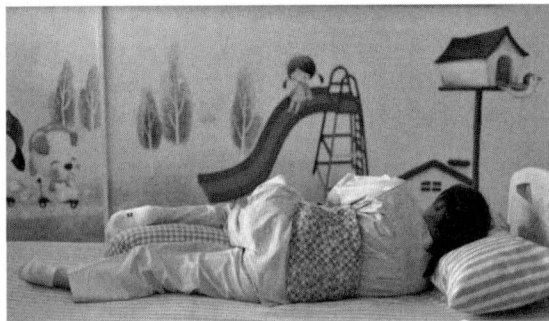

图7-4　黄豆袋

⑤自由体位。根据需求选取自由体位，如图7-5所示，有4种体位可参考。

第一种，跨坐在椅子上，向前趴在椅背上，椅背上可放上垫子。

第二种，采取舒适的姿势，身体向前趴在分娩球上，随意晃动自己的腰背部、臀部、下肢。

第三种，坐在分娩球上，身体向前依靠在护士身上，能帮助休息和放松。

第四种，取舒服的侧卧位，尽量分开双腿，在膝盖处垫以软枕或分娩球。

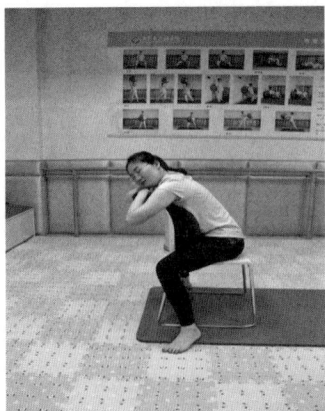

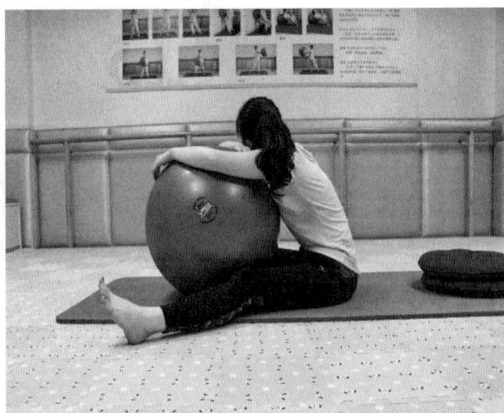

（a）跨坐在椅子上　　　　　（b）身体向前趴在分娩球上

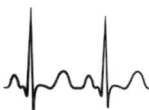

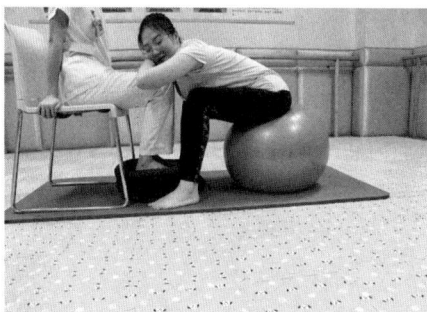

（c）身体向前依靠放松　　　　　　（d）取舒服的侧卧位

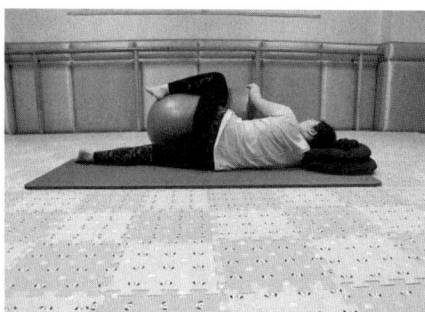

图 7 - 5　自由体位

在第一产程即将结束时，行腹式深呼吸就有一定的难度了。这时，每次在开始做腹式深呼吸时，下腹部应首先用力，做一次向下用力的动作，然后再开始做深呼吸就比较容易了。做深呼吸时，关键是产妇应冷静和全神贯注。另外，即使宫缩时有些痛苦，产妇也不要在不该用力时乱用力，否则，因子宫颈口尚未开全，往往会出现适得其反的效果。这些动作都应与医生、护士密切配合，按规定去做。

7.4.2　第二产程及配合方式

第二产程（胎儿娩出期）指从子宫口开全到胎儿娩出。初产妇需 1 ~ 2 小时，最长不超过 3 小时；经产妇较快，但也有长达 1 小时者，最长不超过 2 小时。

宫口开全后，产妇应在有向下屏气用力的感觉后再用力，正确运用腹压。产妇的两足蹬在产床或腿架上，两手握住产床上的扶手，当宫缩时，深吸气后屏气，使腹肌和膈肌收缩，然后如排便样向下用力增加腹压，宫缩后产妇自由呼气并使全身放松。宫缩再次出现时，重复上述动作。当胎头着冠后，宫缩时不应再用力，以免胎头娩出过快而使会阴裂伤。此时应在宫缩时张口哈气，在接产者的指导下用力，使胎头和胎肩缓慢娩出。

7.4.3　第三产程及配合方式

第三产程指从胎儿娩出后至胎盘胎膜娩出，需 5 ~ 15 分钟，不应超过 30 分钟。在医生、护士的帮助下，胎盘、胎膜和脐带同时娩出，此时产妇应尽量放松休息，配合医生进行产后处理。

首先，在胎盘娩出前，产妇不要用手摸肚子。如果用手摸或按一下腹部，子宫会受刺激而导致提前收缩，易引起子宫闭合、胎盘滞留，造成大出血。

其次，胎盘在新生儿出生后 5 ~ 10 分钟才娩出，这时产妇应轻轻用力，在医生的帮助下，使胎盘、胎膜和脐带同时娩出，胎盘娩出时又会出现微弱的阵痛并有少量出血。此时应配合医生进行产后处理。

最后，胎盘娩出后，医生要根据实际情况进行产后处理，如有会阴切开的需要缝合，或为了预防大出血，促使子宫收缩而用一些药物，产妇要配合医生做相应的处理。

（尹月娥　郭丽娇）

下编　产妇照护

8 产后保健

8.1 产褥期生理特点

8.1.1 产褥期的定义

产褥期是指产妇分娩后到产妇机体和生殖器基本复原的一段时期，一般需要6~8周的时间。

8.1.2 产褥期的生理变化

（1）生殖系统的变化。

①子宫。产褥期子宫变化最大。胎盘娩出后，子宫逐渐恢复至未孕状态的全过程称为子宫复旧，一般为6周时间，其主要变化为子宫体肌纤维缩复和子宫内膜的再生，同时还有血管变化、子宫下段和宫颈的复原等。胎盘娩出后，子宫逐渐缩小，于产后1周子宫缩小至约孕12周的大小，于产后6周恢复至孕前大小。

②阴道。分娩后阴道腔扩大，阴道黏膜及周围组织水肿，阴道黏膜皱襞因过度伸展而减少至消失，致使阴道壁松弛及肌张力低。阴道壁肌张力于产褥期逐渐恢复，阴道腔逐渐缩小，阴道黏膜皱襞约在产后3周重新显现，但阴道至产褥期结束时仍不能完全恢复至未孕时的紧张度。

③外阴。分娩后外阴轻度水肿，于产后2~3日逐渐消退。会阴部血液循环丰富，若有轻度撕裂或会阴侧切缝合，多于产后3~4日愈合。

④盆底组织。在分娩过程中，由于胎儿先露部长时间的压迫，盆底肌肉和筋膜过度伸展致弹性降低，且常伴有盆底肌纤维的部分撕裂，产褥期应避免过早进行重体力劳动。若能于产褥期坚持做产后康复锻炼，盆底肌可能在产褥期恢复至接近未孕状态。若盆底肌和筋膜发生严重撕裂造成盆底松弛，加之产褥期过早参加重体力劳动，或者分娩次数过多，且间隔时间短，盆底组织难以完全恢复正常，将成为导致盆腔器官脱垂的几个主要

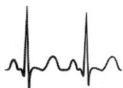

因素。

（2）乳房的变化。妊娠期乳腺发育，乳腺体积增大、乳晕加深，当胎盘剥离娩出后，在催乳素的作用下，乳汁开始分泌。新生儿每次吸吮乳头时，能反射性地引起神经垂体释放催产素，催产素使乳腺腺泡周围的肌上皮收缩，使乳汁从腺泡、小导管进入输乳导管和乳窦而喷出，此过程称为喷乳反射。

（3）循环及血液系统的变化。胎盘剥离后，子宫胎盘血液循环终止且子宫缩复，大量血液由子宫涌入产妇体循环，加之妊娠期潴留液重新吸收，产后72小时内，产妇循环血量增加15%～25%，应注意预防心衰的发生。循环血量于产后2～3周恢复至未孕状态。

（4）消化系统的变化。妊娠期胃肠蠕动及肌张力均减弱，胃液中的盐酸分泌量减少，产后需1～2周逐渐恢复。产后1～2日产妇常感口渴，喜进流食或半流食。由于产褥期活动减少，肠蠕动减弱，加之腹肌及盆底肌松弛，容易便秘。

（5）泌尿系统的变化。妊娠期体内潴留的大量水分主要经肾脏排出，故产后1周内尿量增多。妊娠期发生的肾盂及输尿管扩张，产后需2～8周恢复正常。在产褥期，尤其在产后24小时内，由于膀胱肌张力降低，对膀胱内压的敏感性降低，加之外阴切口疼痛、产程中会阴部受压过久，以及器械助产、区域阻滞麻醉等均可能增加尿潴留的发生。

（6）内分泌系统的变化。产后产妇的雌激素及孕激素水平急剧下降，至产后1周时已降至未孕时水平。胎盘生乳素在产后6小时已不能测出。催乳素水平因是否哺乳而异，哺乳产妇的催乳素于产后下降，但仍高于非孕时水平，新生儿吸吮乳汁时催乳素明显增高；不哺乳产妇的催乳素于产后2周降至非妊娠前水平。月经复潮及排卵时间受哺乳的影响，不哺乳产妇通常在产后6～10周月经复潮，在产后10周左右恢复排卵；哺乳产妇的月经复潮延迟，有的在哺乳期间月经一直不来潮，一般在产后4～6个月恢复排卵。产后较晚月经复潮者，首次月经来潮前多有排卵，故哺乳产妇月经虽未复潮，却仍有受孕可能。

（7）腹壁的变化。妊娠期出现的下腹正中线色素沉着，在产褥期逐渐消退。初产妇腹壁由紫红色妊娠纹变成银白色陈旧妊娠纹。腹壁皮肤受增大的妊娠子宫影响，部分弹力纤维断裂，腹直肌出现不同程度分离，产后腹壁明显松弛，腹壁紧张度在产后6～8周恢复。

（刘李洁　欧阳莉茜）

8.2　产后自我保健

8.2.1　产后保健的目的及重要性

（1）产后保健的目的。产后保健可防止产后出血、感染等并发症发生，同时促进产后机体生理功能恢复。

（2）产后保健的重要性。产后保健之所以十分重要，是因为产妇产后的生殖器官，尤其是子宫发生了巨大的改变。从"十月怀胎"对子宫壁的撑压到"一朝分娩"后的松弛，子宫肌壁及骨盆的弹性降低，腹、臀肌部形成松弛的赘肉，这自然会造成体态臃肿肥胖，更主要的是，这容易引起产后内脏器官下垂或子宫位置不正。同时，盆腔压力降低、肌肉收缩无力，也会导致产后腹腔及盆腔静脉血液瘀滞，膀胱及肠管蠕动能力减弱，引起大便不畅和大便秘结。所以，产后保健是产妇产后生理恢复的重要环节，是产妇身体恢复健康的重要保证。

8.2.2　产妇自我健康评估内容

（1）生命体征。产妇体温多数在正常范围内。产妇体温在产后 24 小时内稍升高，一般不超过 38℃，可能与产程延长导致的过度疲劳有关。产后 3～4 日出现乳房血管、淋巴管极度充盈的现象，乳房胀大，伴有 37.8℃～39℃ 的发热，称为泌乳热，一般持续 4～16 小时降至正常，不属于病态，但需要排除其他原因，尤其是因感染引起的发热。

（2）子宫复旧。胎盘娩出后，子宫圆而硬，宫底在脐下一指。产后慢慢上升至脐平，以后每日下降 1～2 厘米，至产后 10 日子宫降入骨盆腔内。

（3）产后宫缩痛。在产褥早期因子宫收缩引起下腹部阵发性剧烈疼痛，于产后 1～2 日出现，持续 2～3 日自然消失，多见于经产妇。哺乳期反射性宫缩分泌增多会使疼痛加重，无须特殊用药。

（4）恶露。发生于产后最初 3 日，恶露呈鲜红色、量较多，有血腥味。后逐渐转为浆液性恶露、白色恶露。如果恶露量多或慢慢减少后又突然增多，或血性恶露持续 2 周以上，且为脓性，有臭味，应及时到医院就诊。

（5）会阴伤口水肿或疼痛。分娩时因会阴部撕裂或侧切缝合，于产后 3 日可出现局部水肿、疼痛现象，拆线后症状自然消失。

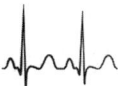

（6）乳房胀痛或皲裂。产后 1～3 日若没有及时哺乳或排空乳房，产妇可能会乳房胀痛。哺乳产妇尤其是初产妇，在最初几日哺乳后容易出现乳头皲裂，表现为乳头红、裂开，有时会出血，哺乳时疼痛。

（7）乳腺炎。当产妇乳房出现局部红、肿、热、痛时，或有痛性结节，提示患有乳腺炎。

（8）产褥汗。产后 1 周内皮肤排泄功能旺盛，排出大量汗液，以夜间睡眠和初醒来时更明显，不属于病态。

（9）产后抑郁。主要表现为易哭、易激动、忧虑不安，有时喜怒无常，一般 2～3 日后自然消失，有时可持续 10 日。

8.2.3 产后不同阶段的保健内容

（1）产后第 1 周保健内容。

①放松心情，安静休息。产后的第 1 周，由于分娩而消耗了大量体力，产妇大都会感到精疲力竭，所以应尽量放松心情，安静地休息。

②适当进食，补充营养。产后应注意营养的补充，多吃一些流质或半流质食物，帮助体力的恢复。由于疲劳和身体消耗，如果产妇不想吃东西也不必勉强。可以适当增加水分，这有利于母乳的分泌。同时少吃辛辣的食品，以免大便干燥。

③清洁身体，保持卫生。产妇产后的新陈代谢旺盛，容易多汗，注意身体皮肤及会阴的清洁。同时应注意观察恶露的情况，勤换卫生巾。

④乳房护理。注意乳房清洁，按需哺乳。产后 3～4 日，开始感到乳房发胀，为产后生理性胀奶期，需加强母乳喂养，防止乳汁淤积。

⑤下床走动。顺产的产妇如无异常情况，可在产后 6～12 小时试着慢慢下床走动，或去卫生间排便、处理恶露等。剖宫产术的产妇，术后应多休息，再逐步在床边活动。由于产妇产后身体还很虚弱，活动不宜过度、过多，以不疲劳为原则。

（2）产后第 2 周保健内容。

①注意休息，保证睡眠。在新生儿睡觉或给新生儿喂奶的时候，产妇应抓紧时间多休息，无须顾忌白天还是晚上，晚上临睡前最好喝杯热牛奶，这样有利于睡眠。

②加强营养，调养身体。产后第 2 周，产妇的身体仍十分虚弱，需补充营养，进行调养。

③注意个人卫生。这周可以淋浴清洁身体，但还不能盆浴。同时每天还应注意观察恶露的变化，应每日清洗外阴至少 2 次，大便后加洗 1 次。

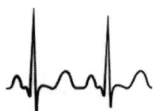

要勤换内裤、卫生巾，内裤和清洗外阴的毛巾洗净后要放到日光下晾晒消毒。如果感觉会阴伤口处疼痛明显或有肿胀化脓的现象，应立即就医诊治。

（3）产后第3周保健内容。

①产妇尽量调节好日常的生活作息，保证良好的睡眠。

②坚持做产后健身操，促进子宫、腹肌、阴道、盆底肌的恢复。

③避免长时间站立，更不要搬重物。

（4）产后第4周保健内容。

①产后第4周，恶露已逐渐减少乃至消失，这时的产妇已经完全可以进行正常的洗浴了。

②可以做一些简单的家事，但仍不要过于劳累。

（5）产后第5~6周保健内容。

①乳房护理。这个阶段的产妇，乳汁会越来越充沛，要注意及时排空乳房，预防乳腺炎的发生。不喂奶时要坚持穿内衣，乳汁过多时使用溢乳垫。

②产褥期禁止性生活。

③产妇可以根据自己的身体状况进行一些适当的家务劳动和锻炼，这对于产妇体形、体力的恢复都有很大的好处。

8.2.4 产妇自我保健常识及注意事项

（1）饮食起居。产妇产后能量消耗巨大，加之需要给新生儿哺乳，因此身体恢复十分重要。应指导产妇补充营养，多摄入高蛋白、高热量、高纤维素的食物，多饮汤汁，促进体力恢复。产妇居室应清洁通风，注意休息，至少产后4周才能进行部分家务劳动。产妇应保证充足的休息和睡眠。

（2）个人卫生。产妇每日应用温水漱口、刷牙、洗脚、淋浴等。产后第2周可以进行淋浴，若是剖宫产术，待伤口愈合后淋浴为宜。严禁盆浴，以免上行感染。

（3）活动及产后康复锻炼。产后尽早适当活动，自然分娩的产妇在产后6~12小时即可起床轻微活动，于产后第2日可在室内随意走动。行会阴侧切或行剖宫产的产妇，可适当推迟活动时间。待拆线后伤口无疼痛感时，也应做产后康复锻炼。产后康复锻炼有利于体力恢复、排尿及排便，避免或减少静脉栓塞的发生，且能使盆底及腹肌张力恢复。产后康复锻炼的运动量应循序渐进。

（4）哺乳。按需哺乳，待新生儿吸空一侧乳房后，再吸吮另一侧乳

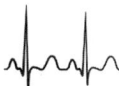

房。若发现乳房肿胀、乳头皲裂，每次喂奶后用乳汁涂抹乳头。

（5）产后检查。产后检查能及时了解产妇及新生儿的健康状况和哺乳情况。因此，产后42日应携带新生儿去医院做相关检查，便于发现异常并及时处理。

（6）计划生育。产褥期内禁忌性交。若已恢复性生活，应采取避孕措施，哺乳者以工具避孕为宜，不哺乳者可选用药物避孕。

（刘李洁 欧阳莉茜）

8.3 产后恶露及其他

8.3.1 产后恶露的特点

产后随子宫蜕膜特别是胎盘附着处蜕膜的脱落，含有血液、坏死蜕膜等组织经阴道排出，称为恶露。根据其颜色、内容物及时间不同，可分为血性恶露、浆液性恶露和白色恶露。正常情况下，恶露有血腥味，但无臭味，持续4~6周，总量为250~500毫升。血性恶露约持续3日，后转为浆液性恶露，约2周后变成白色恶露，再持续2~3周后干净（见表8-1、图8-1）。

表8-1　恶露种类及特点

种类	血性恶露	浆液性恶露	白色恶露
持续时间	最初3日	约2周	2~3周
颜色	鲜红色	淡红色	白色
内容物	含大量血液、少量胎膜、坏死蜕膜组织	少量血液，较多的坏死蜕膜组织、子宫颈黏液、细菌	大量白细胞、坏死蜕膜组织、表皮细胞及细菌等

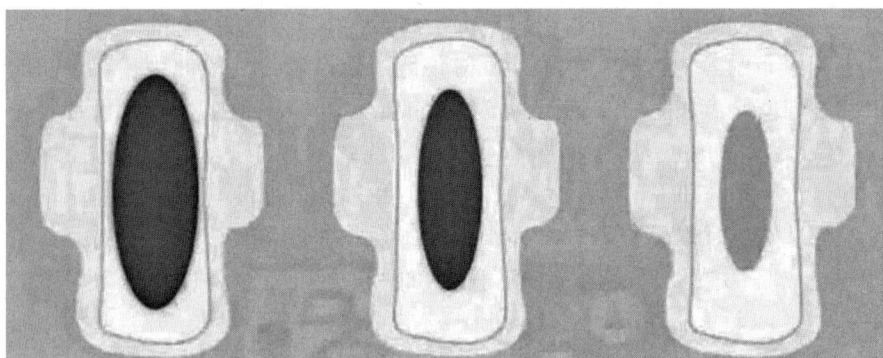

（a）血性恶露　　　　（b）浆液性恶露　　　　（c）白色恶露

图 8 - 1　不同种类的恶露颜色

　　恶露量一开始和经血量接近，但因人而异，由于哺乳时可释放缩宫素促进子宫收缩，所以在哺乳时，恶露会增多。腹压增加时恶露量也会增加，特别是初次下床时，不必过于惊慌。若恶露量多且色鲜红，应排除有软产道裂伤及胎盘胎膜残留；若恶露有异味，可能存在感染。阴道有组织物排出时，应及时到医院就诊，保留组织物检查。

8.3.2　产后子宫恢复的观察

　　产妇把手放在肚脐周围，环形按摩感觉到腹部有一个圆形硬块，若轮廓清晰、质硬，表示收缩情况良好。产后慢慢上升至平脐，以后每日下降 1~2 厘米，至产后 10 日子宫降入骨盆腔内。

8.3.3　产后会阴护理

　　分娩后，外阴及阴道可能有伤口，宫颈尚未闭合，子宫腔内胎盘剥离后有较大创面，且恶露在阴道和会阴部的存留，为细菌生长提供了有利环境，所以产后会阴部易感染，并上行至宫内感染或引起泌尿系统的感染。因此，必须做好外阴的清洁工作，预防感染，促进愈合，增加产妇的舒适感。

　　（1）每日常规冲洗或擦洗外阴。每次冲洗或擦洗前应先排净小便，掌握由上至下、由内向外，会阴伤口单独擦洗的原则。平时应尽量保持外阴部清洁干燥。每次冲洗外阴时要观察恶露量、性质以及伤口愈合情况，水肿严重者局部可用红外线照射，也可使用硫酸镁湿敷，每日 2 次，每次 20 分钟，可消肿消毒，促进伤口愈合。若伤口疼痛剧烈或有肛门坠胀感应及

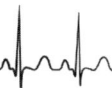

时就诊，排除外阴及阴道壁血肿。如有侧切伤口，应嘱产妇多取健侧卧位，勤换卫生垫，以免恶露浸泡会阴伤口。一般于产后 3～5 日拆线，若伤口感染，应提前拆线引流。

（2）要保持会阴清洁，勤换卫生垫，建议每天用温水清洗会阴部至少2 次，即大便后和洗澡时的常规清洁，如恶露多时，可增加清洗次数。

（刘李洁　欧阳莉茜）

8.4　剖宫产术产妇的照护

（1）体位。全麻患者应有专人护理，清醒前去枕平卧，头偏向一侧，防止误吸。硬膜外麻醉术后患者去枕平卧 6 小时，6 小时后可垫枕头，以减轻身体移动时产生的切口震动和牵拉痛，至少 2 小时翻身 1 次，以促使恶露排出，避免恶露积在子宫腔内引起感染而影响子宫复位，也利于切口的愈合。另外，应根据患者可承受的角度调整床头的高度，多取半坐卧位，情况良好者鼓励早下床活动。

（2）活动。剖宫产术后待知觉恢复后，应早下床活动，麻醉未完全清醒前，家人要协助产妇做下肢的被动运动，自下肢远心端开始，挤压肌肉组织，促进血液循环，防止下肢静脉血栓形成，如踝泵运动、屈膝运动、下肢内收和外展运动。麻醉清醒后应在床上翻身和进行下肢活动。注意首次下床前先在床上坐起，然后慢慢移向床边，自感无不适者，扶床下地站立。术后病情若无特殊情况，可逐渐增加活动量，以加强胃肠蠕动，尽早排气，还可促进子宫复位、预防肠粘连及血栓形成而引起其他部位的栓塞。如有头晕不适，应卧床休息。

（3）饮食。剖宫产术后 6 小时内应禁食，6 小时后可进食流质饮食，如米汤、萝卜水等，少量多餐，之后可以进食白粥，待肛门排气可逐渐过渡到正常饮食。早期的进食有助于胃肠道功能的恢复，有利于产妇的恢复和母乳喂养的成功。应避免进食容易发酵产气多的食物，如糖类、奶类食物，以防腹胀。

（4）母乳喂养。回病房后，在产妇病情稳定及精神状态、体力良好的情况下即可让新生儿早吸吮，促进乳汁分泌。可将新生儿俯卧横置于母亲胸腹部，或协助新生儿趴在母亲身旁，防止伤口疼痛。应选择对新生儿影响小的药物，将对新生儿哺乳的不良影响降低到最低程度。

（5）排泄。为了手术方便，通常在剖宫产术前放置导尿管，术后应尽早拔除导尿管，自行排尿。有研究证明，如果剖宫产术后不久拔除导尿管，大部分产妇能自行排尿，仅有少部分产妇需要重插导尿管。对于术后精神状态好、能下床活动的产妇，建议术后12～24小时内拔除导尿管，最好不超过48小时。早期拔除导尿管有利于产妇早期活动，预防尿路感染和静脉血栓的形成。

（6）疼痛。

①术后根据疼痛的程度，配合深呼吸和活动有助于减轻术后疼痛。如果疼痛较严重，及时报告医生，采取适当的处理。

②术后注意观察伤口有无渗血、渗液，保持伤口清洁干燥。无渗血渗液者不必常规更换敷料和消毒皮肤。不提倡常规伤口加压止血。术后产妇卧床期间特别是留置尿管时，应消毒会阴，保持清洁干燥。

（7）清洁。

术后10天内，避免腹部切口沾湿，全身的清洁宜采用擦浴，腹部切口愈合后可以淋浴，但恶露未排干净之前要禁止盆浴。每天冲洗外阴1～2次，注意不要让脏水进入阴道。如果伤口发生红、肿、热、痛等症状，不可自己随意挤压敷贴，应该及时就医，以免伤口感染，迁延不愈。

（8）保持大便通畅。进食易消化的食物和适当增加蔬菜的摄入，保持大便畅通，预防便秘发生。产后42天返院做产后健康复查。

（9）心理照护。剖宫产术后身体的恢复因人而异，除了身体上的伤口之外，心灵上也有创伤。部分计划自然分娩的产妇难以接受剖宫产术这个事实，也有产妇因没有亲身经历阴道分娩而感到遗憾。部分剖宫产术的产妇很难进入母亲的角色，家人要理解产妇的心理并加以正确引导，协助产妇尽快进入母亲角色，促进身心恢复。

（刘李洁　欧阳莉茜）

8.5　产后盥洗、沐浴

8.5.1　产后日常盥洗及注意事项

产褥期妇女因生产过程中机体消耗较大，免疫力相对较弱，因此日常盥洗非常重要。盥洗物品包括毛巾、牙刷、牙膏、漱口杯、香皂（洗手

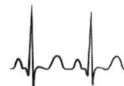

液）、擦手纸、洗脸盆、洗脚盆、擦脚布等。

（1）洗手。为产妇备好香皂（洗手液），在有流动热水水龙头处协助产妇用温水洗手；无流动热水时，备好洗手盆，协助产妇使用温水洗手。洗净后用干净小毛巾或一次性擦手纸擦干。

（2）洗脸。为产妇放好洗脸水，毛巾清洗干净并拧去多余水分，递交产妇自行清洁脸部。如果是夏天，产妇出汗较多，可在产妇的要求下用温热毛巾为其擦洗后背等部位。

（3）刷牙。为产妇挤好牙膏，漱口杯中倒入温水，产妇自主刷牙，母婴护理员在一旁协助递送物品即可。

（4）洗脚。为产妇准备好洗脚盆、洗脚水、擦脚布。产妇晚上睡前用温水泡脚 20 分钟左右，洗脚水温度以脚部能够耐受为度，一般为 40℃ ~ 42℃，水面以没过足踝部为宜。产妇浸泡双脚时，家人可用双手轻轻按摩其足底、足背，或由产妇自己进行双脚交替揉搓，直到皮肤微红、两脚发热为止。清洗干净后用干毛巾帮助产妇擦干双脚，皮肤干燥者可适当涂些润肤品。

（5）产妇盥洗时的注意事项。

①坐月子盥洗避免使用冷水。坐月子期间尽量避免使用冷水，温度不应过低，以免落下月子病。因为坐月子期间，身体的抵抗力较弱，在受到寒冷的刺激时容易造成寒凝经脉，气血阻滞，导致各项机能下降，影响身体恢复速度。另外，接触冷水影响关节，到中年以后易患关节炎、关节疼痛等关节病。建议坐月子期间盥洗使用温水，并注意采取保暖措施。一般等产褥期过后再慢慢接触冷水。

②注重日常的手部清洁。洗手的目的不仅是要清除可见的污垢以保持手部清洁，还可以破坏携带大量病菌的油脂，保障人体的健康。手作为细菌和病毒的载体，通过直接接触或间接通过公共场所接触，致病菌在人与人之间传播。如果产妇未能正确洗手，会不知不觉地将细菌、病毒和寄生虫传播给新生儿。

明确日常洗手的时间段：饭前便后；抱新生儿和喂新生儿食物前以及处理新生儿粪便后；去过公共场所及接触过公共物品（如电梯扶手）后；接触宠物后；打喷嚏用手捂住口鼻后；吃药、往伤口上涂抹药物之前。

8.5.2　产后沐浴及注意事项

由于产妇汗腺分泌旺盛，出汗较多，皮肤极易被污染，加之产后抵抗力较弱，皮肤上沾染的细菌很容易繁殖生长，侵入肌肤易引起皮肤炎症。

因此，产妇产后也需要沐浴，以保持皮肤清洁卫生。

产后多久可以开始沐浴因人而异，具体可根据恢复的程度而定。自然分娩且没有侧切伤口的产妇，产后第2日身体感觉良好即可沐浴；有侧切伤口的产妇，产后伤口正常愈合后可以沐浴。剖宫产术的产妇在拆线1~2日后可以沐浴。

有以下情况的产妇不适合早沐浴：产前有妊娠合并高血压、妊娠合并心脏病、严重贫血等内科疾病的产妇；产后出血过多的产妇；剖宫产术后伤口感染的产妇；平时身体比较虚弱的产妇。可采用床上擦浴的方法清洁身体。

沐浴注意事项：

①沐浴采用淋浴法，不宜采用盆浴。

②室温在26℃~28℃，水温保持在40℃，时间一般在10分钟左右。

③沐浴结束应尽快擦干身上的水珠，及时穿衣，避免着凉。

8.5.3　使用生姜、艾草煮水沐浴

生姜可以驱除体内寒气。坐月子期间使用生姜水洗头、沐浴，对产妇有着很大的好处。生姜可以解毒杀菌、祛风散寒，帮助人们保持身体健康。这主要是因为生姜中含有姜辣素，在姜辣素的作用下，人体的血管会扩张，加快血液循环，促使毛孔张开，从而将体内的病菌和寒气一并带出去。

艾草有理气血、逐寒湿、温经脉的功效，产后常用艾草水洗头、沐浴，有散寒止痛、祛除湿寒、温经暖宫的效果。

（1）使用生姜、艾草沐浴的方法与注意事项。

①坐月子用生姜水洗澡的方法。用来洗澡的姜在煮制以前，需要先用清水洗净，然后切成片状，放入锅中加清水烧开，再用中小火煮制超过10分钟，把里面的姜片取出不要。也可以直接把新鲜的生姜放在榨汁机中榨好取出汁液，在使用以前用开水冲调。用生姜水洗澡，一定要先准备好充足的姜水。

②坐月子用艾草水洗澡的方法。取新鲜艾草30~50克，在澡盆中用沸水浸泡5~10分钟，取出艾草，加水调至适宜水温即可沐浴。也可以去药店直接购买艾草包放入热水中浸泡，或者将艾草包煮5分钟以后，加水调到合适的温度用来洗澡，这种方法既省去了摘叶熬汁的麻烦，又可以起到很好的杀菌止痒的作用，可预防湿疹，还可有效缓解过敏性皮炎的症状。

③挑选生姜时，应选表皮没有裂口和发黑的，要颜色鲜艳、看上去新

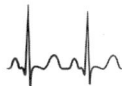

鲜，不要选起皱和发干的生姜。

④使用生姜水、艾草水清洗后，不需再用沐浴露或清水冲洗。

（2）制作生姜水的方法。

①用清水把姜洗净，切成片状，放入锅中加清水烧开，再用中小火煮制超过 10 分钟，把里面的姜片弃去即可（见图 8 - 2）。

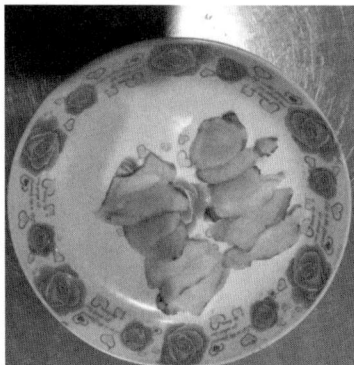 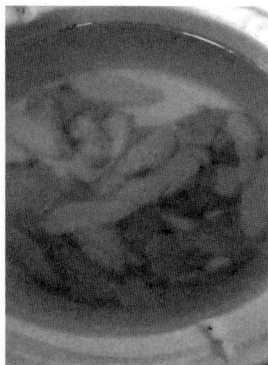

（a）生姜切片　　　　　　　（b）生姜煮水

图 8 - 2　制作生姜水

②把新鲜的生姜洗净、切片，放在榨汁机中榨好取出汁液，用开水冲调即可（见图 8 - 3）。

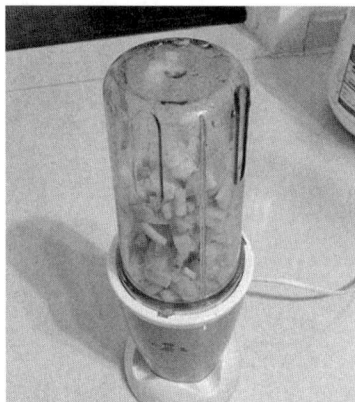

图 8 - 3　生姜榨汁

（3）制作艾草水的方法。

①取新鲜的艾草30~50克，将艾草放入锅中用大火煮沸，再用小火煮5~10分钟，取出艾草，将艾草水倒至澡盆中，加水调至适宜水温即可（见图8-4）。

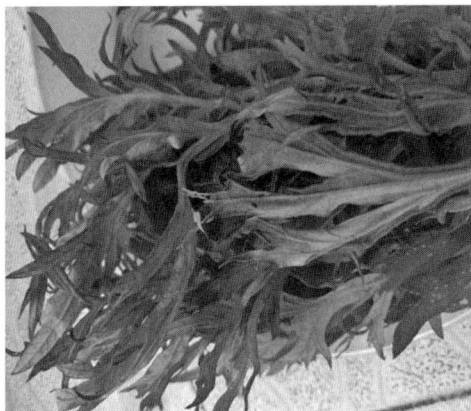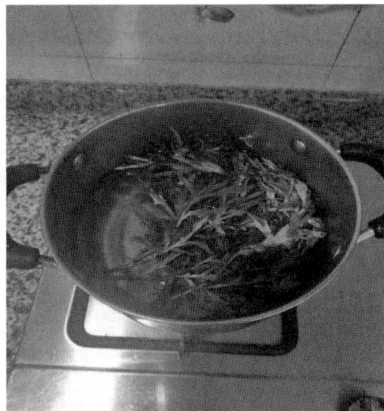

（a）新鲜艾草　　　　　　　　　（b）艾草煮水

图8-4　制作艾草水

②去药店直接购买艾草包放入热水中浸泡，或者将艾草包煮沸5分钟，后加水调到合适的温度即可（见图8-5）。

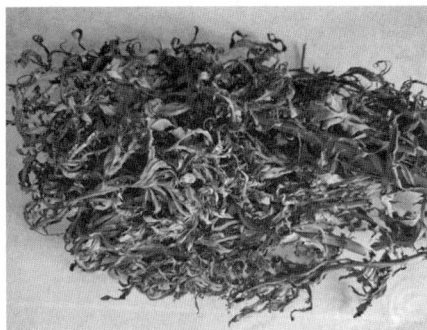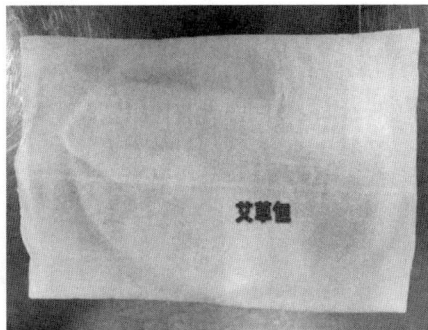

图8-5　艾草包

（刘李洁　罗宝珠）

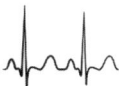

8.6　产后擦浴、外阴清洗及衣物更换

8.6.1　产后擦浴的方法

产后身体虚弱或因病情需卧床不能自理的产妇，家人可为其进行床上擦浴。擦浴不但可以去除皮肤污垢，让产妇感到清洁舒适，而且能刺激皮肤血液循环，增强皮肤新陈代谢，预防感染和压疮等并发症的发生。同时可通过观察产妇肢体活动的情况，防止肌肉萎缩和关节僵硬等并发症，以及身体和皮肤的变化，如温度、颜色以及是否有皮疹等。

（1）擦浴准备。首先调节好室内温度，以 22℃ ~ 26℃ 为宜，关闭门窗，避免对流风。准备好擦浴用品，如洗脸盆、浴巾、毛巾、免洗浴液（肥皂）、换洗衣服、水温计、温水等。

（2）擦浴方法。将毛巾沾湿温水拧至半干，以不滴水为宜，缠于手上，按擦浴顺序进行擦洗，最后用浴巾边按摩边擦干。如有些部位污垢较多，可用毛巾沾免洗浴液擦洗，再用清洗后的毛巾擦洗一遍，最后用浴巾边按摩边擦干。

（3）擦洗顺序。

①洗脸、颈部。松开衣领，将微湿的毛巾包在右手上，呈手套状（见图 8 - 6），依次擦洗眼（由内眦到外眦，见图 8 - 7）、额、面颊、鼻翼、人中、耳后、下颌直至颈部。

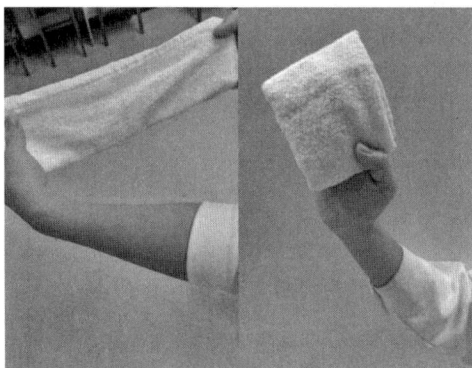

图 8 - 6　毛巾包手

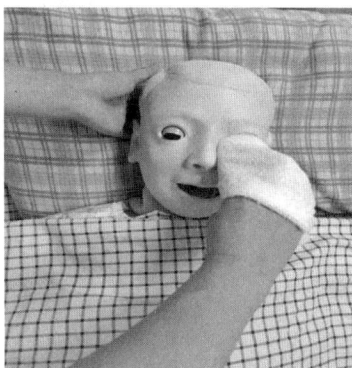

图 8 - 7　洗眼

②清洗上肢。为产妇脱下衣服，要先脱近侧，后脱远侧，如有伤患则先脱健肢，后脱患肢。将浴巾铺于一侧的上肢下，一只手支撑肘部及前臂，另一只手由远到近擦洗，同法擦另一侧。清洗上肢前应泡洗双手，将双手浸泡于盆内热水中，后进行洗净擦干（见图8-8）。

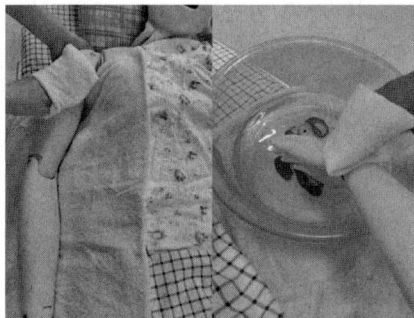

图8-8　清洗上肢

③擦洗胸腹部。将浴巾铺于胸腹部，一手依次擦洗产妇胸部及腹部，注意清洁乳房底部皮肤（见图8-9）。

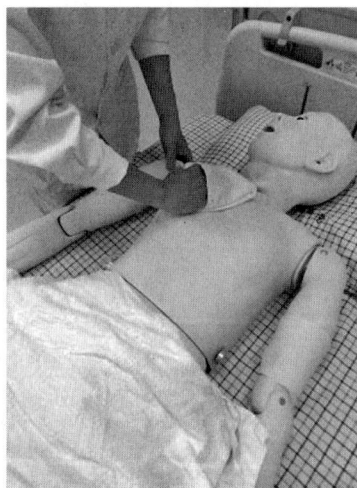

图8-9　擦洗胸腹部

④擦洗后颈、背、臀部。协助产妇侧卧，浴巾铺于背部下，依次擦洗后颈、背部及臀部，并视情况用50%的酒精按摩背部及受压部位。清洁完毕后，协助产妇穿上干净的衣服，要先穿远侧，再穿近侧，如肢体有伤

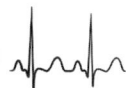

患，先穿患肢，再穿健肢（见图 8 - 10）。

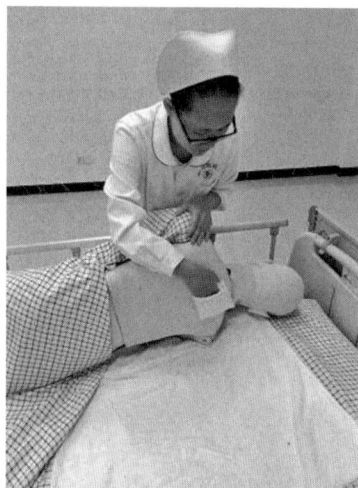

（a）擦洗后颈、背、臀部　　　　　（b）按摩受压部位

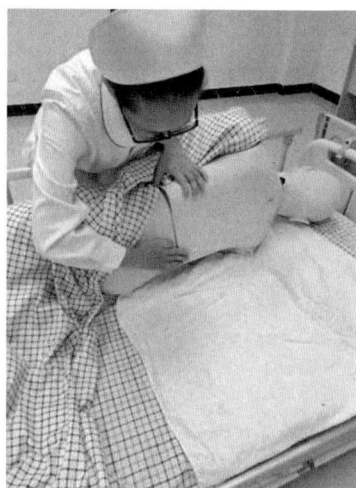

图 8 - 10　擦洗颈、背、臀部

⑤清洗下肢。将浴巾一半铺在腿下，另一半覆盖于腿上。依次擦洗髋部、大腿、小腿至脚踝，同法擦洗另一侧。如皮肤污垢较多，可先用热水湿润皮肤，再用涂有免洗浴液的毛巾擦洗，然后用毛巾擦净免洗浴液，最后用浴巾擦干（见图 8 - 11）。

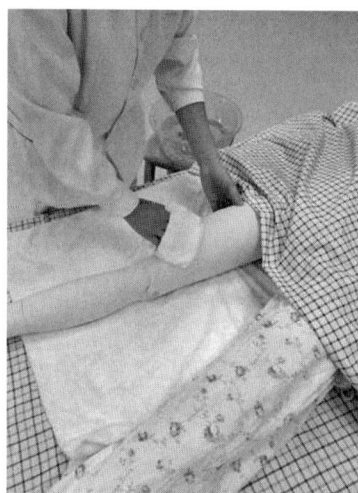

图 8 - 11　清洗下肢

⑥擦洗会阴部。换盆、换水、换毛巾，协助清洗产妇的会阴部，由耻骨联合向肛门方向擦洗，如会阴部有伤口，先擦洗伤口，再从上往下擦洗会阴、臀部。最后更换会阴垫，换上清洁的裤子（见图8–12）。

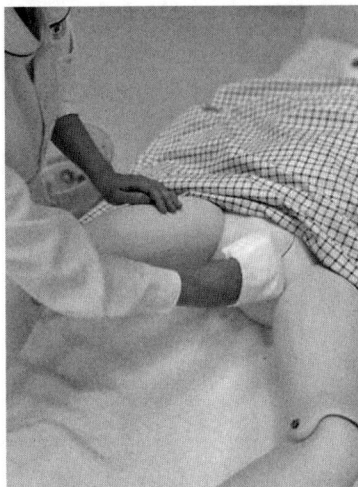

图8–12　擦洗会阴部

8.6.2　产后清洗外阴的方法

（1）清洗外阴的重要性。女性阴道的位置很特殊，前面是尿道，后面是直肠，因此当大小便时，很容易污染阴道。分娩后，在正常情况下，产后3周内，子宫要排出恶露，由于阴道、子宫颈、外阴及子宫内创面尚未愈合，外阴及肛门周围常有血迹秽浊，产妇稍不注意卫生就会发生创面感染，引起生殖器炎症。同时，分娩十分消耗产妇的体力，这往往容易导致产妇身体抵抗力降低，造成某个身体部位甚至全身出现炎症。所以，为了预防产后感染，产妇在坐月子期间，应该经常清洗外阴。保持外阴清洁，及时更换干净的会阴垫、卫生巾和内衣，以预防感染。

（2）清洗外阴的次数与方法。产妇分娩后，在医院每天均有护士定时清洁外阴，必要时可以由母婴护理员增加清洁的次数，如会阴部伤口被血液、尿液污染时，应及时清洁。回家坐月子期间仍需要每天清洗外阴1~2次。一般使用温水，从前往后冲洗。

（3）注意观察外阴。清洗外阴时，要观察会阴部有无异味、分泌物有无异常；会阴部皮肤黏膜有无破损、肿胀。会阴部有伤口的，还需观察伤口愈合情况，检查伤口有无渗血、血肿、硬结。

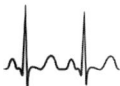

8.6.3 产后衣物更换的原因、方法与注意事项

（1）产后勤换衣物的原因。

①产妇的皮肤排泄功能旺盛，出汗多，汗液经常会浸湿衣服。

②乳房开始泌乳，有些产妇会漏奶，乳汁会往外流，内衣常会被浸湿。

③产后阴道排出恶露，最初几天量较多，容易污染衣物。

（2）产后穿脱衣物的方法。

①穿衣服的方法。肢体活动无障碍者，先穿远侧，后穿近侧。偏瘫或一侧肢体有创伤的患者，先穿患侧，后穿健侧。

②脱衣服的方法。肢体活动无障碍者，先脱近侧，后脱远侧。偏瘫或一侧肢体有创伤的患者，先脱健侧，后脱患侧。

（3）注意事项。如病情稳定，产妇无须卧床时，可采取半坐卧位或坐位更换衣服。

（刘李洁　罗宝珠）

8.7　产后运动的开展

（1）产褥期产妇运动的方法。

产褥期产妇可以在医护人员的指导下进行适宜的运动锻炼。产后健身操可促进腹壁、盆底肌肉张力的恢复，避免腹壁皮肤过度松弛，预防尿失禁、膀胱直肠膨出及子宫脱垂。产后健身操可以一直做到产后第6周。具体如图8-13所示。

①第1节呼吸运动。仰卧，深呼吸，收腹部，然后呼气。有利于恢复松弛的腹部，增强腹肌。

②第2节缩肛运动。仰卧，两臂放于身旁，进行缩肛与放松动作。有利于恢复盆底肌肉张力，预防尿失禁。

③第3节伸腿运动。仰卧，两臂放于身旁，双腿轮流上举和并举，与身体呈直角。有利于恢复大腿肌肉及背部肌肉的力量。

④第4节腹背运动。仰卧，髋部、腿部放松，分开稍屈，脚底放在垫上，尽力抬高臀部及背部。有利于恢复松弛的腹部和臀部，减少脂肪堆积。

⑤第 5 节仰卧起坐。有利于恢复腹部及腰部的力量。

⑥第 6 节腰部运动。跪姿，双膝分开，肩肘垂直，双手平放在垫子上，腰部进行左右旋转动作。有利于恢复背部、腹部、臀部肌肉的张力。

⑦第 7 节全身运动。跪姿，双臂支撑在垫子上，左右腿交替向背后高举。有利于收紧大腿和腹部的肌肉。

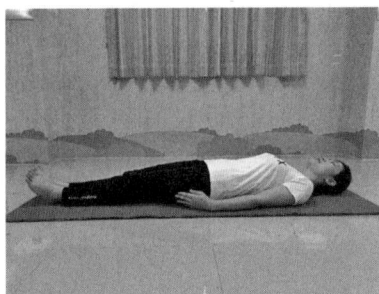

（a）呼吸、缩肛运动

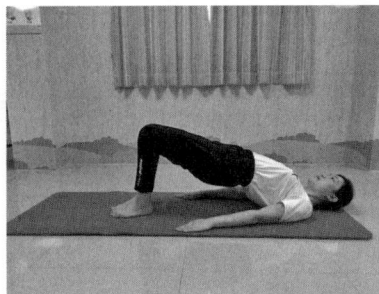

（b）伸腿运动

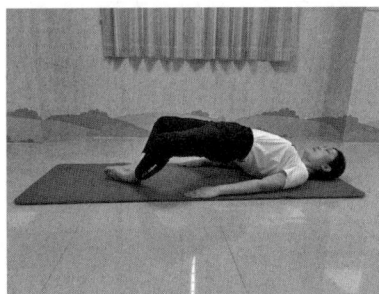

（c）腹背运动

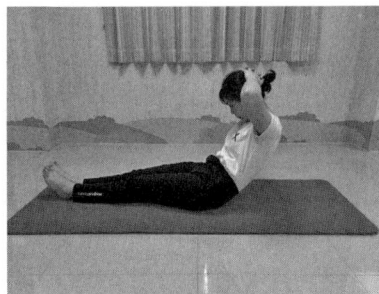

（d）仰卧起坐

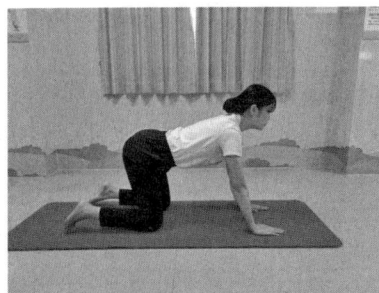

（e）腰部运动

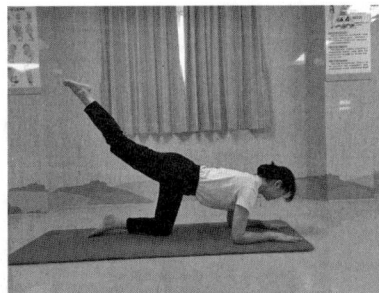

（f）全身运动

图 8 - 13　产后健身操

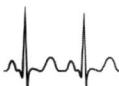

（2）产褥期产妇运动的注意事项。

①避免剧烈运动。分娩后的身体是不适合做任何剧烈运动的。过大的动作都可能导致手术创面或外阴切口再次遭受损伤。产妇在运动的时候所做的动作不能超出能力范围，运动应让自己感到舒适为宜，不能太过疲劳。

②循序渐进运动。产妇根据自己的情况，运动量由小到大增加，由弱到强循序渐进练习。一般在产后第 2 天开始，每 1～2 天增加 1 节，每节做 8～16 次。

③运动中适当补水。运动过程中应适当补水，一般每 15～20 分钟可以补 100 毫升水。

④穿着合适的衣服。运动时衣服应当宽松，以不影响四肢伸展为宜。

另外，锻炼过程中一旦发现自己身体局部有疼痛、隐痛，阴道出血，感到头晕、恶心、呕吐，或有呼吸短促、极度疲劳无力，要立刻终止运动，症状若长时间没有缓解应及时到医院检查。并在恢复之后，听取医生的建议再决定是否运动。

（刘李洁　方红芳）

8.8　产后合理选择用药

8.8.1　哺乳期安全用药指导

（1）哺乳期用药的基本原则。

①选择疗效好、半衰期短的药物。每一种药物都会有半衰期，一般认为，经过 5 个半衰期左右，药物就能从体内完全清除，即可恢复哺乳。如抗菌药物左氧氟沙星，说明书里标注的半衰期是 6 小时左右，因此用半衰期的数值 6 乘以 5，就能算出服药后大概 30 小时，药物可以从身体里清除干净。即服用左氧氟沙星后，30 小时左右就可以恢复哺乳。

②选择速释剂型药物。药物剂型通常分为速释剂型和缓/控释剂型。以片剂为例，普通药片通常都是速释剂型，需要 1 天服用多次；缓/控释剂型通常为长效剂型，1 天吃 1 次即可。哺乳期用药时，应选择速释剂型，尽量避免缓/控释剂型，以防药物在体内停留时间太长。

③用药应尽可能用最小的有效剂量，不要随意加大剂量。

④可在哺乳后立即用药，并适当延迟下次哺乳时间（最好间隔4小时），以便新生儿吸吮乳汁时避开血药浓度的高峰期。

⑤避免服用禁用药物，如必须服用，应停止哺乳。

⑥若服用慎用药物，应在医生的指导下用药，并密切观察新生儿的反应。如果产妇必须用药，但该药对新生儿的安全性又未能证实，应暂停哺乳或改用人工喂养。

⑦选择对乳汁影响最小的药物，即外用＜口服＜静脉。对新生儿能用外用药解决问题时，不选口服药。

（2）哺乳期用药的注意事项。

①不可自己随意服药。有些药物对新生儿是安全的，有些药物却会对新生儿产生不良甚至非常严重的反应，如病理性黄疸、紫绀、耳聋、肝肾功能损害或呕吐等，所以，哺乳产妇一定要慎重使用药物。需要用药时，应向医生说明自己正在哺乳，不可随意服药。

②给予最低的有效量。乳汁中药物浓度和服药剂量有关，所以用药时应给予最低的有效量，这样尽可能降低乳汁中的药物浓度，以减少对婴儿的影响。

③不应随意中断哺乳。一般来说，乳汁中的药量很少超过摄入量的1%～2%，一般不至于给新生儿带来危害。所以服用的药量不大或药物副作用不太大时，不应中断喂奶。

④用药后多喝水。产妇吃完药后应多喝水，有利于加速药物代谢以排出体外。

8.8.2 哺乳期用药安全级别

哺乳期用药危险性等级为L1～L5，其中L1、L2、L3级的药物都比较安全，使用时不需要停止哺乳。产妇应尽量选择L1和L2级的药物，且使用半衰期短（1～3小时）的药物。服用L4、L5级的药物需要停止哺乳，恢复哺乳的时间需咨询医生。

（1）L1级为最安全。许多哺乳产妇服药后没有观察到对新生儿的副作用会增加。在哺乳产妇的对照研究中没有证实对新生儿有危险。L1级的药物包括对乙酰氨基酚、肾上腺素、阿莫西林、阿莫西林克拉维酸钾、氨苄西林、氨苄西林钠舒巴坦钠等。

（2）L2级为较安全。在有限数量的对哺乳产妇用药研究中没有证据显示副作用增加，哺乳产妇使用该种药物有危险性的证据很少。L2级的药物包括阿昔洛韦、阿米卡星、阿奇霉素等。

（3）L3 级为中等安全。没有在哺乳产妇进行对照的研究中，但喂哺新生儿出现不良反应的危害性可能存在。该类药物或者对照研究显示仅有很轻微的非致命性的副作用。本类药物只有在权衡对新生儿的利大于弊后方可应用。没有发表相关数据的新药自动划分至该等级，不管其安全与否。L3 级的药物包括氨茶碱、两性霉素 B、阿司匹林、硫唑嘌呤等。

（4）L4 级为可能危险。有对喂哺新生儿或母乳制品的危害性的明确证据。但哺乳产妇用药后的益处大于对新生儿的危害。例如，产妇处在危及生命或严重疾病的情况下，而其他较安全的药物不能使用或无效。

（5）L5 级为禁忌。对哺乳产妇的研究已证实对新生儿有明显的危害或者该级药物对新生儿产生明显危害的风险较高。在哺乳期的产妇应用这类药物显然是无益的。本级药物禁用于哺乳期新生儿。

哺乳期常用药品安全级别分类如表 8－2 所示。

表 8－2　哺乳期常用药品安全级别分类表（L1～L4 级）

常用的 L1 级药物	
类别	药物
解热镇痛药（退烧）	对乙酰氨基酚、布洛芬
常用抗生素	青霉素 G、氨苄西林、阿莫西林、氨苄西林钠舒巴坦钠、红霉素（非新生儿期）、万古霉素、莫匹罗星软膏、羧苄西林
常用抗生素（头孢类）	头孢氨苄、头孢羟氨苄、头孢唑啉、头孢拉定、头孢西丁、头孢罗齐、头孢他啶、头孢唑肟
常用抗病毒药	伐昔洛韦
常用抗真菌药	制霉菌素、克霉唑
常用抗过敏药	氯雷他定
呼吸系统常用药	右美沙芬、沙丁胺醇
消化系统常用药	多潘立酮、泮托拉唑
内分泌常用药	炔诺酮、胰岛素、左甲状腺素钠（如优甲乐）
常用抗生素	氨曲南、亚胺培南、阿奇霉素、克拉霉素、林可霉素、克林霉素、庆大霉素、阿米卡星、氧氟沙星、呋喃妥因、呋喃唑酮
常用抗生素（头孢类）	头孢噻吩、头孢克洛、头孢呋辛、头孢噻肟、头孢曲松、头孢地尼、头孢克肟、头孢哌酮

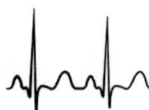

（续上表）

常用的 L2 级药物	
常用抗病毒药	阿昔洛韦
常用抗真菌药	咪康唑、酮康唑
常用抗过敏药	苯海拉明、异丙嗪、西替利嗪、泼尼松、布地奈德、氢化可的松
呼吸系统常用药	西沙比利、硫糖铝、西咪替丁、雷尼替丁、奥美拉唑
消化系统常用药	色甘酸钠、异丙托品、特布他林、愈创甘油醚
内分泌常用药	左炔诺孕酮、格列苯脲、丙硫氧嘧啶
心血管系统常用药	硝苯地平、维拉帕米、尼莫地平、地高辛、马来酸依那普利、卡托普利
常用的 L3 级药物	
解热镇痛药（退烧）	阿司匹林、安乃近
常用抗生素	美罗培南、链霉素、妥布霉素、四环素、诺氟沙星、红霉素（新生儿早期）、环丙沙星、多西环素（短期使用）
常用抗生素（头孢类）	头孢噻吩、头孢克洛、头孢呋辛、头孢噻肟、头孢曲松、头孢地尼、头孢克肟、头孢哌酮
常用抗病毒药	金刚烷胺
常用抗真菌药	两性霉素 B
常用抗过敏药	氯苯那敏、地塞米松
呼吸系统常用药	茶碱、伪麻黄碱（短期使用）
消化系统常用药	阿托品
内分泌常用药	米非司酮、氯米芬（哺乳后期）、阿卡波糖、卡比马唑、降钙素
心血管系统常用药	美托洛尔、倍他洛尔
常用的 L4 级药物	
常用抗生素	氯霉素、多西环素（长期使用）、呋喃唑酮（新生儿早期使用）
常用抗病毒药	利巴韦林
呼吸系统常用药	伪麻黄碱（长期使用）
内分泌常用药	氯米芬（产后早期）

（刘李洁　方红芳）

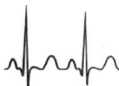

8.9 产后康复操的作用和方法及束缚带的使用

8.9.1 产后康复操

（1）产后康复操的作用。产妇经过 1 个月左右的休养，各项身体机能已基本恢复，这时就可以选择有一定难度和强度的康复操进行康复运动了。产后康复操可加强产妇腹壁肌肉的张力，防止腹壁松弛，预防子宫后倾、子宫脱垂等；加强膀胱功能，减少产后尿潴留、尿失禁，预防泌尿系统感染；预防或减少产后腰背疼痛，有利于产后恢复。康复操是帮助产妇恢复和保持体形的最轻松的方式，也有益于其找回自信，保持轻松愉悦的心情。

（2）产后康复操的方法（见图 8-14）。

①仰卧抬臀。产妇屈膝仰卧，两腿外展，两脚掌相对，向上抬臀，收缩骨盆底肌，10 次为一组。

②弓背挺胸。产妇跪立，两手撑地，收腹弓背，低头收缩骨盆底肌，再抬头挺胸，反复 10 次。

③跪坐直起。产妇跪坐脚跟上，上身挺直，收缩臀肌和骨盆底肌，再坐下，反复 10 次。

④腰部环绕。产妇两腿分开站立，上体在双手的带动下分别沿顺时针和逆时针方向做环绕运动，幅度越大越好。

⑤直立踢腿。产妇叉腰，两腿分别向前、向侧、向后踢腿，反复 10 次。

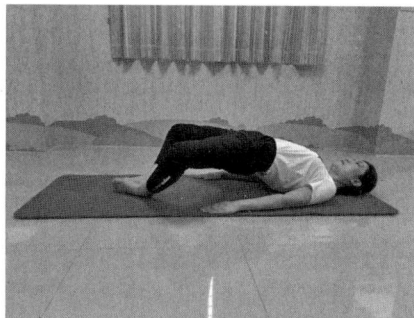
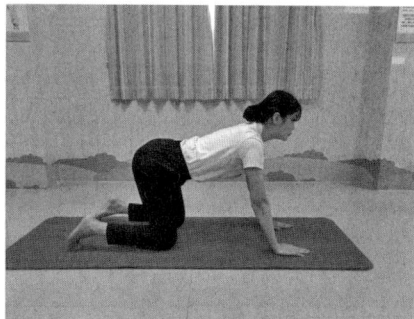

（a）仰卧抬臀　　　　　　　　　（b）弓背挺胸

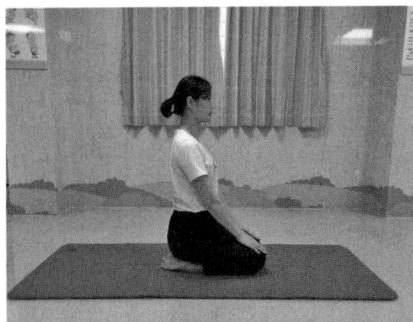 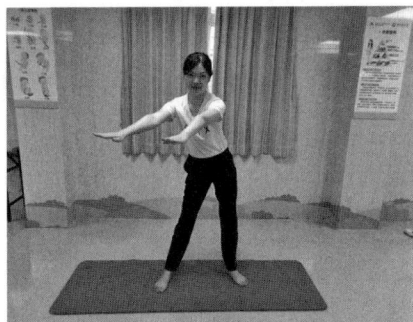

（c）跪坐直起　　　　　　　　　（d）腰部环绕

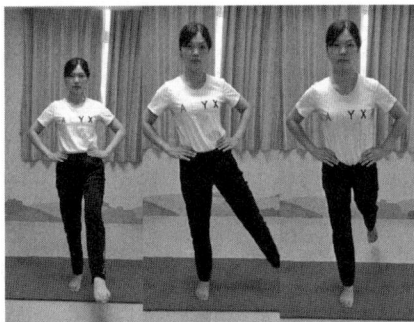

（e）直立踢腿

图 8 - 14　产后康复操

（3）进行产后康复操的注意事项。

①运动时要排空膀胱，饭前饭后 1 小时内不宜做操。要选择硬板床或木地板，注意保持室内空气流通。要穿宽松或弹性好的衣裤。

②运动后及时补充水分。

③产后康复操要循序渐进，所有运动都要缓慢进行以增加耐力。可以根据产妇的情况而选择，原则上还是要以不感到疲惫为度，以免因运动过度而引起子宫下垂，损害健康。待身体完全恢复后，可以让产妇选择自己喜欢的运动。

另外，产前有运动习惯的产妇，在产后休养过后便可继续做自己喜欢的运动。平常没有运动习惯的产妇，建议从柔软操和走路等较温和的运动开始，以免负荷过大，身体接受不了，产生不良反应。

产妇生产后 30 天左右就可以试着练习产后康复操，动作可由少到多，幅度由小到大，具体视产妇自身体力情况而定。

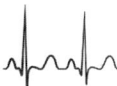

8.9.2 束缚带的使用

（1）产后束缚带的功用。

①固定伤口，减缓伤口疼痛。使用束缚带可固定伤口，避免活动时腹直肌一直往外扩，造成伤口疼痛或牵扯，便于产妇活动。

②促进子宫收缩，预防产后出血。

③促进腹部皮下脂肪分解，促进脂肪代谢，有一定的减肥瘦身作用。

（2）产后束缚带的使用时间。顺产的产妇产后 42 天可视情况使用。剖宫产术的产妇术后下床或咳嗽时使用，如伤口愈合好，产后 42 天可视情况使用。

（3）束缚带的使用部位。在下腹部至盆骨范围区间内进行包裹。

（4）束缚带的绑法及步骤（见图 8 – 15）。

①粘胃部带。平铺胃部束缚带，对齐胃部后，收腹呼吸，把胃部束缚带从左边拉向右边粘贴，再调整固定。

②粘胯部带。平铺胯部带，对齐胯部位置，把胯部束缚带粘紧固定，调整两侧固定加强带，固定后调整至舒适的松紧度。

③粘腹部带。平铺收腹带，对齐腰腹部位置，把腹部束缚带粘紧固定，调整两侧固定加强带，固定后将松紧度调整至舒适。

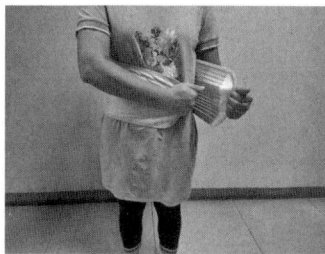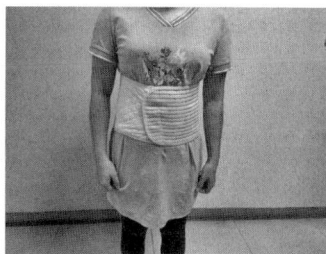

（a）粘胃部带

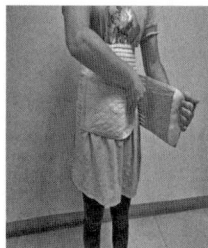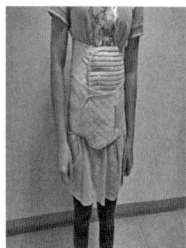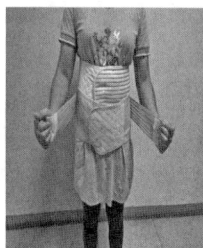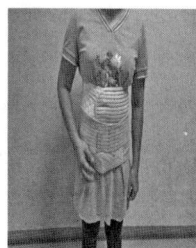

（b）粘胯部带

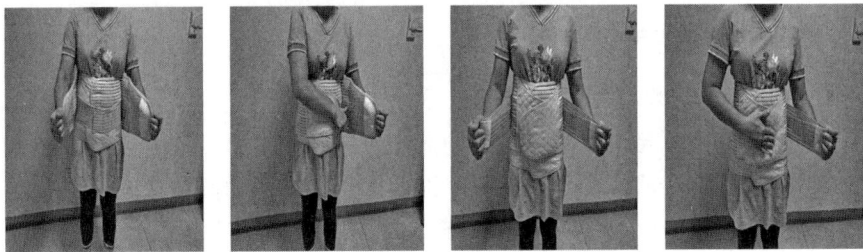

（c）粘腹部带

图 8 – 15　束缚带的绑法及步骤

（5）使用束缚带的注意事项。

①佩戴时不要过紧，以舒适、轻松呼吸为准，太紧会影响胃肠蠕动且增加腹部压力，影响盆底功能，还易产生勒痕。

②饭前 1 小时脱下，饭后 1 小时排空小便后再重新绑上。

③每天佩戴时间不宜超过 10 小时。

（6）束缚带的清洁。

①洗涤水温在 30℃ 以下，建议使用清水泡洗，再轻揉即可。

②禁止漂洗、机洗。

③不可曝晒或者高温烘烤。

④不建议常规使用。

（刘李洁　方红芳）

8.10　顺产产妇照护及与剖宫产术照护的区别

8.10.1　顺产产妇的照护

1. 饮食

产后多喝水，尽量在 4～6 小时内排尿，防止发生产后尿潴留。产妇在生产后的前 3 日最好吃流质或半流质食物，如小米粥、大米粥、鸡蛋汤、挂面等。为了预防便秘，可以另加一盘清爽可口的炒青菜，2～3 日后，胃口渐增，可开始进食其他滋补品。产妇的饮食应营养丰富，主食、肉、蛋、奶、蔬菜、水果都要吃，水果不应吃冰镇的；母乳喂养的产妇能量消耗大，要少量多餐，每天吃 5～6 顿。月子里的产妇不仅排汗多还要泌乳，

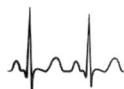

需要补充较多水分，可适当增加粥、汤类食物的摄入。

2. 会阴清洁及个人卫生

日常大小便后，可用温水毛巾轻轻擦拭会阴，由前到后，保持会阴清洁。若自然分娩有侧切伤口，在伤口愈合后再进行沐浴，此前可给予擦浴；自然分娩且无侧切伤口时，只要产妇体质允许，洗澡可采用淋浴。产后洗澡禁用盆浴，以免发生生殖道逆行感染。产后也要注意口腔卫生，早晚用温开水刷牙。

3. 会阴伤口护理

（1）多摄取高纤维食物，以避免便秘。如果产后便秘，在解便时太过用力容易造成伤口再度裂伤。

（2）养成规律的排便习惯。

（3）多补充水分，每天饮水量应在 2 000 毫升左右。

（4）如果伤口出现下面几种情况，应该及时告诉医护人员：

①伤口血肿。缝合后 1～2 小时伤口部位出现严重疼痛，甚至出现肛门坠胀感。

②伤口感染。产后 2～3 日，伤口局部出现红、肿、热、痛等症状，有时伴有硬结，挤压时有脓性分泌物。

③伤口拆线后裂开。有个别产妇在拆线后会发生伤口裂开，此时如已出院，应立即去医院检查处理。

4. 活动

阴道分娩的产妇产后 6～12 小时就可以下床进行轻微活动，第 2 天就可以在室内自由走动。适当活动可加强血液循环、增加食欲、预防下肢静脉血栓形成，促进康复。

5. 母乳喂养

指导产妇纯母乳喂养及按需哺乳，教会产妇正确的哺乳姿势及手法。每日观察产妇的哺乳情况，如乳房是否有硬结等。指导其使用正确的挤奶手法并储存母乳。同时，应观察新生儿进食、黄疸、面色与大小便情况，如超 24 小时未排大小便和黄疸过高，应报告医护人员处理。

另外，尤应注意对会阴侧切产妇的照护：

（1）会阴侧切伤口的照护。

①经阴道分娩的产妇因会阴部受压、撕裂或侧切缝合，产后应多取健侧卧位，如产妇自觉伤口剧痛和肛门坠胀感，应及时就诊。

②产妇每次大小便后应用流动的温水清洗会阴，及时更换卫生垫，注意保持会阴部清洁、干燥。

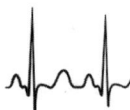

③重点观察会阴部切口是否有红肿、硬结及炎性分泌物渗出，若有，可能是会阴伤口感染，应及时到医院就诊。

④如会阴裂伤严重者，应进食少渣半流类的食物，保持大便通畅。

⑤按要求测量体温，如体温超过38℃，应及时到医院就诊。

（2）乳房及喂养照护。

①新生儿喂养应选择母乳喂养，原则是按需哺乳。产妇产后1~3日乳汁开始分泌，若没有及时哺乳或排空乳房，往往会出现乳房胀痛。初产妇在最初哺乳时，可能由于方法不当，致乳头红肿、裂开，有时出血，最后乳头皲裂。

②产妇自我评估。首先是乳房的类型，评估有无乳头平坦、内陷或副乳的情况。其次是乳汁的质和量，产后7日内为初乳，呈淡黄色，质稠，内含有较多的蛋白质和矿物质，之后渐为过渡乳、成熟乳，两者均呈乳白色，蛋白质含量逐渐减少，脂肪和乳糖含量升高。乳量是否充足主要看两次喂奶之间新生儿是否满足、安静。再次是乳房胀痛，触碰乳房有坚硬感并有明显触痛，可能是产后哺乳延迟或没有及时排空乳房而导致。最后是乳头皲裂，检查乳头是否红肿、裂开，多由乳房护理不良或哺乳方法不当，或乳房清洁时使用肥皂及干燥剂等而致，容易发生乳头皲裂。

③为保证足够的乳汁，指导合理的饮食和足够休息，保持精神愉快并注意乳房的卫生。哺乳母亲可于上班前挤出乳汁存放于冰箱内，新生儿需要时由他人喂奶，下班后及节假日坚持自己哺乳。

哺乳的注意事项：

第一，哺乳前用温水清洗双侧乳房，用软毛巾轻轻擦干。每次哺乳时都应该吸空一侧乳房后，再吸吮另一侧乳房。第二，每次哺乳后，应将新生儿抱起轻拍背部1~2分钟，排出胃内空气，以防其吐奶。第三，哺乳后产妇应佩戴合适的棉制乳罩。第四，乳汁确实不足时，应及时补充配方奶。第五，产后前2日检查新生儿是否有排胎粪，之后留意其小便次数是否正常。新生儿体重不增或排便排尿次数少，应再观察母亲喂奶及新生儿吃奶情况，再加辅导。根据实际情况决定是否需要补充优质的代乳品。第六，产后6个月内应纯母乳喂哺，之后添加辅食，继续喂哺母乳可至2岁。

（3）膀胱。产后机体为了排出妊娠时潴留的水分，产妇尿量于产后2~3日内增多，由于膀胱黏膜水肿，加上会阴伤口疼痛，容易发生排尿困难致尿潴留，特别在产后首次小便时容易发生。产妇应及时排尿，避免尿潴留，妨碍子宫收缩，如出现排尿困难，可采用以下几种方法：

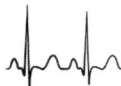

①坐起排尿，解除对排尿疼痛的顾虑。

②诱导排尿，用热水清洗外阴或用温开水冲洗尿道外口周围。

③热水袋热敷下腹，刺激膀胱收缩。

（4）消化系统。产妇因肠蠕动减弱、长时间卧床、产后多为肉类饮食、腹直肌及盆底松弛等原因容易便秘，要及时了解产妇排便情况，指导进食高维生素、高蛋白、高膳食纤维、易消化的食物，补足水果、水分，养成每天排便的习惯。

（5）褥汗。产后一周内，机体潴留的水分通过皮肤排出体外，因此产妇会大量出汗，尤其在夜间睡眠和初醒时明显。要了解产妇的出汗量与出汗时间，及时协助更换干净、舒适的衣物，指导其多饮水，保证出入量的平衡。

（6）休息与睡眠。产妇居室应清洁、安静、通风、温度适宜。注意休息，每晚应有 8～9 小时的睡眠，中午有 1～2 小时的午休。合理安排家务及新生儿的护理，至少 3 周以后才进行全部家务劳动。注意口腔和会阴部清洁，保持良好的心境，适应新家庭生活方式。

（7）活动。

①正常分娩者，产后无自觉头晕、眼花等不适方可下床活动。活动方法：先在床边坐 5 分钟，站起 5 分钟后在床边活动，活动范围可逐渐增加，如有不适应及时卧床休息。

②产后第 2 天可以开始做产后健身操，健身操可促进腹壁、盆底肌张力的恢复，预防尿失禁，膀胱直肠膨出及子宫脱垂。另外，产后 2 周开始做膝胸卧位，可预防或纠正子宫后倾。

（8）合理饮食。每天增加蛋白质 20 克，但总热量不超过 2 300 大卡，饮食中应有足够的蔬菜、水果、谷类及钙、铁、碘等。产后 1 周内要清淡饮食，每天保证 1 000 毫升的汤水。产后 10 日内禁食人参、鹿茸、当归、党参等，预防产后恶露增多和出血时间延长。同时按医嘱适当补充维生素和铁剂，推荐补充铁剂 3 个月。

8.10.2　顺产照护与剖宫产术照护的区别

1. 饮食调理

自然分娩的产妇，产后即可进食易消化的食物，适当饮水。产后 4～6 小时应解小便。

剖宫产术的产妇，术后 6 小时可进食清淡流质食物，避免进食胀气食物。肛门排气后逐步由半流饮食过渡到普食，饮食要营养合理、均衡，食谱要丰富，蔬菜、水果中含有丰富的维生素及矿物质，在食谱中应占适当比例。

2. 产后体位

自然分娩的产妇，指导其采用舒适体位，产后 6 ~ 12 小时即可适当下床活动。侧切的产妇，坐时尽量避免压迫伤口。休息时取平卧位或健侧卧位，避免恶露污染伤口。

剖宫产术的产妇，术后 6 小时采取去枕平卧位，6 小时后可采取半卧位或侧卧位，术后 12 ~ 24 小时，家人应协助其下床轻微活动，适当活动可促进肠蠕动，利于子宫的复旧，尽早恢复体形。

3. 产后恢复

自然分娩的产妇，不宜长期使用收腹产品。如果想在产后健康快速地塑形瘦腹，可以在使用收腹衣的同时加强锻炼，经常做抬腿、仰卧起坐以及一些产妇操等运动来加强收腹衣的使用效果。

剖宫产术的产妇应在伤口不痛时再使用收腹衣。正确使用收腹衣，不仅不会引起肠粘连，而且还可帮助收缩腹部和减小腰围，预防胃下垂。在减轻腰酸背痛的同时，收腹衣还有助于维持子宫及盆底功能的正常，保持美丽的曲线。

4. 产后避孕

自然分娩的产妇如需要放置节育环，可在产后 3 个月后，于月经干净后的 3 ~ 7 日到医院放置。剖宫产术的产妇则需要 6 个月后才可放置。

（刘季洁　方红芳）

8.11　产后形体塑造的方法

1. 母乳喂养

通过比较哺喂母乳和未哺喂母乳的产妇可发现，哺喂母乳者的减重速度比未哺喂母乳者快。事实上，营养师也常鼓励产妇哺喂母乳，每天喂食母乳，也可消耗一定的热量。产妇通过母乳喂养新生儿，不仅可增加热量的消耗，还可使新生儿的体质更好。

2. 控制饮食

孕妇在怀孕后期就应该注意控制热量的摄入，减少摄入热量高的食

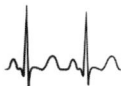

物，可预防产后肥胖。在产后瘦身的阶段，产妇也应该注意饮食搭配，要保证自身和新生儿营养的充分摄入，饮食中必须含有丰富的蛋白质、维生素、矿物质，如鱼、瘦肉、蛋、奶、水果和蔬菜。

3. 运动瘦身

产后女性最容易发胖的部位一般是腿部、腹部、臀部及手臂。如果产后能适时且坚持做一些运动，可防止身材变形，远离产后肥胖的阴影。

（1）散步。对于产后虚弱的产妇来说，散步强度小，容易实现，是最简单、最有效的锻炼方式。不过要注意，散步也需要循序渐进，要有计划。刚刚开始散步时最好5～10分钟，然后慢慢增加到每次散步30分钟左右。最好每次增加的时间不要超过5分钟，逐渐增加，以产妇习惯的频率来增加强度。

（2）瑜伽。瑜伽是一种有益身心的运动，产妇学习产后瑜伽操，不仅有助于身体的康复，也能让体形变得修长漂亮。产后瑜伽有特别针对不同部位的练习，对产妇来说实在是一大福音。不过，本来没练习过瑜伽的产妇要注意，要在自己能够完成的情况下做，最好咨询瑜伽老师或者有经验的人。

（3）会阴收缩运动。可促进阴道恢复和预防子宫脱垂。仰卧或侧卧吸气，紧缩阴道周围及肛门口肌肉，闭气，保持5～10秒，然后放松，休息10秒，接着再收缩，反复进行，每次50次左右，持续5～10分钟，每天3次。

（4）胸部运动。可使乳房恢复弹性，预防松弛下垂。平躺，手平放两侧，将两手向前直举，双臂向左右伸直平放，然后上举至两掌相合，再平放于原位，重复5～10次。

（5）颈部运动。可加强腹肌张力，使颈部和背部肌肉得到舒展。平躺仰卧于地面；抬高颈部，使下巴向胸部贴近，身体保持不动，眼睛直视腹部，再回到原来姿势。

（6）臀部运动。可促进臀部和大腿肌肉收缩。平躺，将左腿弯举至脚跟触及臀部，大腿靠近腹部，然后伸直放下，左右交替同样的动作5～10次。

4. 专业治疗

产后肥胖的成因和激素的变化有关，因此产后肥胖病患在治疗前，除做一般检查外，还会做一个激素检查。或者是用结构和母体胎盘激素类似的天然有机成品来辅助脂肪代谢，效果显著。

（刘李洁　刘文姣）

8.12　产后作息时间的合理安排

8.12.1　产褥期合理作息的重要性

产褥期主要是指从分娩结束到产妇身体恢复至孕前状态的一段时间，大概需要 6 周，这是产妇整个身心得到综合调养和恢复的一个过程。若产褥期女性生殖系统、内分泌系统、心理方面得不到及时、科学的调养与修复，会留下一系列严重的后遗症。在这一时期里的产妇不应该再操持家务或工作，应先使身体各个机能逐步恢复，有条件者可以选择适宜的月子会所，或者由家人、月嫂陪护、照料，好好静养、休息。

8.12.2　产妇安排作息时间的基本要求

为了满足新生儿一日多餐的需求与特殊的睡眠习惯，产妇产后的作息也必须随着新生儿的习惯进行调整，虽然调适期间可能历经疲累与不适应，但只要精准把握休息时间与育儿技巧，产妇休息的需要及新生儿的需求就能同时被满足。

（1）顺应新生儿的作息。照顾新生儿，通常产妇最难适应的部分是新生儿睡睡醒醒的作息。产褥期建议产妇调整习惯，顺应新生儿的作息。当新生儿睡觉时，应抓紧时间跟着一起休息，让睡眠的时间在一天中有足够的累积，产妇每天休息的时间以 8 ~ 10 小时为好。新生儿因吃得少、代谢快，加上处于浅层睡眠的时间多，因此总是睡睡醒醒。产妇若能尽量顺应新生儿的作息，就能减少疲倦感；同时，也建议以母乳哺喂的产妇尽量采用亲喂方式，否则在没家人帮忙的情况下，洗奶瓶与挤奶反而会占去产妇休息的时间。

（2）调整会客时间。建议产妇产后可视身体的恢复状况安排会客。若情况允许，在产后的 1 ~ 2 周，先将重心放在休养身体上，让产后急需休养的身体慢慢获得恢复，从第 3 周开始再陆续会客。

（3）掌握技巧轻松育儿。产褥期除了与丈夫共同分担照顾新生儿的责任外，若有要处理的家事，尽量请家人代劳，让产妇在产褥期频繁哺喂新生儿的同时，也能让身体得到适当休息。

（4）注意勿用眼过度。产后 3 ~ 4 日，如果产妇血压正常，也没有其他疾病，适当读书、看报是完全可以的。但要注意的是，产后最初几天最

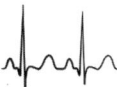

好是半坐起来，选择舒适的体位读书或看报，不要躺着或侧卧位阅读，以免影响视力。阅读时间不宜太长，15～20分钟为宜，以免造成疲劳。光线不应太强，以免刺眼，也不应太暗，亮度要适中。产后不要看带有刺激性的书籍，以免造成精神紧张。

产妇作息时间可参考表8-3。

表8-3　产妇作息时间

时间	安排
5：00—6：00	哺喂新生儿
6：01—7：00	起床，洗漱；上卫生间，观察恶露
7：01—8：00	吃早餐
8：01—8：30	哺喂新生儿
8：31—9：30	伤口清洁、消毒；观察恶露；护理乳房
9：31—10：00	加餐（水果、点心、奶等）
10：01—11：00	哺喂新生儿；室内进行适当活动（散步、产后操）
11：01—12：00	吃午饭
12：01—13：30	哺喂新生儿
13：31—15：00	午休
15：01—15：30	伤口清洁、消毒；观察恶露
15：31—16：00	加餐（水果、点心、奶、汤面等）
16：01—17：00	哺喂新生儿；室内进行适当活动（散步、产后操）
17：01—18：00	吃晚餐
18：01—19：00	哺喂新生儿
19：01—20：00	适当加餐
20：01—21：00	哺喂新生儿
21：01—22：00	睡前洗漱；观察恶露
22：01—2：00	夜间休息
2：01—2：30	哺喂新生儿
2：31—5：00	夜间休息

（刘李洁　刘文姣）

8.13　居家环境

8.13.1　室内清洁及注意事项

产妇分娩后,大量时间在室内休养,因此室内环境很重要,一定要保持干净且经常消毒。产妇及新生儿的物品应分类整齐放置,不要随意乱放,杂乱的居室易导致产妇心情不好。

(1) 保持室内环境清洁。每日进行室内的清洁,整理杂物及卧具,擦拭桌椅;及时清洗新生儿更换下的尿布和衣服;及时更换衣服和被单,床单被褥应保持清洁干燥;用微湿的拖把清洁地面,防止扬起灰尘;防蝇、防蚊,保持室内空气清新。

(2) 产妇家中不宜养宠物。

(3) 产妇房间不宜放置过多花卉,尤其不宜养殖芳香花卉,如夜来香、郁金香、兰花、紫荆花、月季花、百合花等,以免引起产妇和新生儿过敏。

8.13.2　室内通风及注意事项

清新的空气有益于产妇精神愉快,有利于休息。每天定时开窗通风2次,每次30分钟。通风除可保持空气新鲜外,还有助于增强产妇及新生儿的抗病能力。

卧室通风,要根据四季气候和产妇的体质而定,即使是冬季,房间也要适时开窗换气。但要注意,在开窗时不要让风直接对着产妇和新生儿吹,以免着凉感冒。

8.13.3　室内温、湿度调节及注意事项

室内要保持一定的温度和湿度,温度以22℃~26℃为宜,湿度以50%~60%为宜,要使人感到舒适。可以在室内放置水盆或使用加湿器来调节湿度。

8.13.4　室内灯光及注意事项

舒适的灯光可以调节产妇的情绪,且有利于睡眠。可以为产妇营造一个温馨、舒适的环境,在睡前可将卧室中其他的灯都关掉,只保留台灯或

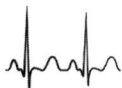

壁灯，灯光最好采用暖色调，如暖黄色。

8.13.5 探视及注意事项

产妇要注意休息，保证充足睡眠。保持室内安静，减少噪音，不要大声喧哗，避免过多亲友入室探望，以免影响母婴休息，且人多易造成空气污浊，尤其是患病的亲友，如感冒等疾病，易引起交叉感染。

（刘李洁 刘文姣）

9 产后营养与饮食照护

9.1 产后膳食的营养原则和必需的营养元素

9.1.1 产后膳食的营养原则

产妇由于怀孕及分娩，流失了大量的蛋白质、脂肪、碳水化合物、多种维生素、多种矿物质及水分。一方面，产妇要补偿已消耗的营养素储备，促进各器官、各系统功能的恢复；另一方面，产妇要加强营养，分泌乳汁以更好地哺育新生儿。如果供给的营养不足，会影响母体的健康和新生儿的生长发育。因此，应根据哺乳期产妇的生理特点及乳汁分泌的需要，合理安排膳食。

（1）增加鱼、禽、蛋、瘦肉及海产品的摄入量。动物性食品如鱼、禽、蛋、瘦肉等，可提供丰富的优质蛋白质，哺乳期产妇每日应摄入总量 200~300 克的鱼、禽、蛋、瘦肉，其提供的蛋白质应占总蛋白质的 1/3 以上。此外，哺乳期产妇应增加海产品的摄入，有益于新生儿的生长发育。

（2）适当增饮奶类，多喝汤水。奶类含钙量高，易于吸收利用，是钙的最好的食物来源。哺乳期产妇每日若能饮用牛奶 500 毫升，则可从中得到约 600 毫克的优质钙。对于那些不能或没有条件饮奶的哺乳期产妇，建议适当摄入可连骨带壳食用的小鱼、小虾。大豆及其制品、坚果及其制品和深绿色蔬菜等也是含钙较丰富的食物，必要时可在保健医生的指导下适当补充钙制剂。此外，鱼、禽、畜类等动物性食物宜采用煮或煨的烹调方法，促使哺乳期产妇多饮汤水，以增加乳汁的分泌量。

（3）产褥期食物应是由多样化食物构成的平衡膳食，以满足营养需要为原则，不用特别禁忌。要注意保持产褥期食物多样、充足而不过量，也要注意粗细粮的搭配。

（4）忌烟酒，避免喝浓茶和咖啡。哺乳期产妇吸烟（包括被动吸烟）、饮酒对新生儿的健康有害，同时应避免饮用浓茶和咖啡。

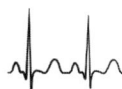

（5）科学活动和锻炼，保持健康体重。哺乳期产妇除注意合理膳食外，还应适当运动及做产后健身操，这样可促使产妇机体复原，保持健康体重，也可以减少产后并发症的发生。哺乳期产妇进行一定强度的、规律性的身体活动和锻炼不会影响母乳喂养的效果。

9.1.2　产后必需的营养元素

应根据产妇产后营养需求进行计划。产妇哺乳期的营养非常重要，由于产妇要分泌乳汁、喂养新生儿，所消耗的能量与各种营养素较多，因此产妇选择食物时要合理调配，保证品种多样、数量充足、营养价值高，使得新生儿与产妇都能获得足够的营养，同时满足自身康复的需要。

1. 能量

产妇对能量的需求量增加，以满足泌乳本身需要消耗的能量及乳汁本身所含的能量。孕期的营养胶储备可为泌乳提供约 1/3 的能量，另外 2/3 的能量由膳食提供。产妇的能量需要量应在非孕期女性的基础上增加 500 大卡。可根据泌乳量和产妇体重来判断产妇的能量摄入是否充足，能量摄入充足者，泌乳量则能满足新生儿的需要，而产妇应逐渐恢复。

2. 蛋白质

产后妇女充足的蛋白质对维持新生儿的正常生长发育十分重要。乳汁中蛋白质的质量取决于产妇摄入的蛋白质质量，如果产妇膳食蛋白质的生物价低，则转变成乳汁蛋白质的效率会更低。产妇的蛋白质营养状况对乳汁分泌的影响很大，足量、优质的蛋白质非常重要，有促进泌乳的作用。因此，为满足产妇对蛋白质的需要，需额外增加蛋白质的供给量。产妇应每日增加摄入蛋白质 25 克，达到每日至少摄入蛋白质 80 克，优质蛋白质应超过总蛋白质的 50%。

3. 脂肪

膳食脂肪的种类与乳汁脂肪的成分关系密切，当摄入动物性脂肪多时，乳汁中饱和脂肪酸含量相对增高。中国营养学会推荐，乳母膳食脂肪供能比为 20%～30%，其中饱和脂肪酸应低于 10%，多不饱和脂肪酸为 3%～10%。

4. 碳水化合物

每日碳水化合物提供的能量应占总能量的 50%～65%，以摄入淀粉类为主，添加糖应低于总能量的 10%，以发生减少糖代谢紊乱的风险。为满足产妇自身和泌乳的需要，总碳水化合物应不低于 160 克/天。

5. 矿物质

（1）钙。正常母乳含钙量为 350 毫克/升，平均每天通过乳汁分泌的钙为 300 毫克。为了保证乳汁中钙含量的稳定及母体钙平衡，应增加钙的摄入量。产妇膳食钙的推荐摄入量为 1 200 毫克/天。

（2）铁。新生儿所需铁主要来自在胎儿时期的贮存铁，乳汁中铁的含量不高，产妇为满足自身需要应多进食富含铁的食物。产妇膳食铁的推荐摄入量为 24 毫克/天，相当于孕中期铁的摄入量，可耐受最高摄入量为 42 毫克/天。

6. 维生素

为满足新生儿生长发育和母体自身的需要，产妇膳食中各种维生素都应适量增加。

（1）维生素 A。由于维生素 A 可以通过乳腺进入乳汁，故产妇维生素 A 的摄入量会影响乳汁中维生素 A 的含量。因此，应额外增加产妇维生素 A 的摄入量。

（2）维生素 D。由于维生素 D 较少通过乳腺进入乳汁，因此产妇维生素 D 的摄入量更要增加。建议多进行户外活动以促进自身维生素 D 的合成，改善维生素 D 的营养状况以促进膳食钙的吸收，必要时可补充维生素 D 制剂。

（3）B 族维生素。产妇膳食维生素 B_1 的推荐摄入量为 1.8 毫克/天，应增加摄入富含维生素 B_1 的食物，如粗粮和豆类等。维生素 B_2 的推荐摄入量为 1.5 毫克/天，多吃动物肝脏、奶、蛋以及蘑菇、紫菜等食物可改善维生素 B_2 的营养状况。

（4）维生素 C。产妇膳食维生素 C 的推荐摄入量为 150 毫克/天。维生素 C 的可耐受最高摄入量为 2 000 毫克/天。经常吃新鲜蔬菜与水果，容易满足产妇维生素 C 的需要。

7. 水

由于产妇分泌大量乳汁，饮水量也要相应增加，总摄入量不少于 3.8 升/天，其中饮水不少于 2.1 升/天。

产后产妇食谱可参考表 9 - 1。

表 9 - 1　产后产妇食谱

餐次	食物	重量或体积
早餐	牛奶	250 毫升
	莲蓉包	面粉 80 克
	鸡蛋	50 克
	香蕉	50 克

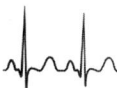

（续上表）

餐次	食物	重量或体积
午餐	米饭	165 克
	参枣炖鸡汤	30 克（鸡肉）
	马铃薯焖排骨	110 克（排骨）
		50 克（马铃薯）
	油菜	150 克
	柑橘	150 克
午点	酸奶	200 毫升
	饼干	30 克
晚餐	米饭	165 克
	无花果鲫鱼汤	30 克（鱼肉）
	冬菇炖鸡	100 克（鸡肉）
	菠菜	200 克
晚点	面条	60 克
	紫菜虾米	适量
	番茄	50 克

（尹月娥　林兰香）

9.2　产后健康饮食习惯的建立

1. 食物应干稀搭配

产妇每餐都要做到干稀搭配，干性食物可以保证营养的供给，稀食可为产妇提供足够的水分，有利于乳汁的分泌，而产后失血伤津，也需要水分来补充以促进母体的康复，防止产后便秘。因此应多补充汤汁，汤汁不仅营养开胃，还可增进食欲。但也不能只喝汤，容易缺乏营养。

2. 荤素搭配，不要偏食

母体内需要的营养素是多方面的，不同食物所含的营养成分不同，如果偏食会导致某些营养素缺乏。人们一般的习惯是，月子里大吃鸡、鱼、蛋，而忽视其他食物的营养价值，殊不知产后身体恢复及哺乳多食用热量高的肉类食物是很不好的习惯。产妇在吃蛋白质、脂肪及糖类食品时必须有其他营养素的参与，偏食肉类食物会导致其他营养素的不足。就蛋白质而言，荤素搭配有利于蛋白质的互补，从营养吸收的角度来说，吃荤食太多，妨碍了胃肠蠕动，不利于消化，导致食欲降低，使食物的营养不能充分地被母体吸收。素食所含营养也是很丰富的，多吃素食可促进胃肠蠕动，促进消化，防止便秘。因此，产妇在饮食时，一定要注意荤素搭配，饮食多样化既有利于营养的摄入，又可以促进食欲，使身体更健康。

3. 产妇要改变进食的顺序

蔬菜遇到水会膨胀，胃会有饱足感，因此，产妇可以先喝汤再吃蔬菜类的食物，最后吃饭、面及蛋白质类食物，这样才有利于肠胃的消化。

（尹月娥　魏妙寿）

9.3　产后常见主食的制作

1. 五谷饭

（1）材料。大米 1/2 杯、小米 1/4 杯、米仁（或燕麦片）1/4 杯、玉米渣 1/4 杯、糯米 1/4 杯（"杯"均指一次性水杯）。

（2）做法。先将材料洗净，在水中浸泡 3～4 小时，以水超过材料 1.5 厘米左右，然后将浸泡好的材料移入电饭锅内，煮熟即可。

2. 糙米饭

（1）材料。糙米 1 杯、大米 1/2 杯（"杯"均指一次性水杯）。

（2）做法。先将材料洗净，在水中浸泡 3～4 小时，以水超过材料 1.5 厘米左右，然后将浸泡好的材料移入电饭锅内，煮熟即可。

3. 黑米饭

（1）材料。黑米 1 杯、大米 1/2 杯（"杯"均指一次性水杯）。

（2）做法。先将材料洗净，在水中浸泡 3～4 小时，以水超过材料 1.5 厘米左右，然后将浸泡好的材料移入电饭锅内，煮熟即可。

4. 清香炒饭

（1）材料。鸡蛋、胡萝卜、莴笋、甜玉米粒、火腿、葱花、剩米饭适量以及食用油、料酒、盐适量。

（2）做法。先将胡萝卜、莴笋去皮切丁，火腿切丁，甜玉米粒沥干水分。鸡蛋打散加入少许水和料酒搅匀，入油锅炒散后盛出。再接着倒油入

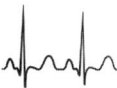

锅，下入葱花和胡萝卜丁，炒至变色，下入莴笋丁和火腿丁炒匀，倒入剩米饭和甜玉米粒，将米饭炒散，干的话可淋入少许水，放入鸡蛋，最后加盐调味。

5. 红薯杂粮饭

（1）材料。杂粮、红薯、玉米油适量。

（2）做法。先将杂粮加入适量的水浸泡过夜，将浸泡好的杂粮捞起沥干水分，红薯去皮切成小丁。将杂粮和红薯丁放入电饭煲，水量比平时煮饭多一点，再加少许玉米油，蒸熟即可。

（尹月娥　魏妙寿）

9.4　产后常见菜肴的制作

1. 温拌肉丝菠菜

（1）主料。菠菜 500 克、猪肉 100 克。

（2）辅料。香菜、胡萝卜适量。

（3）调料。豆油、酱油、醋、蒜泥、精盐、味精适量。

（4）做法：

①将菠菜洗干净，用开水焯一下，捞出沥干水分，切成段后即可放在盘中。

②将胡萝卜切成细丝，用开水焯一下，捞出沥干水分，放在菠菜段上。

③将香菜切成末，放在菠菜段上。将猪肉切成细丝。

④锅内放入豆油，油热后下肉丝快速煸炒，加入酱油即可出锅，倒入盘里。将醋、精盐、味精、蒜泥加入，搅拌均匀即可。

（5）特点及功效。清淡爽口，富含蛋白质、各种维生素和纤维素，预防产后便秘。

2. 奶油双珍

（1）主料。菜花 400 克、西蓝花 400 克。

（2）辅料。玉米粒、胡萝卜、面粉、鲜奶适量。

（3）调料。食用油、精盐、胡椒粉适量。

（4）做法：

①将菜花、西蓝花洗净，切小朵，放入开水中煮 1 分钟，冲凉沥干。

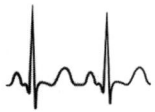

胡萝卜洗净切丁。

②锅烧热下油，放入菜花及西蓝花略翻炒，取出放在盘中。

③另起锅烧热下油，加入面粉，以文火炒至色黄，慢慢加入鲜奶，拌至均匀。

④再加入调料以及玉米粒、胡萝卜丁搅匀，淋在菜花和西蓝花上即可。

（5）主要功效。可补充维生素 B、维生素 C、铁质和钙质。

3. 青椒猪肝

（1）主料。猪肝 300 克。

（2）辅料。青椒、红椒适量。

（3）调料。色拉油、淀粉、料酒、苏打粉、酱油、精盐、糖、胡椒粉、味精、花椒粉、水淀粉适量。

（4）做法：

①猪肝切薄片，入沸水中煮 5 分钟，捞出沥去水分。

②将猪肝片用上述调料拌匀，稍腌。

③青椒洗净，对切去籽，切成大片。红椒切斜片（作配色用）。

④炒锅入油烧热，将青椒、红椒、猪肝一起倒入锅中炒 3 分钟左右，用水淀粉勾芡即可。

（5）特点及功效。肝类营养丰富，含铁较多，青椒富含维生素 C，同食可促进铁的吸收，是产后补血佳品。

4. 西芹鸡柳

（1）主料。西芹 300 克、鸡胸肉 300 克。

（2）辅料。胡萝卜片、姜片、蒜片适量。

（3）调料。料酒、精盐、糖、生粉、生抽、芝麻油、胡椒粉、淀粉、花生油适量。

（4）做法：

①鸡胸肉洗净切条，放入碗中，加入上述调料拌匀，腌制 15 分钟。

②西芹去筋切条，以花生油、精盐略炒盛起。

③锅烧热下油，爆香姜片、蒜片、胡萝卜片，加入鸡胸条、料酒，放入西芹条爆炒，勾芡，淋入芝麻油即可。

（5）特点及功效。含有丰富的维生素、纤维素、蛋白质。用于产后补充营养和防止便秘。

5. 鲫鱼炖豆腐

（1）主料。鲫鱼 1 条、豆腐 250 克。

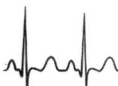

（2）辅料。食用油、葱段、姜片、清汤适量。

（3）调料。料酒、精盐、味精适量。

（4）做法：

①鲜鲫鱼去鳞、内脏、鳃，洗净。

②豆腐切成方块。

③锅烧热下油，下葱段、姜片爆出香味，放入鲫鱼，加料酒、清汤烧开，撇去浮沫，放入豆腐块，旺火煮数分钟，转小火煨至肉烂，汤呈乳白色，加入适量精盐、味精即可。

（5）特点及功效。含有丰富的蛋白质和维生素，能促进乳汁分泌，并对产妇产后恢复有很好的补益作用。

6. 栗子炖鸡

（1）主料。母鸡1只（3斤左右）、栗子半斤。

（2）辅料。葱花、姜片适量。

（3）调料。盐、料酒适量。

（4）做法：

①将母鸡洗净、去内脏，放在砂锅内。

②将栗子切开一小口，放水中煮5分钟后捞出晾凉，然后剥去壳，放在母鸡旁边。

③先放入盐、料酒、葱花、姜片，开火煮1分钟，再放水至浸没全鸡。烧开后用文火煮2小时即可。

（5）主要功效。栗子有补肾强筋骨、活血止血等功效，母鸡有补养脾胃、气血的功效。此菜有助于产妇产后滋补强身、促进恶露排出及子宫恢复。

7. 豌豆炒虾仁

（1）主料。虾仁100克、豌豆50克。

（2）调料。油、盐、水淀粉、香油适量。

（3）做法：

①豌豆洗净，放入开水锅中，用淡盐水焯一下。

②油锅烧热，将虾仁入锅，快速炒散后倒入漏勺中控油。

③留适量底油，放入豌豆翻炒，再加入盐和少量清水，随即放入虾仁，用水淀粉勾薄芡，将炒锅颠翻几下，淋上香油即可。

8. 肉末蒸蛋

（1）主料。鸡蛋2个、猪肉50克。

（2）辅料。葱花适量。

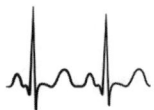

（3）调料。水淀粉、盐、酱油适量。

（4）做法：

①将鸡蛋打散，放盐和适量清水搅匀，上锅蒸熟。

②选用三成肥七成瘦的猪肉剁成末。

③油锅烧热，放入肉末，炒至松散出油；加入葱花、酱油及水，用水淀粉勾芡后，淋在蒸好的鸡蛋上即可。

9. 芦笋炒肉丝

（1）主料。猪瘦肉丝 60 克、芦笋 40 克。

（2）辅料。胡萝卜半根。

（3）调料。油、盐、白糖适量。

（4）做法：

①猪瘦肉丝洗净，芦笋洗净切段，胡萝卜洗净切丝。

②锅中放开水，放入芦笋段和胡萝卜丝焯水。

③油锅烧热，倒入肉丝煸炒至变色，放入芦笋段和胡萝卜丝翻炒，再放入盐和白糖调味即可。

10. 香菇豆腐塔

（1）主料。豆腐 50 克、水发香菇 4 朵。

（2）辅料。香菜末适量。

（3）调料。盐适量。

（4）做法：

①豆腐洗净，切成 4 个方块，中心挖空；水发香菇剁碎，和香菜末拌匀，放适量盐拌成馅料。

②将馅料填放豆腐中心，摆盘蒸熟即可。

11. 三丝牛肉

（1）主料。牛肉 100 克、水发黑木耳 10 克、胡萝卜 50 克。

（2）辅料。菠菜、葱花、香菜适量。

（3）调料。酱油、香油、盐、白糖适量。

（4）做法：

①将牛肉、黑木耳、胡萝卜洗净切丝；菠菜、香菜洗净，切碎。

②用香油、酱油、白糖将牛肉丝腌制 30 分钟，再放入锅中炒至 8 成熟后取出。

③将黑木耳丝、胡萝卜丝放入锅中翻炒片刻，再放入菠菜碎和香菜碎，最后加入牛肉丝烩炒，放盐调味，撒上葱花即可。

12. 海带烧黄豆

（1）主料。海带 80 克、黄豆 30 克。

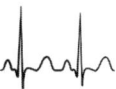

（2）辅料。红椒丁、葱末、姜末适量。

（3）调料。盐、油、水淀粉、高汤、香油适量。

（4）做法：

①将海带洗净切丝；黄豆洗净，浸泡2小时。

②将海带和黄豆分别氽透，捞出。

③锅中放油，用葱末、姜末煸炒出香味，放入海带丝，炒后加适量高汤，再放入黄豆。

④加入盐，小火烧至汤汁快收干时，再加入红椒丁，用水淀粉勾芡，淋香油即可。

13. 冬笋雪菜黄花鱼汤

（1）主料。冬笋50克、雪菜30克、黄花鱼1条。

（2）辅料。葱段、姜片适量。

（3）调料。盐、料酒、油适量。

（4）做法：

①将黄花鱼去鳞、腮、内脏，洗净后沥干水分，用料酒腌制20分钟；冬笋泡发，切片；雪菜洗净，切碎。

②将油锅烧热，放入黄花鱼，两面各煎片刻，锅中加清水，放入冬笋片、雪菜碎、葱段、姜片，先用大火烧开，后改用中火煮15分钟，出锅前放盐调味即可。

14. 西红柿鸡片

（1）主料。鸡脯肉100克、荸荠20克、西红柿1个、鸡蛋清适量。

（2）调料。水淀粉、盐、白糖、油适量。

（3）做法：

①将鸡脯肉洗净，切片，放盐、鸡蛋清、水淀粉腌制。

②荸荠洗净切片，西红柿洗净切丁。

③油锅烧热，大火烧至鸡片变白后捞出；放入荸荠、盐、白糖、西红柿丁，加适量清水，大火烧开，用水淀粉勾芡。

④最后倒入鸡片翻炒均匀即可。

（尹月娥　魏妙寿　胡佩玲）

9.5 产后催乳食品的制作

1. 木瓜花生龙骨汤

（1）功效。木瓜花生龙骨汤是一道家常菜品，主要制作材料为花生、青木瓜、猪龙骨。此菜品营养丰富，花生果实中的锌元素含量普遍高于其他食物，具有预防心脑血管疾病的功效。

（2）做法：

①将青木瓜洗净去皮除核，并切成粗块备用。

②花生仁用清水洗净杂质；鲜龙骨用清水洗净血污，砍成粗件，并用盐稍拌匀，再飞水。

③将上述汤料同放进汤煲内，加进适量清水煲煮。煮至花生仁熟透变软即可（见图9-1）。

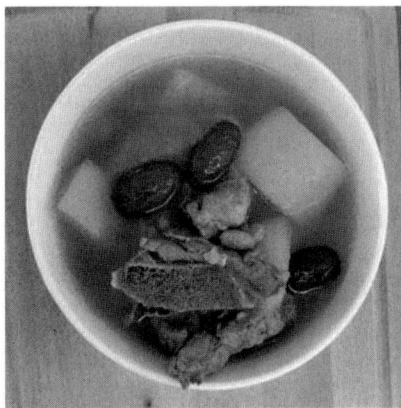

图9-1　木瓜花生龙骨汤

（3）制作木瓜花生龙骨汤的注意事项：

①先用开水煮龙骨，再捞起备用。

②可以先煲龙骨，再放入木瓜，木瓜易熟，不宜过早放入。此汤不用放调料，木瓜已够甜。

③一次性加足够的水，不要在煲的过程中加水。

2. 党参黄芪炖鸡汤

（1）功效。党参黄芪炖鸡汤是一款营养丰富的汤品。党参具有补中益

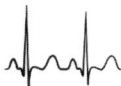

气，生津的功效。可治脾胃虚弱，气血两亏，体倦无力，食少，口渴。黄芪的性味甘、微温，有补中益气、止汗、利水消肿、除毒生肌的作用。

（2）做法：

①党参、黄芪、当归用流水洗净，用凉水浸泡 1 小时。

②红枣、枸杞洗净，不需要浸泡，用剪刀在每颗红枣中间剪一下（不需剪成两半）。炖锅放入洗净切块的鸡（或者不切块也行，只要锅子装得下就可以了）和当归，姜 2 片，大火烧开，过程中不断用勺子撇去浮沫，然后将党参、黄芪一起倒入砂锅内，盖上锅盖煮开然后转小火，煲 2 小时。炖好之后不要立即揭开锅盖，关火之后再焖 10 分钟左右，让味道全入到汤里面即可（见图 9 - 2）。

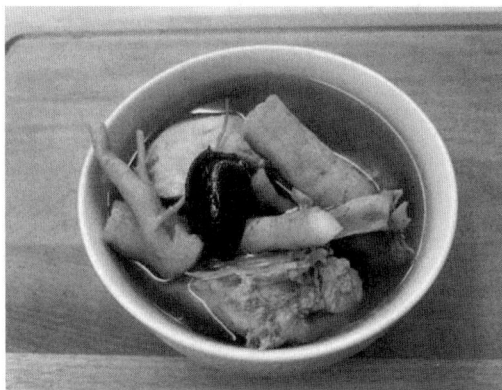

图 9 - 2　党参黄芪炖鸡汤

（3）制作党参黄芪炖鸡汤的注意事项：

①如果在意油脂的朋友，可以在给鸡切块的时候，剥掉鸡皮，只保留鸡翅和鸡腿上的皮，将皮下黄色的脂肪清理干净即可，这样鸡汤炖出来会清甜不油腻。

②黄芪每天用量最好不要超过 30 克。药材要先清洗干净，再用水浸泡，煮的时候连浸泡的水一起倒入。如果煲 2 小时的话，煲时水分会蒸发一半，在放水时要一次性加足，不要中途加水，以免影响汤的质量和口感。

③上火的产妇不要加红枣，枸杞可以选择加或不加（加的话汤会甜一些，枸杞可以补肾明目），汤煮好后，当归和黄芪可以捞出来不要，党参可以吃，味道很甜，而且补中益气。

3. 鱼头豆腐汤

（1）功效。鲢鱼头富含胶质蛋白，脂肪和热量都很低，食之有健脾补气、温中暖胃、美容润肤之效；豆腐的蛋白质和钙含量丰富，有清热润燥、生津解毒、降低血脂的作用。将鲢鱼头和嫩豆腐炖煮成汤饮用，不仅可以暖身健脑，还可以使皮肤润泽细腻。

（2）做法：

①把鱼头洗净，切开两半备用。

②锅内放油烧热，将鱼头放入锅内煎，连同姜片一起煎至两面微黄。

③汤锅内加入足够的水煮开，然后把煎好的鱼头放入锅内，盖上锅盖煮 15 分钟左右。

④把豆腐切成小块，香菜、小葱切段。

⑤汤煮 15 分钟后加入豆腐块再煮 5 分钟。

⑥加入香菜段、葱段以及适量盐、香油调味即可（见图 9 - 3）。

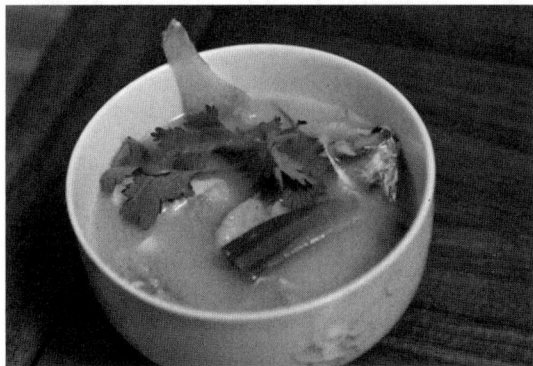

图 9 - 3　鱼头豆腐汤

（3）制作鱼头豆腐汤的注意事项：

①烹制鱼头时，一定要将其煮熟、煮透方可食用，以确保食用安全。

②鲢鱼俗称"大鱼"，可以把鱼头剖成两半，并去掉鱼鳃，清洗时要去掉残余的鱼鳃，否则烹煮时鱼腥味和土腥味会很重。

③洗鱼头时会有水，放入油锅煎时容易溅起油花，可以洒少许盐，避免油花四射烫伤手。或者倒油煎鱼之前，用姜片先将煎锅内部擦拭一遍，这样在煎炸时会减少油花四溅。

④为避免鱼头粘锅破皮，可先烧热锅，用姜片擦一遍锅底，再放油烧热，最后放入鱼头香煎。

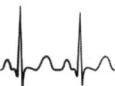

⑤想要鱼头汤呈香浓的奶白色，就一定要用油把鱼头煎至呈金黄色，再注入清水炖煮成白色的浓汤。

⑥煮鱼的水要一次加足，不要中途再加。

4. 乌鸡花胶汤

（1）功效。花胶是"海八珍"之一，与燕窝、鱼翅齐名。花胶含有丰富的胶原蛋白，多种维生素及铁、锌、钙、硒等微量元素。特别是跟乌鸡组合在一起做成乌鸡花胶汤，更是很多人的选择。

（2）做法：

①先将花胶用冷水泡发至变软。

②将乌鸡洗净，焯水，放入炖锅中，再将花胶、红枣、枸杞一同放入，隔水炖3小时（见图9-4）。

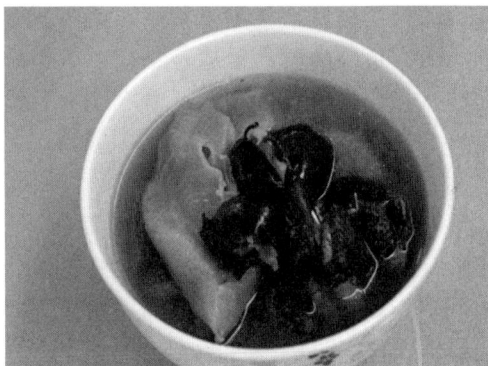

图9-4　乌鸡花胶汤

（3）制作乌鸡花胶汤的注意事项：

挑选花胶时可以放在灯光下照照，呈半透明的花胶质量较好。此外，最好选择较厚身的，表面没有损伤，无花心，闻之无臭味的。花胶公厚身肥大，形如马鞍，面有"V"字纹。另外，花胶又像普洱茶一样，越久越矜贵，而花胶的颜色愈深，则代表它愈久。

选购时切忌选有花心的，所谓花心，即在晒干过程中，因温度过高，造成鱼肚表面干而中间未干，时间久了，鱼肚中心变成腐肉，浸水后便会发出臭味。刚买回来的花胶，最好是先晒晒才吃，味道会更浓。因为花胶储存越久越好，经常晒晒更可吸取日月精华，提炼出香味。

在药店买到大块的花胶可叫店员先帮忙分割好，花胶质地很坚硬，家里的菜刀根本无法将其分割开。花胶泡发好之后用姜水煮一下是为了去腥味，当然，有葱也可以放进去做成姜葱水，去腥效果更好。公的花胶煮汤不会粘锅，煮后爽口弹牙；母的花胶煮的时候会粘锅，质量不如公花胶好。因此煮母花胶时要用茶包袋包好再煮。

鸡肉焯一下水，煮出来的汤才不会有浑浊的感觉，看起来很明亮，而且味道也香醇。鸡肉焯水之后取出来，这时候一定要用凉水清洗，然后再放入盛有凉水的锅中开始炖。

炖鸡汤的过程中不要掀开锅盖，因为在炖煮的时候，鸡的鲜味会充分挥发出来，如果掀开锅盖，鲜味就会不断冒出来，味道就不会那样鲜美了。

5. 黄酒煮鸡蛋

（1）功效。黄酒中的营养物质非常丰富，有保护心脏、活络经脉、养颜补血等功效，因此很多人会把黄酒作为补品来饮用。除了饮用的方式之外，黄酒还可以作为滋补的美食来食用，黄酒煮鸡蛋算得上是冬季的进补佳品。在常见的酒类中，黄酒的营养价值是最高的，黄酒不仅含有大量的蛋白质、氨基酸、碳水化合物及维生素，还含有多种有机酸、酯类物质及矿质元素。黄酒是 B 族维生素的良好来源，维生素 B_1、维生素 B_2、烟酸都很丰富，长期饮用有利于美容、抗衰老。

（2）做法：

①首先把鸡蛋炒一下，炒好鸡蛋之后把姜也放进去炒。

②把炒好的姜、鸡蛋和黄酒一起煮，等到黄酒煮开即可饮用。做法简单，做出来的黄酒煮鸡蛋香甜可口（见图9-5）。

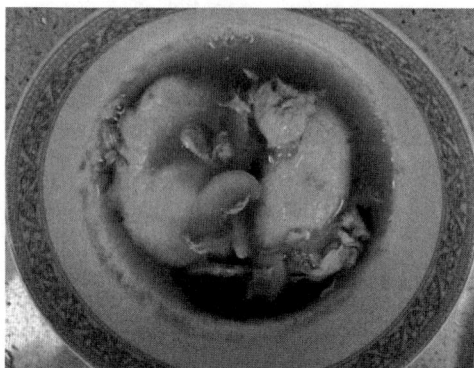

图9-5 黄酒煮鸡蛋

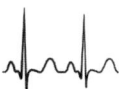

（3）制作黄酒煮鸡蛋的注意事项：

①人在饱腹时对酒精吸收慢，而空腹时吸收快，易醉，因此空腹的时候不宜食用黄酒煮鸡蛋。

②黄酒的口感温和，但是其后劲特别足，因此在做黄酒煮鸡蛋的时候，切勿放入过多的黄酒，避免醉酒。适量食用黄酒，对身体有益。

6. 酱爆八爪鱼

（1）功效。八爪鱼能够调节血压，适用于高血压、动脉硬化、脑血栓、痈疽肿毒等病症。八爪鱼性平味甘，无毒，可以入药，具有补气养血、收敛生肌的作用，是女性产后补虚、生乳、催乳的滋补佳品。八爪鱼含有丰富的蛋白质、脂肪、碳水化合物以及钙、磷、铁、锌、硒和维生素E、维生素B、维生素C等营养成分。

（2）做法：

①葱切段、姜切片，八爪鱼去内脏、嘴和眼睛后洗净，切成大小合适的块。

②锅里加水，加姜片后大火烧开，放入切好的八爪鱼，焯烫10～20秒，将八爪鱼捞出沥净水。

③重新起锅，倒油，放姜片，小火炒香，放入沥净水的八爪鱼，再加入两大勺黄豆酱快速翻炒均匀，放入葱段快速翻炒均匀，不需要额外加盐，盛出即可（见图9-6）。

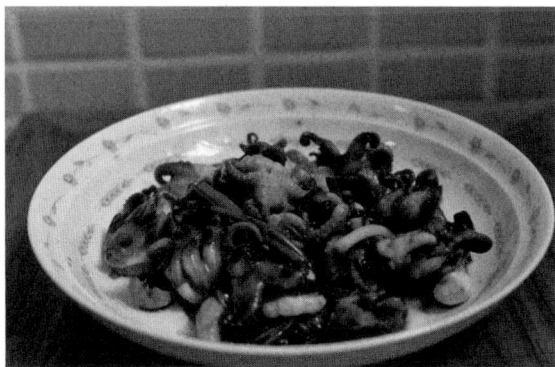

图9-6　酱爆八爪鱼

（3）制作酱爆八爪鱼的注意事项：

①八爪鱼可以换成鱿鱼或墨鱼仔。处理方法基本相同，去内脏、嘴和眼睛。如果足够新鲜，可以不撕去外面的皮。

②焯烫八爪鱼的时间不要太长。

③八爪鱼入锅后要快速翻炒。

④黄豆酱有足够的盐分，不需额外调味。

（尹月娥　胡佩玲）

9.6　产褥期常见病的膳食及其他

9.6.1　高血压产妇

高血压是以体循环动脉压升高为主要表现的临床综合征。高血压的形成，目前认为，是在一定的遗传背景下，多种后天环境因素作用使正常血压调节机制失衡所致。在环境因素中，以膳食失衡、缺乏身体活动等不良生活方式为主要致病因素。其中膳食方面主要包括以下几点：

第一，膳食中钠、钾的摄入量。摄入过量的钠是高血压病的重要原因之一。钾摄入量与血压呈负相关，实验性研究证实膳食限钠、补钾可有效地降低血压。

第二，膳食脂肪酸种类和摄入量。饱和脂肪酸摄入过多容易导致动脉硬化和高血压，减少饱和脂肪酸的摄入，增加多不饱和脂肪酸的摄入有利于降低血压；单不饱和脂肪酸高的膳食可降低血压。

第三，膳食纤维能减少脂肪吸收，减轻体重，间接辅助降压。

第四，人群高血压病患率随饮酒量增加而升高。

第五，膳食钙摄入不足会使血压升高。一般认为膳食中每天钙的摄入少于600毫克，则容易导致血压升高，而增加膳食钙的摄入可降低血压。

1. 高血压产妇的饮食要求

（1）控制能量的摄入。提倡吃复合糖类，如淀粉、玉米，少吃葡萄糖、果糖及蔗糖，这类糖属于单糖，易引起血糖升高。

（2）控制脂肪的摄入量。烹调时，选用植物油，可多吃海鱼，海鱼含有不饱和脂肪酸，能使胆固醇氧化，从而降低血浆胆固醇，还可延长血小板的凝聚时间，抑制血栓形成，防止中风。另外，海鱼中还含有较多的亚油酸，对增加微血管的弹性，防止血管破裂，防止高血压并发症有一定的作用。

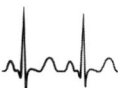

（3）适量摄入蛋白质。高血压产妇应每周吃 2～3 次鱼类蛋白质，可改善血管弹性和通透性，增加尿钠排出，从而降低血压。如高血压合并肾功能不全时，应限制蛋白质的摄入。

（4）多吃含钾、钙丰富而含钠低的食品。比如土豆、茄子、海带、莴笋，含钙高的食品有牛奶、酸牛奶、虾皮。少吃肉汤类，因为肉汤中含氮浸出物增加，能够促进体内尿酸增加，加重心、肝、肾脏的负担。

（5）控制盐的摄入量。盐的摄入量应每日逐渐减至 6 克以下，6 克以下指的是食盐量包括烹调用盐及其他食物中所含钠折合成的食盐总量。适当减少钠盐的摄入有助于降低血压，减少体内的水钠潴留。尤其是全身水肿者应限制盐的摄入，并避免进食富含胆固醇的食物。

（6）多吃新鲜蔬菜、水果。每天吃新鲜蔬菜不少于 400 克，吃水果 100～200 克。

（7）适当增加海产品的摄入量，如海带、紫菜、海产鱼等。

2. 高血压产妇的注意事项

（1）在产后 48 小时内，要留意血压的状况，观察是否有头痛不适或视力模糊等现象。

（2）高血压产妇在坐月子期间，保持身心舒畅很重要。为了给产妇一个良好的休息环境，家人应为产妇准备安静舒适的环境，尽量让产妇在卧室休息，必须限制访客，不要随意打扰产妇休息。

（3）保证产妇的休息时间，让产妇有足够的时间恢复自己的身体。所以，家人要尽可能帮助照顾新生儿，以免新生儿的哭闹声影响产妇休息。产妇睡眠不足，会使得高血压更加难以控制。

（4）产妇生产后容易产生抑郁心理，此时家人要多关注产妇的情绪变化，给予心理上的支持，预防产后抑郁症的发生。这一点至关重要。

（5）产妇必须非常小心起立的动作。如果突然站起来，很有可能发生直立性低血压，情况严重时还可能会晕倒。这对产妇而言是相当危险的。

3. 科学饮食

产妇在生产之后往往会比较虚弱，不过这个时候也不能多吃高脂肪的食物。如果这类食物吃多了会使得体重迅速增加，体重越重就会加重高血压的病情。家人平常可以买一点瘦肉或者鱼肉给产后高血压患者来吃，平时做菜的时候不要放动物油，要保证高血压患者科学饮食。

产后高血压患者吃一点蛋白质比较丰富的食物很有好处，因为蛋白质能够有效增加患者体内血管的通透性，吃了之后血管会有一定程度的扩张。当然，体内的钠含量如果比较多的话，补充蛋白质也能够更有助于钠排出体外。钠元素少的时候，对高血压的控制就会更加容易，当然也更有利于高血压的治疗。

高血压产妇吃含钾食物的好处也不少，许多人往往认为产后要大补特补，而忽视了含钾食物对高血压的稳定作用。高血压产妇可以吃些如芋头和土豆等含钾的食物。如果生产之后胃口不好，可以适量放一点调料，不超过正常量即可。

产后高血压非常常见，在坐月子期间的饮食太过于油腻是原因之一，每天摄入的脂肪太多。所以，月子期间吃得健康才最重要，不要总是吃得过于油腻，反而影响健康。具体的饮食宜忌如下：

（1）碳水化合物食物。

适宜的食物——米饭、粥、面、汤以及芋类、软豆类。

应忌的食物——番薯（产生腹气）、干豆类、味浓的饼干类。

（2）蛋白质食物。

适宜的食物——牛肉、猪瘦肉、白肉鱼、蛋、牛奶、奶制品（鲜奶油、冰激凌、乳酪）、大豆制品（豆腐、纳豆、黄豆粉、油豆腐）。

应忌的食物——牛、猪的五花肉、排骨肉、鲱鱼、金枪鱼、加工香肠等。

（3）脂肪类食物。

适宜的食物——植物油、少量奶油、沙拉酱。

应忌的食物——动物油、生猪油以及熏肉、油浸沙丁鱼。

（4）维生素、矿物质食物。

适宜的食物——蔬菜类（菠菜、白菜、胡萝卜、番茄、百合根、南瓜、茄子、黄瓜）、水果类（苹果、橘子、梨、葡萄、西瓜）以及海藻类、菌类（宜煮熟才吃）。

应忌的食物——纤维硬的蔬菜（牛蒡、竹笋、豆类）、刺激性强的蔬菜（香菜、芥菜、葱）。

4. 制作冬瓜片焖鱼

（1）主料。鲩鱼 500 克、冬瓜 250 克。

（2）辅料。姜片、葱段各 10 克。

（3）调料。花生油、盐适量。

（4）做法：

①冬瓜去皮切片，水开后下姜片和少许油，下冬瓜片煮半熟，加入少许盐调味后捞起。

②新鲜鲩鱼切块洗净，放少许盐拌匀。

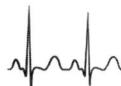

③下油煮沸，将准备好的鱼块下锅，先用大火烧滚，再转中火盖上锅盖慢慢烹饪。

④保持鱼肉完整，无须翻炒，直至鱼肉熟透。

⑤将鱼块盛出，放在一旁备用。

⑥将冬瓜下锅煮沸，把鱼块放上面，加上葱段便可起锅（见图9-7）。

（5）制作冬瓜片焖鱼的注意事项：

①很多人煮鱼都爱放姜去腥味，但放姜会让鱼肉变松。

②鱼只用盐调味便可，无须加入酱油等，酱油会夺取鱼的鲜味。

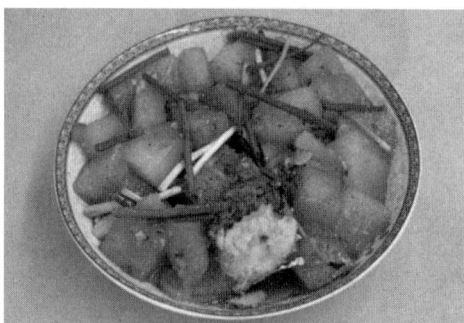

图9-7　冬瓜片焖鱼

9.6.2　糖尿病产妇

1. 糖尿病产妇的饮食要求

产妇产后首先需要补充高热量的食物，每日所需的热量基本相当于重体力劳动者。摄入的碳水化合物转化的能量应占总能量的55%～60%。常以复合碳水化合物为主，并要考虑每一种碳水化合物食品的血糖生成指数。血糖生成指数是衡量食物摄入后引起血糖反应的一项生理意义指标，糖尿病产妇应尽量选择低值的食物，以避免餐后高血糖。

糖尿病产妇饮食中蛋白质占12%～20%，其中动物性蛋白质应占总蛋白质摄入量的40%～50%。

糖尿病产妇饮食中脂肪占20%～25%，其中多不饱和脂肪酸、单不饱和脂肪酸和饱和脂肪酸比值为1：1：0.8，胆固醇摄入量每日不高于300毫克。脂类与新生儿的脑发育有密切关系，尤其是长链多烯不饱和脂肪酸。

膳食纤维摄入量以每天25～30克为宜，如麦麸、玉米麸、南瓜粉、海藻多糖等。特别是可溶性的膳食纤维，有助于调节血糖。

补给充足维生素，以维持产妇的自身健康，促进乳汁分泌，保证供给婴儿的营养成分稳定，满足新生儿的需要。产妇每日微量维生素的推荐摄入量为维生素 A 1 200～3 000 微克，维生素 E 3 000 微克，维生素 C 130～1 000 微克。

微量元素主要是锌、铬、硒、钒、钙等。为了保证乳汁中钙含量的稳定及母体钙的平衡，产妇膳食钙参考摄入量为每天 1 200～2 000 毫克，可以预防骨质疏松、小儿佝偻病。由于哺乳期对铁的需要量增大，加上食物中铁的利用率低，适宜的铁的摄入量为每天 25～50 毫克。

产妇产褥期如血糖平稳的情况下，可适当饮用高营养的汤水、粥类食物，如鸡汤、鱼汤、排骨汤等，以保证有足够的乳汁，但需加强血糖的监测。

2. 糖尿病产妇的注意事项

糖尿病产妇并不完全都能够在产后恢复正常，少数产妇可能在此后的很长一段时间内血糖仍有波动，或糖耐量水平持续偏高。所以，糖尿病产妇应在产后 6～12 周进行筛查，可通过口服 56 克葡萄糖耐量测验（检查空腹及服糖后 2 小时血糖），此时血糖仍异常者（诊断标准与非孕期相同），可确诊为罹患永久性糖尿病。研究表明，产后经过运动结合低热量饮食，可减少 50% 以上糖耐量异常或空腹血糖受损者发展为糖尿病。因此，糖尿病产妇产后应注意休息和适当饮食。

产后是产妇重要的生理恢复期，全身内分泌激素逐渐恢复到非孕期水平，同时是糖尿病产妇糖代谢逐渐恢复到孕前水平的时期。产后早期由于胎盘排出以拮抗胰岛素的激素迅速下降，体内激素变化及泌乳都会影响糖代谢，且部分产妇会持续存在糖代谢异常，应继续进行严格的血糖管理。

当糖尿病产妇抵抗力下降，易合并感染，因此，应预防产后期感染，及早识别产妇的感染征象，及时就医。

3. 制作芹菜鸡蛋饺子

（1）主料。芹菜 500 克、鸡蛋 6 个、饺子皮适量。

（2）辅料。葱末、姜末适量。

（3）调料。食用油、盐适量。

（4）做法：

①洗净芹菜放入开水焯烫，1～2 分钟后将芹菜捞出，沥出多余的水分后剁碎；鸡蛋在碗中打散备用。

②热锅放油，油热后倒入鸡蛋，炒至金黄后盛出放在砧板上剁碎（也

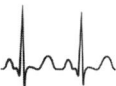

可在锅中用锅铲捣碎）。

③将葱末、姜末倒入锅中炒香后，把鸡蛋和芹菜倒入锅中，加盐搅拌，咸度根据个人的喜好来定。炒拌半分钟后关火，将锅中的馅摊开散热。

④用饺子皮将馅均匀地包住。

⑤烧开水后将包好的饺子放入锅中，煮至饺子漂浮水面上即可（见图9-8）。

（5）制作芹菜鸡蛋饺子的注意事项：

①清洗芹菜的过程中，一定不要把芹菜叶去掉，保留叶子会有更好的口感；沥干芹菜多余的水分，水分太多可能导致馅包不紧。

②鸡蛋尽可能捣碎，不然馅易散开。

③一般来说，菜饺子要冲两遍冷水。在煮的过程中可以先淋一道冷水，起锅之前再重复一次，这样不仅可以保证口感，还能保证饺子外皮的嚼劲。

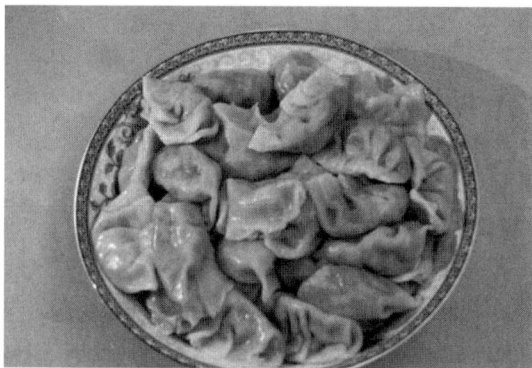

图9-8　芹菜鸡蛋饺子

9.6.3　甲亢产妇

甲亢产妇需要正确的饮食方式，这样才能够保证病情的缓解。

1. 甲亢产妇的饮食要求

（1）禁忌含碘食物和药物。甲亢的病理就是由于分泌过多的甲状腺激素而造成的，而甲状腺激素的原料便是碘，碘可诱发疾病，更能够使症状加剧。因此，应该忌用含碘食物和药物，就医时也应慎用各种含碘的造影剂。高碘食物主要有海产品，如海带、紫菜、鲜带鱼、蚶干、干贝、淡菜、海藻、海参、海蜇、龙虾等。其中海带含碘量最高，其次为海鱼及海贝类，至于含碘盐，建议在烹调前，高温炒一段时间以挥发碘，减少影响。含碘药物包括胺碘酮、碘剂、含碘造影剂、昆布、香附、夏枯草、丹参、浙贝、木通、龙骨、牡蛎等。

（2）增加热量供应。在平时的饮食中，甲亢产妇一定要注意每日摄入足够的碳水化合物，以纠正过度消耗。每日能量供给 3 000～3 500 千卡，以米饭、面条、馒头、马铃薯、南瓜等为主食，较正常增加50%左右，用于补充高代谢导致的机体过度消耗。

（3）蛋白质要充足。如牛肉、猪肉、鱼类等蛋白质充足，可多食牛奶、鸡蛋等含钙、磷多的食物。

（4）注意维生素供给。通过大量的临床观察，可发现维生素对于人们的身体有着极大的帮助。产妇因高代谢而消耗大量的酶，致多种水溶性维生素缺乏，尤其 B 族维生素是保证钙、磷吸收的主要维生素，应保证供给。同时，还应补充维生素 A 和维生素 C，多吃新鲜水果、蔬菜、果仁等。低钾时，多吃橘子、苹果、香蕉等。

甲亢产妇可多食西瓜、菜豆、芹菜、金针菇等凉性食物；木耳、百合、桑葚、枸杞、甲鱼、鸭等滋阴食物；山药、芡实、大枣等健脾食物；花生有抑制甲状腺素合成的作用，建议食用。

不宜进食的食物有辣椒、生姜、葱及荔枝等；少饮浓茶、咖啡及高浓度白酒。

2. 甲亢产妇的注意事项

患有甲亢的产妇由于子宫收缩，大量血液回到体循环，血容量增加，因而可能心力衰竭，应注意并及时纠正，具体如下：

（1）预防感染。产妇产后抵抗力下降，易感染，注意观察体温变化，子宫收缩情况，有无压痛等；保持皮肤清洁，定时更换衣物；保持会阴部清洁，每日早晚 2 次做好会阴清洁，及时更换会阴垫；预防感冒，防止口腔及肺部感染。

（2）饮食应高蛋白、高热量、高维生素、易消化，以增强体质，提高机体抵抗力。多食新鲜蔬菜，保持大便通畅。减少探访，避免喧哗和噪音，保持室内空气流通，帮助产妇促进睡眠。

3. 制作马铃薯炖猪蹄

（1）主料。猪蹄半只、马铃薯 1 个。

（2）辅料。姜片、葱花各 10 克。

（3）调料。花生油、盐、酱油适量。

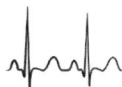

（4）做法：

①猪蹄清洗干净，锅里烧开水，把猪蹄焯一下，除去血迹。

②猪蹄捞出，用冷水冲洗一下，把猪蹄上一些难拔的毛再次拔掉。

③将处理好的猪蹄放入高压锅，加入酱油、盐、姜片。

④往高压锅内加水，淹过猪蹄，按"猪蹄"档，等待30分钟。

⑤在等待的过程中，将马铃薯切成块状，放水中浸泡除去淀粉。

⑥猪蹄快蒸好的时候，可热锅下油煎马铃薯块，煎到六七成熟时，装盘待用。

⑦把煎马铃薯剩下的油倒出，热锅，捞出猪蹄放炒锅里翻炒，不用特意控干水分。在翻炒的过程中，加入适量的酱油让猪蹄均匀上色，出锅装盘，撒葱花。

⑧把马铃薯和猪蹄汤一起放炖锅里炖15分钟，待马铃薯熟透，且汤汁明显变浓，即可撒葱花出锅。马铃薯放在猪蹄的周围，均匀浇上猪蹄汤即可（见图9-9）。

（5）制作马铃薯炖猪蹄的注意事项：

①马铃薯切后最好用清水泡一下，以免变色。

②马铃薯只炖15分钟，时间长会成糊状。

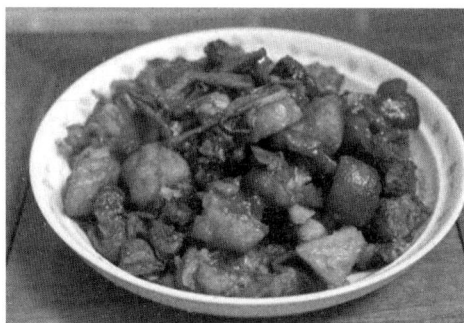

图9-9　马铃薯炖猪蹄

9.6.4　甲减产妇

甲减是甲状腺激素合成及分泌减少，或其生理效应不足所致机体代谢降低的一种疾病。

1. 甲减产妇的饮食要求

（1）要补充碘盐。在产后也一定要适当补充碘盐，防止产妇缺失碘盐而影响新生儿的健康成长。

（2）忌食食物。有的食物对于甲减产妇是忌食的，如卷心菜、油菜、核桃等，一定要注意，以免病情加重。宜食用紫菜、海带等食物。

（3）保证供给足量的蛋白质。蛋白质物质在哺乳期是非常重要的，不仅是产妇不可缺少的物质，也是新生儿健康成长不可缺少的物质，所以甲减产妇每天摄入的蛋白质量一定要超过20克，对于病情的改善可以起到一个很好的效果。

2. 甲减产妇的注意事项

（1）甲减患者通常需要终身服药。甲减产妇应定期检查甲状腺功能，并根据检查结果调整药物剂量，维持促甲状腺激素在正常范围内。饮食营养均衡，可适当控制碘的摄入量。

（2）重视甲减的主要症状。产妇一定要注意平常自己生活中的一些细节变化，才可以及时发现自己的身体出现了哪些异常现象，这样才能够得以及时的控制或是治疗。症状一般有外阴干涩，头晕，肾功能衰竭，便秘等。

（3）孕期发现甲减的产妇产后应去医院进行复查。目前治疗甲减的药物都以左甲状腺素钠为主，医生建议服用的时间会和哺乳时间错开，产妇在就医时，一定要说明自己是在哺乳期，谨遵医嘱。

（4）甲减会引起产妇生理机体活动的减慢，产生表情呆滞、语言迟缓、面部浮肿等低沉状态，也有可能会让医生误诊为抑郁症。虽然甲减对哺乳是没有影响的，但也不容忽视，因为其引起的便秘、厌食等情况有可能导致哺乳期的产妇缺铁性贫血，并对神经系统产生一定的影响，比如记忆力减退、反应迟钝，严重的话还有可能出现昏睡。

3. 制作紫菜墨鱼干贝汤

（1）主料。干贝20克、虾仁20克、墨鱼干50克、紫菜3张。

（2）辅料。姜丝、葱花适量。

（3）调料。食用油、盐、料酒适量。

（4）做法：

①将干贝、虾仁、墨鱼干、紫菜泡水。

②油烧热，下姜丝、葱花，再加入水。

③水开后同时倒入泡发好的干贝、虾仁、墨鱼干、紫菜，加入盐、料酒。

④待再次烧开后盛出即可（见图9-10）。

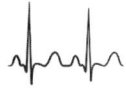

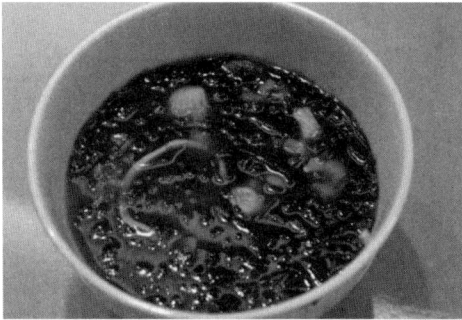

图 9 – 10　紫菜墨鱼干贝汤

（5）制作紫菜墨鱼干贝汤的注意事项：

①干贝和虾仁的泡发时间为 2 小时。

②墨鱼干的泡发时间为 5 小时。

③紫菜的泡发时间为 10 分钟。

9.6.5　贫血产妇

产后贫血是很常见的一种现象，这种现象是产妇在生产的时候大量出血导致，所以在产后需要多调整，饮食应该放在第一位。

1. 贫血产妇的饮食要求

（1）分娩后要及时改善产后贫血的情况，和贫血有很大关系的有如铁元素、蛋白质、维生素、叶酸等，因此，产后的饮食营养是很重要的，补充铁可以首选猪肝。

（2）除了猪肝以外，也可以多吃其他的动物肝脏，在烹饪的时候注意去腥。还可多吃菠菜、水蒸蛋、蔬菜汤等，产妇要少食多餐，不能偏食。

（3）多摄入富含维生素 C 的蔬菜、水果。比如蔬菜中的柿子椒、番茄、菜花及各种深色叶菜和野菜类，水果中的柑橘、柠檬、青枣、山楂、猕猴桃、刺梨、沙棘等，都富含维生素 C，补充维生素 C 可以促进铁的吸收和利用。

（4）产妇在吃富含铁的食品或服用铁剂时，不要同时服用钙补充剂，或者含钙的抗酸剂，禁止用牛奶送服。可在两餐饭之间喝牛奶。

2. 贫血产妇的注意事项

产后贫血要多进行调理，严重的产后贫血要在医院确诊治疗，平时要多放松心情。饮食疗法是治疗贫血的最佳方法，及时进补，身体很快就会恢复正常。

3. 制作三红汤

三红汤即用红枣、红豆、红衣花生三物共同熬汤，适用于一般性贫血或缺血性贫血。这三种食物均性平味甘，红枣能补脾益气，改善血虚萎黄，其多糖成分能促进造血机能；红豆可健脾、利尿、消肿，它含多种维生素和微量元素，尤富含铁和维生素 B_{12}，有补血和促进血液循环的功能；红衣花生能抑制纤维蛋白的溶解，增加血小板的含量和改善血小板的质量，还能促进骨髓的造血机能。90% 的贫血属缺铁性贫血，食用三红汤对治疗贫血更安全有效。此汤可加入适量红糖，更适合在夏日饮用。

（1）主料。红枣 4 粒、红豆 30 克、红衣花生 20 粒。

（2）调料。红糖 50 克。

（3）做法：

①洗净红枣、红豆、红衣花生备用。

②将洗好备用的红枣、红豆、红衣花生倒入锅中，可多加些水（多加水是为了保证加热时间，使红豆、红衣花生软化以求更好的口感）。

③把水烧开，待红豆、红衣花生软化后加入红糖，待红糖全溶即可（见图 9 – 11）。

（4）制作三红汤的注意事项：

①多加水。

②煮的时间不宜过短。

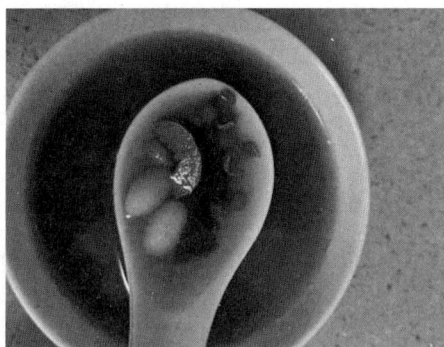

图 9 – 11　三红汤

9.6.6　血小板减少产妇

血小板是由骨髓产生的，在血液中的寿命是 7 ~ 10 日，主要由脾脏破坏。一般妊娠后血小板的数目、外形、功能与妊娠前比均无明显改变。但

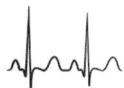

合并血小板减少性疾病，即血小板减少症，一般表现为皮肤及黏膜出血，体表可见出血点，或皮下成片出血而成紫斑，刷牙时牙龈出血、便血尿血等。出血反复发生，可引起贫血。

1. 血小板减少产妇的饮食要求

（1）保证充足的蛋白质。多吃一些瘦肉、牛奶、鸡蛋、大豆等含维生素、矿物质丰富的食品，另外蔬菜水果也是不能少的。吃多种食物，从食物中获得均衡的营养是关键，营养均衡是身体健康的基础。饮食上注意吃得清淡，不要吃有刺激性的食物，也不要吃木耳、葡萄、羊肉等活血的食物。不要劳累，否则会使血小板受到影响。

（2）忌食辛辣、油腻食物。血小板减少是阴虚内热或热毒炽盛，迫血妄行，血液不循常道，溢于肌肤所致。辛辣食物（如辣椒、大蒜等）可助热生火；油腻食物（如肥肉、油炸食品）可助湿生热，都会加重血小板的减少。

（3）忌食虾、螃蟹。血小板减少的发生与免疫因素、脾脏对血小板破坏以及毛细血管的缺陷等有关。虾、螃蟹容易造成免疫损害，致使毛细血管渗透性和脆性增高，导致皮肤、黏膜出血，而加重血小板的减少。

（4）忌食粗、长纤维食品。食用粗、长纤维食品，易在消化过程中与消化道黏膜大量摩擦，导致消化道出血，故必须忌之。这类食物有芹菜、菠菜、韭菜、竹笋、冬笋和未煮烂的牛肉、羊肉、猪肉等。

（5）忌食热性食物。热性食物能助阳动血，导致患者出血加重。这类食物有如羊肉、狗肉、鹿肉、公鸡肉、韭菜、荔枝等。

2. 血小板减少产妇的注意事项

（1）血小板减少患者多有自发性出血倾向。一旦血小板数值低到一定程度，患者轻则出现皮肤黏膜、牙龈、口鼻腔出血，重则出现内出血现象，甚至危及生命。因此，日常生活中要尽量避免患者的出血现象。

（2）产妇在血小板减少急性发作期时，应卧床休息。同时加强必要的防护，避免创伤而引起出血。衣服应柔软、宽松，以免加重病情。避免剧烈运动及外伤，平时活动要避免关节受伤，一旦受伤应固定并局部冷敷。

（3）产妇如有口腔黏膜与牙龈出血现象，应加强口腔护理，预防口腔感染，定时用复方硼砂溶液漱口。如牙龈及舌体出现血泡，小血泡一般无须处理，大的影响进食的血泡，可用无菌针抽吸积血，局部以纱布卷加压至出血停止。注意避免受凉、感冒，以免诱病发作。

3. 制作莲藕花生排骨汤

莲藕花生排骨汤有补脾润肠、补中益气、化痰解毒、通血脉之效。

（1）主料。猪排骨200克、莲藕300克、花生50克。

（2）辅料。姜片适量。

（3）做法：

①花生浸泡2~3小时，莲藕切块。

②锅里加入适量水，放入姜片，水烧开后放排骨焯水以去除血水和腥味。

③过水后的排骨放到砂锅里。

④加水和姜片，大火烧开后转中火煮40分钟。

⑤然后加入莲藕块和泡好的花生，按个人口味调味，继续用小火煮90分钟关火即可（见图9-12）。

（4）制作莲藕花生排骨汤的注意事项：

①花生一定要洗净再泡，放砂锅里时连同泡的水一同倒入。

②长时间炖莲藕，最好选用陶瓷或不锈钢的器皿，避免用铁锅、铝锅，也尽量不用铁刀切莲藕，减少氧化。

③煲汤的水要一次性加足，不要中途加水。

④莲藕块要最后放入，才能保持洁白的色泽和爽脆的口感，如果喜欢吃软一点的，可以多煮一些时间。

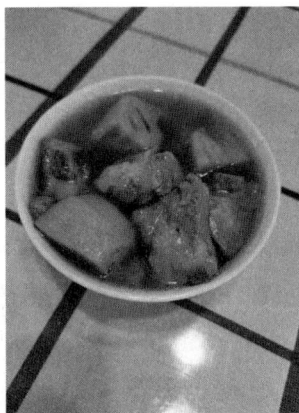

图9-12　莲藕花生排骨汤

9.6.7　胆汁淤积产妇

胆汁淤积是胆汁生成、排泄及代谢障碍，造成胆汁在肝脏沉积所致的一类疾病。临床上可分为妊娠期肝内胆汁淤积症、原发性硬化性胆管炎、

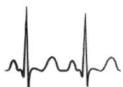

原发性胆汁性肝硬化、良性复发性肝内胆汁淤积、进行性家族性肝内胆汁淤积症等。主要表现为皮肤瘙痒、黄疸等症状，伴有血清酶学异常。

妊娠胆汁淤积症是只有孕妇才会发生的特殊病症，每100位孕妇中有2.3~3.4人发生。皮肤瘙痒是首先出现的症状，大多发生在孕28~30周，但最早在孕12周即可发生。随着孕期的进展，皮肤愈来愈痒，以躯干及下肢为主，严重者可波及全身，夜间尤甚，影响睡眠，瘙痒难忍时抓痕累累。瘙痒数周后约有50%的孕妇出现黄疸，但仅眼睛巩膜轻度黄染，部分孕妇还有食欲减退、腹泻、乏力、腹胀等不适，但不严重。

1. 胆汁淤积产妇的饮食要求

（1）胆汁淤积以黄疸、深色尿、白色大便及全身性瘙痒为主要病症表现。还会有反胃、呕吐的情况出现，胆汁酸升高，所以日常饮食应以清淡为主。

（2）胆汁淤积症产妇适宜营养丰富，且以植物性食物为主的多样化膳食。但并不意味着全部为素食，植物性食物应占2/3以上。按时进食高蛋白、富含维生素、低脂、易消化的食物，避免食用生冷刺激性食物，多吃蔬菜和水果、豆类。

（3）鼓励胆汁淤积症产妇全年多吃蔬菜和水果，每日达400~800克，使其提供的热量达到总能量的7%。

（4）选富含淀粉和蛋白质的植物性食物为主食，应占总能量的45%~60%，精制糖提供的总能量应限制在10%以内。每日摄入的淀粉类食物应达到600~800克，还应尽量食用粗加工的食物。

2. 胆汁淤积产妇的注意事项

（1）对于胆汁淤积的产妇来讲，分娩以后主要注意有没有产后出血，要复查肝功能，看转氨酶是否恢复正常，皮肤的瘙痒是否明显缓解。对新生儿要观察其是否有呼吸窘迫综合征，对早产儿要进行一些特别的护理。此外，妊娠期肝内胆汁淤积症产妇产后要注意去医院复查。如果出院时患者的转氨酶非常高，应每周复查一次，如果转氨酶已经在下降，那么应在产褥期结束的时候再去复查肝功能。

（2）胆汁淤积的产妇应保持适宜的体重，避免体重过低或过高。

（3）胆汁淤积的产妇应坚持活动，如果从事轻或中等体力活动的职业，则每天应进行约1小时的快步走或类似的运动，每周还要安排至少1小时的较剧烈、易出汗的运动。

（4）每日保持皮肤清洁，皮肤瘙痒时避免抓挠，预防感染。保持良好的情绪、乐观的心态。

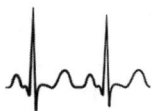

3. 制作木瓜银耳莲子羹

木瓜银耳莲子羹主要材料为木瓜、银耳等生活中常见的食材。银耳富含维生素 D，能防止钙的流失，对身体十分有益。因富含硒等微量元素，银耳中的膳食纤维可助胃肠蠕动，减少脂肪吸收。

（1）主料。木瓜 1 个、莲子 50 克、百合干 30 克、银耳适量。

（2）调料。白糖适量。

（3）做法：

①木瓜削皮切开掏瓤，切成小块备用。

②银耳洗干净剪去根蒂，用手撕成小块。

③莲子泡发后除芯去苦味。

④将泡发好的银耳、莲子、百合干加水倒进煲里煮。

⑤待银耳变稠、莲子与百合变软后，倒入准备好的木瓜，再煮 15 分钟。

⑥加放白糖，待糖全溶化即可（见图 9 – 13）。

（4）制作木瓜银耳莲子羹的注意事项：

①银耳最好泡发 2 小时以上，直至完全泡发开。

②水一次加够，根据自己需要的分量来决定加入的水量。中间不要再加水，否则会影响成品的口感和浓稠度。

③木瓜不要煮得太熟，保留它的清香和甜味。

④需选择黄皮成熟的木瓜。

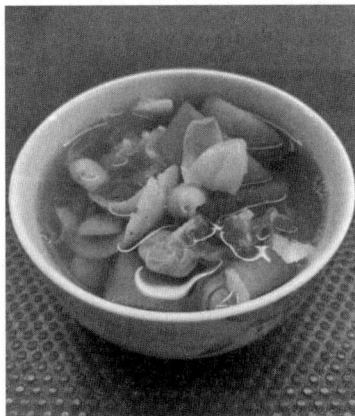

图 9 – 13　木瓜银耳莲子羹

（黄丽华　朱凤明）

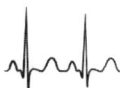

10　母乳喂养及乳房照护

10.1　母乳喂养技巧

10.1.1　母乳喂养的好处

没有任何食物可以媲美母乳，因为母乳中含有新生儿身体需要的所有营养成分，它对新生儿和产妇都有非常多的益处。

1. 对新生儿的好处

保护新生儿免受感染、腹泻、中耳炎及过敏性疾病的侵袭；降低患婴儿猝死症、坏死性小肠结肠炎的危险；预防过敏性疾病如哮喘、湿疹等，预防慢性病如肥胖、高血压等；促进脑细胞和智力的发育，有助于新生儿口腔及面部发育，以及发展语言能力；强化母婴情感纽带，为新生儿的情商培养奠定基础。

2. 对产妇的好处

促进产后子宫的复原，减少产后出血；降低产妇患乳腺癌和卵巢癌的危险；帮助产妇尽快恢复体形；有利于建立亲子依恋关系，对产妇与新生儿的交流起到了重要的作用。

10.1.2　哺乳的正确姿势

正确的哺乳姿势是成功哺乳的一个重要条件，下面介绍常用的几种哺乳姿势。

1. 侧卧位

剖宫产术、自然分娩后第 1 天应用最多，产妇比较喜欢这种体位，这个姿势在夜里最实用。产妇侧躺着，上方手臂将新生儿腰臀部紧紧搂在怀中，下方肩膀略微前倾，头枕在枕头的边缘。新生儿侧卧，头不要枕在产妇的手臂上，应面向产妇，嘴和产妇的乳头在同一水平上。

2. 橄榄球式

常应用于双胎、剖宫产术后、新生儿含接困难以及治疗乳腺管堵塞。

新生儿面向产妇,身子被侧夹在产妇的臂弯下。可以在新生儿的身下垫一个枕头,使其鼻头对着产妇的乳头。

3. 摇篮式

适用于足月新生儿,这是经典的哺乳姿势。产妇舒服地坐着,将新生儿抱在怀里,让其脖子靠近产妇肘弯曲的部位,背部贴着产妇的前臂,肚子贴着产妇的肚子,产妇手托着新生儿臀部,头和身体呈一条直线。为了让新生儿的头与产妇的乳头保持在一定的高度,可以在母亲的胳膊下垫一个哺乳枕(见图 10 - 1)。

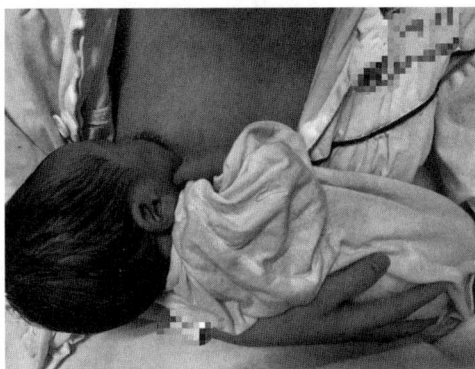

图 10 - 1　摇篮式哺乳

4. 平躺式

适用于双胎。产妇平躺于床上,头部和肩膀各垫上一个枕头。两只胳膊分别搂住两个新生儿,使他们的身体叠在产妇身上,膝盖在中间会合。

10.1.3　托乳的正确姿势及新生儿的含接

产妇呈"C"字形托乳,食指支撑着乳房基底部,靠在乳房下的胸壁上;大拇指放在乳房的上方;两个手指可以轻压乳房,改善乳房形态,使新生儿容易含接;托乳房的手不要太靠近乳头。如果产妇的乳房大而垂,用手托住乳房可帮助乳汁流出;如果产妇的乳房小而高,在喂奶时不需总托住乳房(见图 10 - 2)。

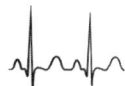

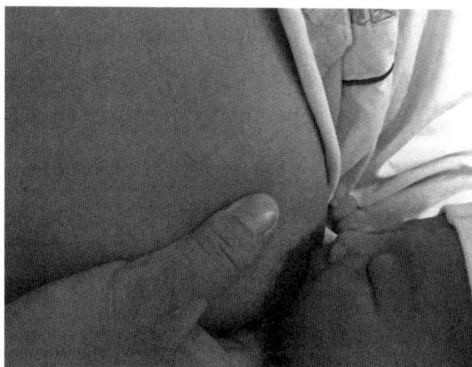

图 10 - 2　　"C" 字形托乳

哺乳时产妇先用乳头触及新生儿的口周围，使新生儿建立觅食反射。当新生儿的口张到足够大时，将乳头和大部分乳晕含在其口中。

正确的含接有以下特点：新生儿的口张得很大，下唇向外翻，舌头呈勺状环绕乳晕，面颊鼓起呈圆形，嘴上方有更多的乳晕，慢而深地吸吮，有时突然暂停，能看到其吞咽或听到吞咽声（见图 10 - 3）。

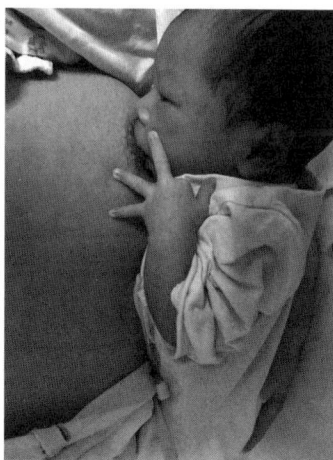

图 10 - 3　　正确的含接姿势

10.1.4　挤奶的正确手法

将拇指和食指分别放在乳房的上下方，距乳头根部 2 厘米的乳晕上；将拇指与食指先向胸壁方向（内侧）轻轻下压，然后向外有节奏地挤压、放松，放松时手不离开皮肤，如此数次，重复进行。按照同样的手法以逆时针将乳晕下方乳窦内的乳汁挤出（见图10-4）。

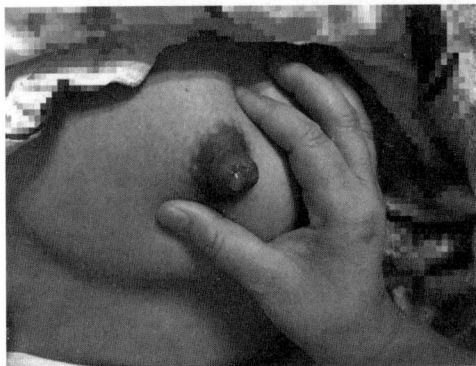

图10-4　正确的挤奶手法

10.1.5　判断新生儿是否摄入足够母乳的方法

判断新生儿是否摄入足够母乳，可观察新生儿吸吮的动作；观察新生儿的满意程度；观察新生儿的体重增长情况；观察新生儿尿、便的次数及颜色；注意产妇乳房的感觉。具体如下：

（1）新生儿自己放开乳房，表情满足且有睡意，表明乳汁充足。

（2）新生儿出生后7~10日体重应恢复至出生体重，此后体重持续增加，满月时应增长600克及以上。

（3）新生儿的排尿和排便情况良好，说明新生儿摄入了足够的母乳，应有以下特征：

一是"下奶"后每日排尿6次以上，尿色淡且味道轻。

二是出生后每天排胎便数次，3~4日后大便颜色从墨绿色逐渐变为棕色或黄色。

（4）产妇在喂哺前乳房饱满，喂哺后变软，说明新生儿吃到了母乳。如果喂哺过程中乳房一直充盈饱满，说明新生儿吸吮无效。

（5）如果产妇在新生儿停止吸吮但未离开乳房前，将乳头从新生儿口中拔出或换另一侧乳房，均可能导致新生儿不能得到充足的后奶，频繁饥饿。

（黄丽华　苏丽珍）

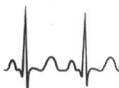

10.2　按摩乳房、疏通堵塞乳腺的方法

10.2.1　按摩乳房

1. 按摩乳房的作用

按摩乳房可以刺激泌乳反射，促进乳汁分泌；促进产妇乳腺管畅通；减轻由乳胀引起的不适；保持正常泌乳。

2. 自我按摩乳房的方法

（1）准备脸盆、毛巾、45℃~55℃的热水适量。

（2）产妇衣着应宽松，选择舒适的体位。

（3）解开上衣纽扣，露出乳房。毛巾浸入热水后拧干，呈环形敷于一侧乳房（避开乳头和乳晕），3~5分钟后取下毛巾，同法热敷另一侧乳房。

（4）一手托起热敷后的乳房，另一手以小鱼际按顺时针方向螺旋式按摩乳房，每侧2~4分钟。同法按摩另一侧乳房，两乳房交替进行按摩（见图10-5）。

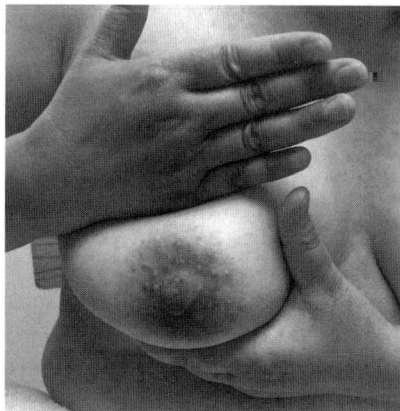

图 10-5　自我乳房按摩

3. 自我按摩乳房的注意事项

（1）操作过程中要注意保暖，切勿着凉。

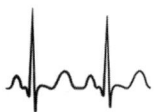

（2）毛巾热敷乳房时应避开乳头，乳房肿胀严重时不要过度热敷，因为过度热敷反而会使乳房更加肿胀。

（3）按摩动作要轻柔，力度适宜，切勿暴力按摩导致乳腺损伤。

（4）产妇自行按摩时要注意避免抬高上臂，易导致疲劳。

（5）衣服湿了要及时更换。

10.2.2　疏通堵塞乳腺

1. 产妇乳腺堵塞的症状

部分产妇的乳腺管内乳汁淤积，水分被身体再吸收后，黏稠的乳汁塞住乳腺管。初期症状通常是出现局部压痛的硬块和乳房局部发红，这时大多产妇还不会发热，自我感觉良好。

2. 产妇乳腺堵塞的原因

（1）乳汁无法有效地从整个乳房排出。

（2）喂奶的次数不够，如产妇非常忙碌、压力过大导致喂奶的次数与时间减少，或是新生儿吃奶次数减少。

（3）喂食习惯突然改变，如产妇出差、探亲、旅行等。

（4）新生儿含接姿势不好，导致无法有效地吸吮。

（5）乳汁无法有效地从乳房某部位排出。

（6）新生儿的含接姿势不正确，造成某部位乳汁引流不良。

（7）经常固定一个喂奶姿势，或在同一个地方进行手挤奶。

（8）使用过紧的胸罩，尤其在睡觉时也穿着，乳房受到了压迫。

（9）产妇在喂奶时手指错误地压在乳晕上，也会阻塞奶流。

（10）丰满乳房的下方，因为重力的作用，也比较容易出现乳腺堵塞的情况。

3. 产妇乳腺堵塞的处理方法

（1）增加喂奶的次数。

（2）注意新生儿的含接情况，发现不正确的姿势要及时纠正。

（3）使用合适的胸罩，尤其是晚上不要穿着胸罩睡觉。

（4）在喂奶时注意手指不要压到乳晕。

（5）若乳房大而下垂，在喂奶时，可以在乳房下方垫一块小毛巾卷，以改善乳汁引流。

（6）当新生儿吸吮时，产妇可用手指如同弹钢琴般轻柔地按摩乳房，尤其是乳腺阻塞处，可以帮助疏通。

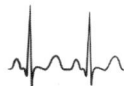

（7）热敷。目的是使乳房变软，表面潮湿。把温热的毛巾呈环形敷于乳房上，注意避开乳头，两侧轮流热敷，每侧各 3 ~ 5 分钟（见图 10 – 6）。

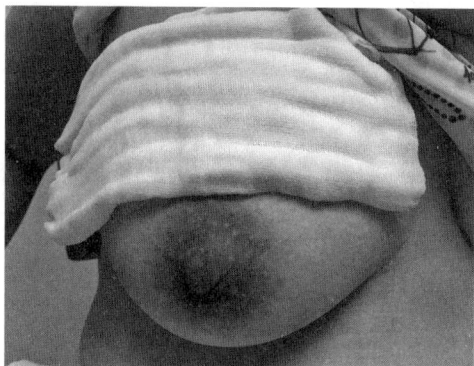

图 10 – 6　热敷乳房

（8）若有硬块，可进行按摩。传统的按摩方法是从乳房硬块底部开始，揉散硬块后，往乳头方向推一段很长的阻塞路径，这个过程产妇通常是很不舒服的。而新的按摩方式以"出口通，路径才顺畅"为核心概念，即从硬块前方靠近乳头处向前捏揉，试着把阻塞处按通，下一次按摩的出发点要比前一次往后退一些，如此则按摩点慢慢靠近硬块，每一次按摩都要推向乳头。此法较舒适，也更有效（见图 10 – 7 至图 10 – 10）。

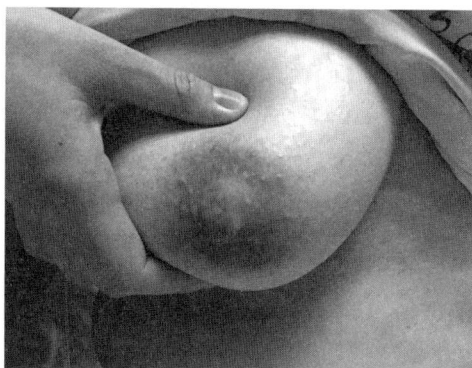

图 10 – 7　拇指找到硬块

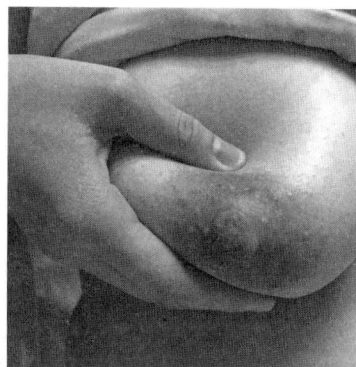

图 10 – 8　向乳头方向捏揉

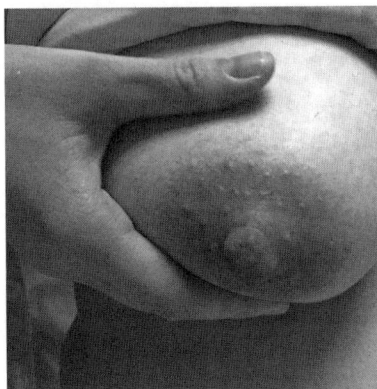

图 10-9　找到比前一次出发点后退些的位置　　图 10-10　再次向乳头方向捏揉

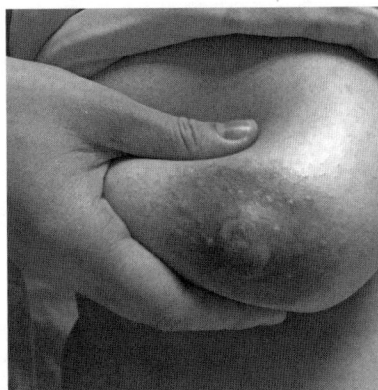

4. 产妇疏通乳腺堵塞的注意事项

（1）不要随便更改喂奶或挤奶的时间间隔，尽量保持一定的规律。

（2）要穿着宽松、大小合适且有支持性的内衣及上衣。

（3）要变换多种喂奶姿势。

（4）胀奶时，如果新生儿不在身边或还不想喝奶，可提前挤奶，挤到感觉乳房舒适即可。尤其是奶水较多的产妇，不需每次都完全排空乳房。

（5）按摩时力度要适中，避免损伤乳腺组织。

（6）产妇要保证充足的休息，避免压力或紧张；摄取足够水分，避免喝咖啡及进食高脂食物。

（黄丽华　苏丽珍）

10.3　产后乳房肿痛的处理

10.3.1　乳房肿痛的原因

（1）奶水过多而未有效排出，或组织液及血液的增加导致乳房过度充盈。

（2）太晚开始喂母乳、新生儿含接姿势不对，或是限制新生儿吃奶的次数及时间长短均可能造成乳房肿痛。

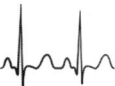

10.3.2 乳房肿痛的表现

（1）乳房看起来发亮，产妇也会觉得乳房疼痛，奶水流出不顺畅。

（2）乳头会因为皮肤紧绷变平，当乳头变平，加上新生儿因为含接姿势不良，不能很好地吸出奶水，会导致产妇乳头疼痛、破损。

（3）有时乳房皮肤发红、发热，但这种发热通常不会超过 24 小时。产妇应学会区分胀奶和乳房肿痛。胀奶时乳房会热、重、硬，但乳汁流出顺畅，产妇不会发热；乳房肿痛时，乳房疼痛、水肿，尤其是乳头看起来发亮、发红，产妇可能会有轻度发热，体温在 37.5℃ 左右，且持续 24 小时左右。胀奶通常不需特别治疗，但乳房肿痛则需要去医院处理。

10.3.3 乳房肿痛的处理

（1）产后早开奶，每天至少喂奶 8 次，可预防乳房肿痛。

（2）确定哺乳姿势及新生儿含接姿势正确；按需哺乳，促进乳汁有效排出，预防乳房肿痛。

（3）如果新生儿无法吸吮，产妇可用手挤奶，或者用吸奶器吸奶，有时只需要挤出一点奶水，使乳房柔软且新生儿含得住就可以开始喂奶了，能够预防乳房肿痛。

（4）产妇在喂奶前后可以视情况适当冷敷或热敷乳房。冷敷可以止痛，可在喂奶中间或喂奶之后进行，冷敷时要注意避开乳头；热敷可在喂奶或挤奶前进行，可以软化肿痛的乳房，但不要过度热敷，过度热敷会使乳房更加肿痛。

10.3.4 乳房肿痛的方法

（1）包心菜冷敷法。

①用包心菜冷敷可减轻乳房肿痛，因包心菜中含有植物酵素，有消肿化瘀的作用。

②如果包心菜叶不能贴合乳房的形状，可使用研磨棒或者瓶子将菜叶压软，在乳房上敷约 20 分钟。也可以在每次喂奶后使用此种方式，持续使用到包心菜叶枯萎。

③只要乳房肿胀开始消退，且产妇开始觉得舒服，即可停止使用。

④如果乳房肿痛影响产妇喂奶的感受及意愿时，可以遵医嘱使用镇痛药物。

（2）退热贴冷敷法。

①乳房肿痛时可用退热贴张贴在乳房肿胀的部位以冷敷，使用退热贴

冷敷作用持续时间长，约8小时。与传统的冷敷方法相比，这种方法使用更方便，可使衣服保持干燥，效果也更好。

②退热贴中的胶状物是高分子凝胶，含有水、薄荷等，从而能够达到冷敷的目的。

（黄丽华　苏丽珍）

10.4　产后乳头凹陷、皲裂、疼痛的处理

10.4.1　乳头凹陷

1. 乳头凹陷的原因

（1）先天因素。乳头内陷一般是先天发育引起，具体为乳腺导管短缩，部分组织纤维化挛缩，乳头平滑肌发育不良。前两者是引起乳头内陷的主要原因。

（2）后天因素。继发性乳头内陷（后天性乳头内陷）是乳头受乳腺内病理组织牵拉或胸罩压迫引起的。多见于炎症、肿瘤等疾病，是因侵犯了乳房的导管、韧带、筋膜等，使受侵的导管、韧带、筋膜收缩所致；不合理束胸或穿戴过紧的胸罩多发生在青少年时期，因胸部紧束，血液循环不好，导致乳房发育不良而使乳头内陷。

2. 乳头凹陷深浅分度

（1）一度为部分乳头内陷，乳头颈部存在，能轻易被挤出，挤出后乳头大小与常人相似。

（2）二度为乳头完全凹陷于乳晕之中，但可用手挤出乳头，乳头较正常乳头要小，多半无乳头颈部。

（3）三度为乳头完全埋在乳晕下方，无法使内陷乳头挤出。

3. 乳头凹陷的影响

（1）引起炎症。乳头内陷极易引起乳头、乳晕炎症和乳腺炎症等疾病，严重的乳头内陷会导致内陷皮肤黏膜化且伴有湿疹。可出现出血、糜烂，形成慢性炎症。乳腺导管又与内陷处相通，炎症可向乳腺内扩散，发生逆行性感染，引起乳腺炎。如果乳头内陷得不到及时纠正，炎症长期刺激，致使乳腺导管因慢性炎症而收缩，乳头内陷则更加严重，易形成恶性循环。

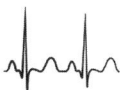

（2）影响母乳喂养。乳头内陷严重会影响母乳喂养。不论乳头扁平还是内陷，势必影响新生儿的吸吮，使产后母乳喂养发生困难，或无法哺乳。另外，若乳汁不能排出而造成积乳，可能导致乳房继发感染。

4. 乳头凹陷的处理方法

（1）产前处理。凹陷的乳头在生产这段时间无须治疗及改善。产后仍可以哺乳，在产后尽快提供实际的处理方法。

（2）如果新生儿因乳头凹陷无法有效地吸吮时，可以做如下处理：

①挤出奶水，用杯子、滴管或是空针筒喂新生儿。挤奶可以使乳房松软，让新生儿较容易含住乳头，并且维持奶水的供应。不应用奶瓶哺喂挤出来的母乳，这会让新生儿更不容易含住乳头。

②直接挤一些奶水到新生儿口内，这样其可能更愿意尝试吸吮。

③让新生儿经常探索接触产妇的乳房，鼓励持续给予肌肤接触，引导新生儿自己试着寻找及含住乳头。

（3）通过空针筒法治疗凹陷的乳头。在产后可以用针筒圆端盖住乳头，拉出针筒柱塞对乳头形成拉力，治疗凹陷的乳头，来帮助新生儿含住乳头。具体方法如下：

准备一个 10～50 毫升的空针筒（视产妇乳头大小而选择），在针头端1～3 厘米处，用过火加热的小刀切掉针头端（见图 10－11）。将柱塞由切口处放进针筒内，也就是平常使用的相反方向。将针筒圆滑端盖住乳头，轻拉柱塞，对乳头造成持续且轻柔的吸力，因针筒圆滑端和皮肤贴紧，会产生真空，因此乳头会被吸至空针筒中（见图 10－12）。1 次 30～60 秒，可重复数次。如果产妇觉得痛的话，可将柱塞推回少许以减少吸力，如此可避免伤害乳头及乳晕的皮肤。要移开针筒时，可以压一下乳房与针筒的接触处，解除真空吸力再移出。

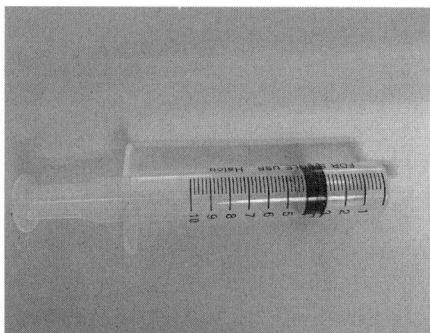

图 10－11　空针筒切掉针头端

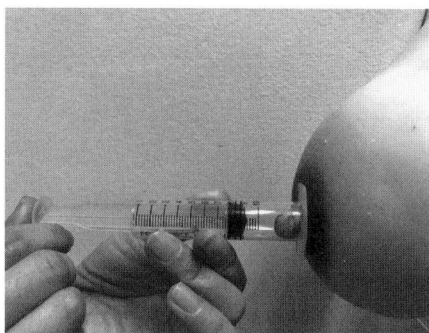

图 10－12　空针筒吸乳头

10.4.2 乳头皲裂

1. 乳头皲裂的原因

（1）产妇哺乳姿势不正确。正确的哺乳姿势应该是产妇和新生儿腹部贴腹部，新生儿的鼻子和产妇的乳头相对，头应和身体保持在一条直线上。产妇每次喂哺时应先将乳头触及新生儿的口唇，使其诱发觅食反射，当新生儿口张到最大时，即将新生儿靠向自己，使其嘴巴能把乳头和大部分乳晕含住。这样，新生儿在吸吮时能充分挤压乳窦，使乳汁排出，还能有效地刺激乳头上的感觉神经末梢，促进泌乳和排乳反射。无论产妇选择坐着或是躺着的方式哺乳新生儿，只要新生儿能够充分吮吸到乳头和大部分乳晕，以及产妇感到舒适就可以。如果产妇的哺乳姿势不正确，导致新生儿不能把乳头和大部分乳晕含住，既不能有效排出乳汁，又会造成乳头疼痛、皲裂。

（2）新生儿含接姿势不正确。正确的含接姿势是新生儿嘴巴张得很大，下唇外翻，面颊鼓起，含住产妇的乳头和大部分乳晕，上方露出的乳晕比下方多，新生儿的吮吸深而慢，能看到吞咽动作或听到吞咽的声音。如果新生儿只是含住了乳头，上述的其他表现都没有，吃起奶来则会非常费劲，也很容易使产妇的乳头疼痛、皲裂。

（3）新生儿吸力太大。奶水不足或乳头过小、内陷，加上新生儿长时间吸吮，或者新生儿用力吸咬乳头也会发生乳头皲裂。

2. 乳头皲裂的处理方法

（1）产妇要学会正确的哺乳姿势及判断新生儿的含接姿势正确与否。

（2）保持乳房清洁。为了保持乳房清洁，预防乳腺炎，在清洁乳房前应用清水洗净双手，建议保持日常的沐浴清洁习惯，但要注意的是，不能过度清洗乳房，因为过度清洗会洗掉皮肤上自然的油脂，更容易造成皲裂。不要刻意使用肥皂，或是用毛巾用力擦。通常在喂奶前后是不需要清洁乳房的，乳房的清洗方式同身体其他部位一样。

（3）正确移出乳头。为了避免乳头受伤，当新生儿尚未自发性地松开乳头前，正确地将乳头移出是很重要的。建议产妇勿在新生儿还在吸奶时就强行将其抱开，应该等新生儿自己停止吸吮，再松开乳房。如果产妇必须要中止哺乳，可以将一只手指小心地放入新生儿的嘴角内，并且将其下颌向下压以打开紧闭的嘴巴，让其自己松开。乳头不应该从新生儿尚未松开且持续吸吮的嘴巴中硬扯出来。

（4）哺乳前刺激乳房下奶。在哺乳前，还可以通过洗热水澡或者热敷

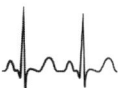

乳房，以及到舒适的地方听自己喜欢的音乐等方式提前刺激乳房下奶，也能让新生儿的吸吮变得不那么大力，避免加重乳头皲裂。

（5）促进乳头愈合。在哺乳后，洗净双手，用手指涂一些奶在乳头及乳晕上，这会促进乳头破皮痊愈，因为母乳中含有抗感染因子及表皮生长因子，脂肪成分更可以滋润保护乳头。乳头若有严重皲裂，每次哺乳后，可按医嘱涂10%的鱼肝油铋剂或10%的复方苯甲酸酊，促进愈合。

（6）选择受伤较轻的一侧乳房哺乳，必要的时候减少亲喂。根据皲裂的不同程度，应注意相应的事项。

第一种为乳头皲裂，疼痛可暂时忍受，应注意：

①若双侧发生皲裂者，先喂轻侧，后喂重侧。或者暂时性借助一些小工具，如乳头保护罩来维持亲喂。

②喂完奶后用手指轻按新生儿的下颌，让其张口时把乳头吐出，不要生硬地将乳头从新生儿嘴里抽出。每次哺乳后或哺乳间隙，挤出乳汁涂抹在乳头或乳晕上，并在胸罩上垫一块干净毛巾。

③根据医嘱涂抹药物。

第二种为乳头皲裂严重，疼痛难忍，应注意：

①如乳头疼痛剧烈可暂停母乳喂养24～48小时，但应将乳汁挤出，用小匙喂养新生儿。

②挤完母乳后，根据医嘱涂抹药物。

③每次挤奶前用清水清洗乳头，将残余药物洗净后，再挤奶。

10.4.3　乳头疼痛

1. 乳头疼痛的原因

（1）姿势不正确。产妇哺乳的姿势或是新生儿含接的姿势不正确，都是造成乳头疼痛最常见的原因。

（2）初次哺乳时间延迟。有部分产妇会等到奶水来的第3日才抱新生儿吃奶，此时往往因胀奶使乳房皮肤变得紧绷、乳头变平，乳房伸展性较差，新生儿只能吸到乳头，造成乳头皮肤损伤。所以产后尽早哺乳是很重要的，当乳房仍然是柔软的时候，利于新生儿含接，也减小乳头受伤的可能。

（3）强行将新生儿抱离乳房。可能因为产妇移出乳头的方式不当，或是产妇未按规律哺乳。

（4）人工奶嘴干扰。新生儿吸吮人工奶嘴或是安抚奶嘴与吸吮母乳的方式不同，会增加新生儿含接混淆的可能。

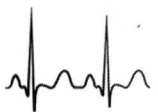

（5）乳头局部过度清洁或是使用药物不当。

（6）乳头念珠菌感染。

（7）新生儿咬乳头。小月龄的新生儿常常因为乳头混淆而咬乳头；大月龄的新生儿可能因为长牙，牙床不适而咬乳头。

（8）新生儿舌系带过短。

2. 乳头疼痛的处理方法

（1）首先查找原因，及时纠正不正确的哺乳及含接姿势。如果新生儿含接不好，在吸奶时会将乳头拉进又拉出，嘴巴会摩擦乳房的皮肤，产妇会感觉非常痛。当新生儿放开乳房时，乳头可能看起来是正常的，或看起来像被压平了。如果新生儿长期以这种方式吸吮，会损伤产妇乳头的皮肤，导致乳头皲裂。

（2）家人应帮助产妇增强信心，告诉其疼痛只是暂时的，可以继续喂母乳，不需要停止哺乳，帮助其改善新生儿的含接姿势，指导其勤喂哺，必要时协助其挤奶以减轻乳胀。

（3）检查乳房，注意有无肿胀及乳头皲裂，以及有无念珠菌感染的表现，如果乳头及乳晕的皮肤发红、发亮、脱屑样或是有持续深部疼痛时，应考虑治疗念珠菌感染。如果产妇使用吸奶器，应检查是否有使用不当的情况，给予适当调整。同时，注意新生儿嘴内是否有念珠菌感染的表现及舌系带短的情况，以及新生儿臀部是否有念珠菌尿布疹。

（4）对于乳头的疼痛，产妇可以通过冰敷止痛，或用温水湿润纱布后按压乳头，也可以缓解疼痛。

（黄丽华　苏丽珍）

10.5　急性乳腺炎的照护

急性乳腺炎是乳腺的急性化脓性感染，多发生于产后哺乳期妇女，尤其多见于初产妇，又称产褥期乳腺炎。

10.5.1　急性乳腺炎的原因

（1）乳头皲裂。喂哺时新生儿含接乳头的姿势不正确，未将乳头及大部分乳晕含吮在口内，或固定于一侧的哺乳时间过长所致。

（2）乳腺管阻塞。乳汁淤积，产妇喂哺后未完全吸空乳房，不规律性

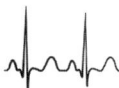

的哺乳导致乳汁未能有效转移；乳房经常局部受压，如穿着不合适的文胸；初产妇的乳汁中若含有较多脱落的上皮细胞也易引起乳腺管堵塞。

（3）细菌入侵。在哺乳时，新生儿口腔内的病原菌直接侵入引起感染，细菌可直接经乳腺管或通过乳头小创口进入母体。

（4）自身因素。产妇乳头发育不良，乳头短平、小、内陷等易使乳汁淤积。

10.5.2　急性乳腺炎的预防

（1）保持乳房清洁卫生，哺乳前后产妇应注意洗手及清洁乳头。

（2）养成良好的哺乳习惯，保证新生儿正确含接产妇乳头，避免乳头损伤。

（3）及时排空乳汁，避免乳汁淤积导致乳房肿胀。

（4）乳房出现外伤、皲裂时，轻者可继续哺乳，严重者可用吸乳器吸出间接哺乳，定期排空乳汁。

10.5.3　急性乳腺炎的照护方法

（1）产后尽早哺乳，应于产后 30 分钟内开始按需哺乳，每次至少 30 分钟，哺乳时应吸空一侧乳房后再吸另一侧乳房。哺乳后若乳房未排空，应将乳汁挤出，防止乳汁淤积。

（2）轻度乳腺炎时，在哺乳前冷敷乳房 3～5 分钟，并按摩乳房，轻轻拍打和抖动乳房，哺乳时先喂患侧乳房，利于疏通乳腺管。

（3）哺乳后应充分休息，房间保持清洁通风，注意个人卫生。

（4）适当冷敷乳房有利于控制炎症的发展，切忌反复用力揉搓乳房，以免损伤乳腺组织。

（5）经上述处理若 24 小时无好转，应到医院就诊，必要时按医嘱使用抗生素治疗。

（黄丽华　周莉莉）

11　产后常见疾病的照护和防护

11.1　产褥感染的照护

11.1.1　产褥感染的原因

产褥期是产妇身体与心理恢复的关键时期。产褥感染是常见的产褥期并发症。常见于分娩时或产褥期生殖道受病原体侵袭，引起产妇局部或全身感染。

（1）自身因素。产妇体质虚弱、贫血、营养不良、肥胖、患慢性病、免疫力低下或有妊娠晚期性生活等。

（2）与生产有关的因素。产程延长、胎膜早破、羊膜腔感染、子宫内胎儿监测、频繁的阴道检查、创伤性的操作、产后出血、裂伤等。

（3）手术因素。剖宫产术、人工剥离胎盘、会阴侧切、产钳或胎头吸引助产等。

（4）感染途径分为内源性感染和外源性感染：

①内源性感染。产妇的生殖道寄生着大量的病原体，但正常情况下体内环境平衡并不导致发病，当产妇出现体质虚弱、营养不良、细菌数量或毒力增加等情况时，原本不致病的细菌转变为致病的细菌，从而引起感染。

②外源性感染。可通过医务人员的操作、消毒不严格的用具和手术器械、污染的衣物以及妊娠晚期性生活等导致细菌入侵体内，从而导致感染。

11.1.2　产褥感染的预防

规范产前检查，积极参与孕妇课堂学习孕产知识。加强营养，适当运动以增强体质。孕妇临产2个月前应避免性生活及盆浴，如有阴道炎、宫颈炎等慢性疾病应及时治疗。选择正规的医疗机构进行分娩。减少不必要

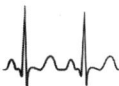

的阴道检查及手术操作，保持外阴清洁，必要时按医嘱使用抗生素以预防感染。

11.1.3 产褥感染的照护方法

1. 一般措施

保持环境清洁、安静、通风良好，产妇应注意保暖。产妇居住的房屋应每天至少早晚通风 2 次，每次 30 分钟。床单、衣物及其他用物应保持清洁。产妇要注意个人卫生，可采用淋浴方式保持皮肤清洁，切忌盆浴。勤换卫生巾，每天用温水清洗会阴部至少 2 次，顺序由上至下、由内而外进行。有会阴伤口的产妇可用 95% 的乙醇溶液或 50% 的硫酸镁溶液湿敷伤口，并嘱产妇向会阴切口对侧侧卧，产妇使用的会阴清洁用具使用后应及时清洗，便盆单独使用。产妇宜采取半卧位或适当抬高床头，鼓励产妇多下床活动，促进恶露排出，防止感染扩散。产妇有发热症状时，由于体温升高，体内水分蒸发较多，口腔干燥，应注意口腔卫生。

2. 饮食

应进食高蛋白、高热量、高维生素且易消化的食物，荤素搭配，切忌盲目进补。配合适当的锻炼以维持合理的体重。根据产妇的实际状况适时调整饮食食材或食物类型，如产妇高热时，可少量多餐给予米粥或瘦肉汤等易消化的流质食物。鼓励产妇多饮水，保证足够的水分摄入。

3. 病情观察

首先，严密观察生命体征的变化，尤其是体温。产妇在测量前 30 分钟不应有影响体温波动的饮食及活动等，如进食热汤、热敷治疗、洗澡、运动、灌肠、坐浴等。应每 4 小时测量 1 次体温。高热者（体温超过38.5℃）应及时采取温水浴、冰敷等物理降温措施，遵医嘱使用退烧药物。

其次，观察伤口与恶露的情况。观察产妇腹部或会阴部伤口有无红肿、渗液、持续疼痛等症状，如出现上述异常，应及时就诊。产后最初 3 日恶露为红色血性恶露，其后为淡红色浆液状，最后转为白色。如发现恶露持续时间长、量增多或伴有臭味，应及时就诊。

最后，观察全身症状。观察产妇是否出现全身乏力、贫血、食欲减退等状况。

4. 心理情绪照护

产后体内激素波动、疲劳，或者产妇未适应产后家庭角色的变换等因素，会让产妇心理情绪处于不稳定的状态，表现出焦虑、沮丧、恐惧的情绪，应给予产妇充分的关注、爱护和支持，鼓励家庭和社会关系发挥积极作用，多帮助产妇度过情绪低落时期。

5. 促进母乳喂养

产妇在接受产褥感染治疗期间，一般情况下可以继续用母乳喂养新生儿。特殊情况下医生考虑治疗用药存在影响哺乳安全时，应指导产妇每隔3小时挤奶一次，每侧乳房需挤奶15~20分钟，以保持乳汁分泌。

（黄丽华　周莉莉）

11.2　产后晚期出血的照护

于分娩24小时后，在产褥期内发生的子宫大量出血，称为产后晚期出血。常见于产后1~2周，阴道出血表现为持续或间断的少量或中量出血，出血时间可长达2个月；也可表现为突然大量出血，伴有凝血块排出。产妇表现虚弱，往往伴有贫血。

11.2.1　产后晚期出血的原因

（1）胎盘、胎膜残留。这是产后晚期出血最常见的原因，多发生于产后10日左右，黏附在宫腔内的残留胎盘组织发生变性、坏死、机化，形成胎盘息肉，当坏死组织脱落时，暴露基底部血管，引起大量出血。

（2）蜕膜残留。蜕膜多在产后一周内脱落，并随恶露排出。若蜕膜剥离不全，长时间残留，继发子宫内膜炎症，会引起产后晚期出血。

（3）子宫胎盘附着面复旧不全。胎盘娩出后，胎盘附着部边缘有内膜向内生长，底蜕膜残留腺体和内膜重新生长，子宫内膜修复，此过程需6~8周。若胎盘附着面复旧不全可引起血栓脱落，导致子宫出血。多发生在产后2周左右，表现为阴道突然大量流血，检查发现子宫大而软，宫口松弛，阴道及宫口有血凝块堵塞。

（4）感染。以子宫内膜炎症多见。病原体入侵感染引起胎盘附着面复旧不良和子宫收缩欠佳，血窦关闭不全导致子宫出血。

（5）剖宫产术后子宫切口愈合不良。术中止血不良，或由于多次剖宫产术致切口很薄，瘢痕组织多，影响切口愈合。又可能因胎头位置过低，术中取胎头时造成切口向下延伸撕裂，伤口对合不好而影响愈合。具体如下：

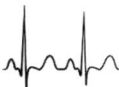

①手术过程中子宫切口选择欠佳。

②缝合不当、组织对位不佳、出血血管缝扎不紧、切口血液循环供应不良等。

③手术切口感染。

④产后子宫滋养细胞肿瘤、子宫黏膜下肌瘤、子宫颈癌等，均可引起产后晚期出血。

11.2.2 产后晚期出血的预防

（1）在妊娠期间，增强孕妇体质。

（2）正确处理第二、三产程，出头娩肩应缓慢，保护好会阴，以免软产道撕裂。

（3）产后应仔细检查胎盘、胎膜，注意是否完整，若有残缺应及时取出。

（4）剖宫产术时合理选择子宫切口位置，按解剖结构层次缝合。

（5）嘱产妇避免长时间保持仰卧位，应尽早下床活动，有利于恶露排出和子宫复旧。

（6）严格无菌操作，术后应用抗生素预防感染。

11.2.3 产后晚期出血的照护方法

（1）一般措施。

①产妇应多休息，注意劳逸结合，体质虚弱易头晕者，应注意防止跌倒受伤。下床活动应遵循3个"1分钟"，即下床前平躺1分钟，然后在床上坐起1分钟，无头晕站立1分钟后再活动。

②产妇若精神紧张、焦虑，家人应多陪伴，让产妇感觉安全。

③给予产妇营养丰富且易于消化的饮食，如瘦肉汤、牛肉粥等富含铁质、蛋白质的食物，避免进食冷饮，以免引起腹泻。

④注意阴道出血的颜色，出血应逐渐减少且颜色逐渐转淡，如发现持续出血、出血量增多、凝血块排出等情况，应及时就医。

⑤保持外阴清洁，每日擦洗外阴至少2次。勤换卫生垫及内衣裤。

⑥定时回医院做产后体检。

（2）坚持母乳喂养，有利于子宫复旧。

（3）子宫突然大量出血的处理方法：

①产妇立即平躺，铺上会阴垫、护理垫。

②注意产妇保暖。

③尽快送医院进行检查。

（黄丽华　周莉莉）

11.3　产后抑郁的照护

产后抑郁症是指产妇在产褥期出现抑郁症状，是产褥期非精神病性综合征中最常见的一种类型。其主要表现有：心情压抑、沮丧甚至焦虑、恐惧、易怒，夜间加重；有时表现出孤独、不愿见人或伤心流泪。自我评价降低，自暴自弃、有自罪感，对身边的人充满敌意，与家人、丈夫关系不协调；对生活缺乏信心，觉得生活无意义，出现厌食、睡眠障碍、易疲倦、性欲减退等症状。严重者有绝望、自杀或杀婴倾向。

11.3.1　产后抑郁的原因

（1）分娩因素。产妇经过分娩，机体疲惫，尤其产时、产后的并发症，难产、滞产、剖宫产术等均给产妇带来了紧张与恐惧的心情，神经系统功能状态不佳，导致内分泌功能状态不稳定。

（2）心理因素。有敏感（神经质）、以自我为中心、情绪不稳定、社交能力不良、好强、固执、内向等个性特点的产妇容易发生心理障碍。

（3）内分泌因素。分娩后产妇体内激素急速下降，促使产后抑郁症的形成。

（4）社会因素。孕期发生不良生活事件，如失业、夫妻分离、亲人病丧、家庭不和睦、居住环境低劣、缺少家庭和社会的支持、帮助，特别是缺乏来自丈夫与长辈的理解、支持与帮助等，这不仅是造成产后抑郁的重要因素，而且是影响产后抑郁恢复的重要因素。

（5）遗传因素。有精神病家族史特别是有家族抑郁症病史的产妇发病率高。

产后抑郁症的发生受以上多种因素影响，故应加强对孕产妇的精神关怀，利用多种形式普及有关妊娠、分娩的常识，减轻孕产妇的紧张、恐惧心理。鼓励产妇产后参加新生儿护理训练，帮助产妇更好地适应个人角色的转换，家人也应该多加给予其关心和爱护，对预防产后抑郁的发生有重要作用。

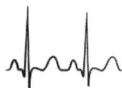

11.3.2　产后抑郁的照护方法

（1）一般护理。提供温暖、舒适的环境，合理安排饮食，保证产妇的营养摄入，使产妇有良好的喂哺能力。让产妇多休息，保证足够的睡眠，学会自我调节及放松，护理人员应鼓励或陪护产妇在白天从事多次短暂的活动，入睡前喝热牛奶、洗热水澡，用音乐疗法协助产妇入睡。

（2）心理护理。心理护理对产后抑郁的恢复非常重要，使产妇感到被支持、尊重、理解，增加信心，加强自我控制，提高与他人良好交流的能力，激发内在动力去应付自身问题。同时，家人应给予更多的关怀、爱护和鼓励，减少或避免不良的精神刺激和压力。照护者可以通过有意向的活动培养产妇积极的态度、行为或认知，以增强其幸福感而改善抑郁症状。提高幸福感主要有以下6个方法：

①品尝式经历。在生活中重温或参与积极的事件，如让产妇吃喜欢的甜品，看喜欢的视频，以及让产妇多跟朋友会面等。

②学习感恩和表达谢意。旨在培养产妇对于来源于其他人及生活中积极事物的感激之情。例如，昨天邻居送来产妇喜欢的鲜花，可以鼓励产妇通过书写信件或回访以表达感谢。

③练习善意行为。例如，自愿去非营利机构做义工。

④建立对未来的希望。要求产妇假设未来种种美好的事情，或者积极预测人生中的具体事情，增加在想象中获得的幸福感。

⑤帮助产妇识别自身优点。多鼓励产妇专注自己的优势，如产妇很会编织手工娃娃，可以鼓励其制作后赠予别人。通过该行为使产妇得到充分认可。

⑥放松疗法。产妇靠在躺椅上，双臂放于扶手上，姿势放松且舒适，照护者坐在产妇旁边。配合音乐，嘱产妇闭上眼睛，慢慢地进行呼吸，鼻子吸气，嘴巴缓慢吐气。进行上肢的放松，嘱产妇握紧拳，体会肌肉紧张感5秒钟，然后松开，反复2～3次。依次放松前臂、上臂、双臂、头部、颈、肩、背、胸、腹及下肢。每次训练30～40分钟，每日或隔日进行。

（3）协助并促进产妇适应母亲角色。帮助产妇适应角色的转换，指导产妇与新生儿进行交流、接触，并鼓励多参与照顾新生儿，培养产妇的自信心。

（4）防止暴力行为发生。注意安全保护，谨慎地安排产妇的生活和居住环境，患产后抑郁症的产妇一般都有睡眠障碍，主要表现为早醒、难以

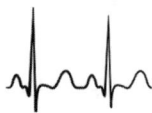

入睡，而自杀、自伤等伤害事件往往继发于这些症状出现之后。

（5）治疗配合。个别产妇需要药物治疗，应遵医嘱指导产妇正确应用抗抑郁症药，并注意观察药物疗效及不良反应。

（6）提供预防措施。大部分患者预防后症状缓解、社会和职业功能恢复，早期识别和早期干预是预防产后抑郁症加重、造成严重后果的根本方法。主要有以下 3 个：

①主要照顾者及家人应学习有关产后抑郁的相关知识，使产妇即使得了产后抑郁症也能够在早期被识别，并得到正确治疗。

②加强孕期保健，普及妊娠、分娩相关知识，减轻孕产妇对妊娠、分娩的紧张、恐惧心理，完善自我保健。

③有精神疾病家族史的产妇，应予以定期密切观察，家人也应给予更多的关爱、指导，避免一切不良刺激。

（黄丽华　周莉莉）

11.4　产后下肢静脉血栓的防护

11.4.1　下肢静脉血栓形成的原因

下肢静脉血栓形成的原因主要有血液高凝、血液滞缓及血管壁损伤。

11.4.2　下肢静脉血栓的防护方法

（1）防止血液高凝状态的方法。血液高凝状态将增强血小板的凝聚，使静脉血栓多发。产妇产后活动减少、出汗多，导致血液浓度增加，患血栓高风险人群，尤其产前患有血栓栓塞性疾病的产妇，需注意是否存在血液高凝的情况，且必要时按医嘱使用低分子肝素予以预防性治疗。

（2）促进静脉回流的方法。产妇应保持良好心态，适当喝水及运动，经常做下肢的屈伸活动，增加静脉血的流速，促进下肢静脉血的回流，这有利于降低血液浓度，维持血管正常的缩舒功能。多进食粗纤维食物，养成定时排便的习惯，确保大便通畅，减少由于腹压增高和用力排便而妨碍静脉回流的情况发生。产后产妇应缩短卧床时间，在体力允许的情况下应尽早下床活动。剖宫产术后的产妇，可在术后立即给予气压循环治疗仪或指导家人对产妇行下肢环抱捏挤按摩法，还可用姜片、艾草泡足，以促进

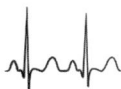

产妇的被动活动，降低静脉血栓形成的风险。

①下肢环抱捏挤按摩法。捏挤力量由轻到重，以产妇感觉有压力而无疼痛为宜。按摩部位应从下至上，呈叠瓦式前进。每个平面部位捏挤 3～5 次，整个下肢按摩 2～3 次，双下肢交替进行按摩。

②姜片、艾草泡足法。姜片、艾草加水煮开 15 分钟后晾凉，待温度下降至 45℃～50℃，产妇取坐位，双足浸泡于足浴盆中，盆中的药液应浸没至脚踝处，浸泡 20 分钟为宜。

（3）防止内膜损伤的方法。内膜损伤往往通过静脉方式注射抗生素及刺激性药物或多次穿刺等原因导致。产妇输液时应注意防止活动，避免针头移位或脱落。

另外，剖宫产术后创伤或阴道助产的相关操作，以及分娩时缺乏液体量等，会导致产妇机体血液浓缩，增加产妇下肢静脉血栓发生的概率。因此，为保障母婴安全，临床除进行早诊断与早治疗外，还需实施有效的护理措施。

（黄丽华　周莉莉）

11.5　产后阴道炎的照护

女性生殖系统在解剖、生理方面具有较强的自然防御功能，但由于与尿道、肛门临近，易受污染；外阴与阴道又是性交、分娩及各种宫腔操作的必经之道，容易受到损伤及各种外界病原体的感染。女性在月经期、孕期、产褥期等特殊时期，因防御功能受到破坏，病原体容易侵入生殖道造成炎症。

阴道炎的主要症状是阴道分泌物增多及外阴瘙痒不适，或有阴道灼热、疼痛、性交痛等。不同病原体引起的阴道炎其分泌物特征不一，如滴虫性阴道炎的阴道分泌物呈黄绿色，稀薄带脓性，有臭味；阴道假丝酵母菌阴道炎的阴道分泌物呈白色豆腐渣样。

阴道炎有一定的传染性，其传播方式有内源性感染，当产妇自身免疫力下降时，局部体内环境改变，导致寄生体内的细菌快速繁殖生长而致病；还有性交感染，是常见的感染方式；也有通过公共浴池、浴巾、坐便器或共用衣物等引起的间接感染。

阴道炎的治疗一般以口服全身用药及局部阴道用药为主，建议性伴侣

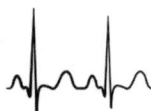

同时接受治疗，治疗期间应禁止性生活，治愈前避免无保护性交。

11.5.1　产后阴道炎的预防

（1）注意个人卫生，经常更换内裤，并用开水煮 5～10 分钟以消毒，后置阳光下照晒，以消灭病原菌。应穿纯棉内裤，保持外阴局部清洁、干燥。

（2）使用严格消毒的卫生用品。注意洗浴用具应专人使用，以免交叉感染。

（3）产后早下床活动，促进恶露排出，产褥期禁止性生活。

（4）适当增加营养，增强体质，提高机体抵抗力。

（5）定期进行妇科检查，及早发现炎症并积极治疗。

（6）避免使用公共浴池及坐便器等，避免与他人共用衣物。

11.5.2　产后阴道炎的照护方法

（1）一般护理。

①产妇应经常更换消毒会阴垫，便后冲洗及擦洗会阴，以保持会阴清洁。

②局部瘙痒时，嘱咐产妇避免搔抓，以免皮肤损伤。勿用刺激性药物或肥皂擦洗。

（2）产妇应加强营养，摄取营养丰富、高蛋白、高维生素、清淡的食物，多喝水，不饮酒，少食辛辣食物。

（3）心理护理。关心产妇，耐心倾听并重视产妇的主诉，鼓励家人多陪伴产妇，满足产妇的需求，减轻其心理负担。

（4）病情观察。注意观察产妇生命体征、阴道分泌物的量和性状、用药反应等客观情况，如有异常应及时就医。

（5）健康宣教。

①告知产妇治疗期间不进入公共浴池、游泳池，保持个人卫生清洁。穿纯棉内裤并勤换内裤，保持外阴清洁、干燥。

②向产妇及家人讲解相关知识，指导其出院后定期进行妇科检查，积极接受治疗。

③告知产妇用药的方法及注意事项，使其了解药物的作用、不良反应等。

（黄丽华　朱凤明）

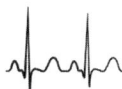

11.6　产后痔疮的照护

妊娠后随着子宫的增大，直接压迫直肠静脉，影响静脉血液回流，以及活动量减少，加上分娩时屏气用力使得腹压增加，因此产妇产后易患痔疮。分娩后，腹部松弛、便意减少、便秘等因素也会诱发或加重产后痔疮的发生。孕产妇痔疮的发生率很高，且带来了诸多不便，如疼痛、便血等，严重的话会影响产妇休息和母乳喂养。

11.6.1　产后痔疮的预防

（1）饮食。指导产妇进食粗纤维且富有营养的食物，避免进食辛辣刺激性食物和烟酒，饮食不宜过于精细。为预防便秘加重或诱发痔疮，应多进食水果蔬菜，如香蕉、芹菜、白菜等。产后因肠道津液不足，可适当进食蜂蜜达到润肠通便的效果，且每日多饮水，少食高热量零食，防止大便干结。

（2）活动。产后早下床活动，避免长时间卧床，每日进行适量运动，如散步、瑜伽等，有助于促进肠蠕动。注意劳逸结合，避免久站久坐增加腹压。

（3）清洁。患者应注意个人卫生，勤换内裤，勤洗浴，每日用温水清洗会阴及肛门，可避免恶露刺激，同时促进局部血液循环，有利于消除肛周水肿。

（4）养成良好的排便习惯。产后尽早排尿、排便。养成每天定时排便的习惯，有助于预防便秘、痔疮的发生。

11.6.2　产后痔疮的照护方法

（1）一般护理。

①用40℃~42℃的清水每日冲洗会阴2次，保持会阴清洁，勤换护理垫；大便后使用柔软的厕纸擦拭肛门。穿棉质内裤，并定时更换。

②产妇往往因惧怕会阴伤口疼痛而不敢排便，应告知其产后及时排便的重要性，耐心鼓励，必要时可以给予开塞露帮助排便。日常每当有便意时，应立即如厕。产妇如厕应给予其安全私密的排便环境，放松精神。

③鼓励产妇产后多下床活动，避免长时间卧床，促进恶露排出及肠蠕动，避免使用蹲厕或久站久坐，以免增加腹压以及使肛门周围皮肤长期受

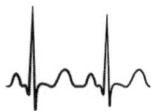

压，影响肛周血液循环。

（2）饮食护理。给予产妇进食清淡富含维生素、膳食纤维的食物，多进食蔬菜或香蕉、梨、蜂蜜等，避免进食辛辣、油腻的刺激性食物，每日饮水量达 2 000 毫升。产后饮食不宜过分精细，以免摄入纤维素不足导致便秘。

（3）提肛运动。可以每天进行提肛运动，促进改善肛周血液循环，使痔疮静脉血液回流正常，帮助痔疮愈合。

（4）疼痛护理。产后痔疮疼痛会影响产妇生活及母乳喂养，因疼痛导致产妇不能端坐时，可以使用圈状气垫，以减轻压迫。侧卧睡眠时可以放置一个枕头在产妇两腿之间以减轻对痔疮的压迫。

（5）肛门用药护理。痔疮治疗使用外用药膏时，应先洗净肛周皮肤或于坐浴后进行。将药物挤在卫生纸上，对准肛门敷上后轻轻按摩 2 分钟，再取下卫生纸。为避免药物污染衣裤，可在内裤上垫卫生巾操作。

（6）坐浴疗法。在操作前医护人员应洗净双手，评估产妇的活动能力、心理状态、排出恶露的情况，并告知其操作目的及配合方法。嘱产妇坐浴前排净大小便。温开水置于坐浴盆中，将坐浴盆套在坐浴椅中间的开孔处。产妇脱裤至膝盖下，缓慢坐在浴盆内，整个臀部完全泡在温水中。坐浴时间 15~20 分钟，过程中注意观察产妇的状况，如有不适应立即停止。坐浴完毕，擦干臀部，穿好衣物。

（黄丽华　梁洁贞）

11.7　产后便秘的照护

产后便秘是产妇产后常见的并发症，产妇产后活动减少、长期卧床、摄入纤维不足，或产妇惧怕伤口疼痛不敢排便等因素均可引起便秘发生。长期便秘会导致产妇食欲不振、腹胀等不适，影响产妇产后体力的恢复。

11.7.1　产后便秘的预防

（1）产妇产后尽早下床活动，每天有一定的活动时间，避免长期卧床。

（2）产妇应多进食粗纤维食物，多饮水，每日饮水量不少于 2 000 毫升。适当按摩腹部，促进肠蠕动。

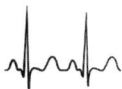

（3）营造舒适安静的排便环境，养成定时排便的习惯。

11.7.2 产后便秘的照护方法

（1）适当加强活动。对于经阴道自然分娩的产妇，产后 6 小时即可下床活动，会阴侧切的产妇可待切口疼痛减轻后再下床活动；剖宫产术的产妇，指导其床上翻身，拔除尿管后鼓励其尽早下床活动。

（2）饮食护理。产后 1 小时可让产妇进食清淡流食或半流质饮食，之后指导其进食粗纤维食物，多饮水及汤汁。剖宫产术后 6 小时可进食流食，排气后应多摄入营养丰富、高热量、易消化、粗纤维的食物。产后避免进食辛辣刺激性食物。

（3）养成良好的排便习惯。鼓励产妇产后尽早排便，指导产妇有便意时不需忍耐，照护者应为其提供安静、私密、无干扰的排便环境。腹部有切口以及会阴有切口者排便不可过于用力，以减轻疼痛，增加排便的信心。

（4）心理护理。帮助产妇保持愉悦的心情，为其营造舒适的环境，耐心解答产妇的疑惑，减轻产妇的心理负担。

（5）开塞露塞肛法。将开塞露容器顶端的外盖除去，戴手套挤出少量药液涂抹在开塞露开口顶端，一手持卫生纸，一手缓慢将开塞露颈部全部插入肛门，然后挤压药囊将药液挤入直肠内再取出。手持卫生纸轻轻按摩肛门，嘱产妇静卧 5~10 分钟后排便。

（黄丽华　朱凤明）

参考文献

［1］孔卫东. 母婴生活护理［M］. 青岛：中国海洋大学出版社，2017.

［2］周建跃，阎炯，汪红艳. 母婴最关心的健康问题200部［M］. 武汉：湖北科学技术出版社，2015.

［3］郭力，李廷俊. 产后疾病预防与调养［M］. 北京：中国中医药出版社，2016.

［4］赵春杰. 告别产后病［M］. 北京：华龄出版社，2019.

［5］谷丽萍. 怀孕分娩产后育儿［M］. 长春：吉林科学技术出版社，2016.

［6］陈旦平. 孕前产后必修课［M］. 上海：上海科学技术出版社，2017.

［7］李明辉. 月子护理与新生儿照顾［M］. 长春：吉林科学技术出版社，2016.

［8］张小平. 产后坐月子42天［M］. 长春：吉林科学技术出版社，2015.

［9］浙江省职业技能教学研究所. 母婴护理员基础知识［M］. 杭州：浙江科学技术出版社，2018.

［10］何俐. 妇产科护理［M］. 郑州：河南科学技术出版社，2012.

［11］厦门市湖里区妇女联合会，厦门市湖里区卫生和计划生育局，厦门市湖里区妇幼保健院. 高级母婴护理师培训教程［M］. 厦门：厦门大学出版社，2017.

［12］张丽萍. 孕产妇居家护理［M］. 杭州：浙江大学出版社，2016.

［13］张秀平. 母婴保健［M］. 北京：人民军医出版社，2007.

［14］李利. 新生儿婴儿护理全书［M］. 北京：中国轻工业出版社，2018.

［15］许鼓，于伟，金国壮. 新生儿婴儿护理百科［M］. 南京：江苏

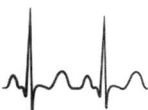

凤凰科学技术出版社，2019.

[16] 中国优生科学协会学术部. 40 周孕期同步指导［M］. 长春：吉林科学技术出版社，2017.

[17] 王山米. 备孕怀孕坐月子全程指导百科每周一读［M］. 长春：吉林科学技术出版社，2018.

[18] 孟斐. 怀孕大百科：备孕·怀孕·胎教·分娩·婴儿护理一本全［M］. 天津：天津科学技术出版社，2018.

[19] 许鼓，曹伟，贾会云. 孕期 40 周营养全书［M］. 南京：江苏凤凰科学技术出版社，2019.

[20] 潘冬. 孕期运动系列之瑜伽篇［M］. 天津：天津科学技术出版社，2018.

[21] 管睿. 10 个月孕期全知道［M］. 长春：吉林科学技术出版社，2015.

[22] 张小平，吴莹. 孕期吃什么怎么吃［M］. 长春：吉林科学技术出版社，2015.

[23] 任钰雯，高海凤. 母乳喂养理论与实践［M］. 北京：人民卫生出版社，2018.